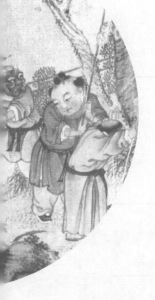

婴童四书

婴童释问

侯江红 著

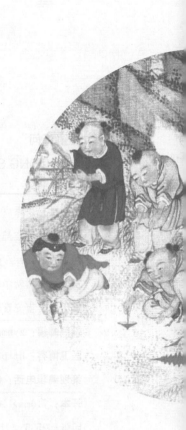

中原农民出版社
·郑州·

图书在版编目（CIP）数据

婴童释问 / 侯江红著 . —郑州：中原农民出版社，2018.4
（婴童四书）
ISBN 978 - 7 - 5542 - 1859 - 4

Ⅰ . ①婴… Ⅱ . ①侯… Ⅲ . ①中医儿科学 - 中医临床 -
经验 - 中国 - 现代 Ⅳ . ① R272

中国版本图书馆 CIP 数据核字（2018）第 036449 号

婴童释问

YING TONG SHI WEN

出版社： 中原农民出版社

地址： 河南省郑州市经五路 66 号　　　　**邮编：** 450002

网址： http://www.zynm.com　　　　**电话：** 0371-65751257

发行： 全国新华书店

承印： 河南安泰彩印有限公司

投稿邮箱： zynmpress@sina.com

医卫博客： http://blog.sina.com.cn/zynmcbs

策划编辑电话： 0371-65788653　　　　**邮购热线：** 0371-65724566

开本： 710mm×1010mm　　　　1/16

印张： 25.5

字数： 373 千字

版次： 2018 年 4 月第 1 版　　　　**印次：** 2018 年 4 月第 1 次印刷

书号： ISBN 978 - 7 - 5542 - 1859 - 4　　　　**定价：** 129.00 元

本书如有印装质量问题，由承印厂负责调换

前言

　　临证数十载，总该有些东西示于同道，佐参于临床，希望有所裨益。有同道之良师益友谏言写一个理、法、方、药系列书，思来想去，总觉太大太深，学识无以及达，能拿出手的也仅是一些临床刍议小技，最终以《婴童四书》概为书名，亦即四本有关小儿临床的经验体会：一为《婴童医理》；二为《婴童医案》；三为《婴童释图》；四为《婴童释问》。所以冠名"婴童"，乃小儿又称，且较为顺口而已。寻问同道，皆以为可，遂定下《婴童四书》。虽四书浅薄，但皆源于临证之悟、之验，且吾有临证留痕之习，数载临床存积了不少笔墨，所以，若是仅供同道佐参，还算有些意义。

　　中医之道深奥莫测，探索之路无境，仁则见仁，智则见智，各抒己见，百家争鸣，故望同道指正！

　　《婴童医理》，简书临证中为小儿医之感悟、观点、体会、经验，或者共识，或识证之技，或临证施治之法，或先人医理之释，凡此诸多，皆为婴童医理，内容题目，皆以"论"为名，如"小儿脾胃论""小儿问诊论""小儿亚健康论""小儿欲病论"，名称以传统中医称谓冠首，无者冠以现代名词、名称，如"小儿疱疹性咽峡炎论""小儿秋泻论"等。所谓"论"者，小议之论也，非故弄虚玄之意。书分上论、中论和下论，上论者，关乎小儿之如何吃、睡、玩，或为医之道，为师之表，为徒之守，或四诊之技，或研读古人之悟。中论者，关乎临证之治法、治则、外治之术、方药之论、调理之技，总关小儿临证施治之验。下论者，关乎临证多病证之议，关乎小儿常见多发之病、之证，如"小儿汗证八法论""小儿上病下取论""小儿久咳论""小儿退热八法论""小儿'三炎'论""小儿血病论"等。全书均为吾临证之小技小法，又因擅长脾胃之论，故诸论从脾胃者居多。各论表述或多或少，不以长短为要，有寥寥数语者，也有长篇之文，盖从心悟而定。

《婴童医案》，乃临证有效医案。医案之述，遵其实况，皆为临证实例，入书标准为有效，其有效皆为亲自随访，或随于即时，或访于日后因他病就诊之机，原始记录皆有纸质、录像，或有图片。医案题目或始自病名、证名、症名、治法、病因、病机，不以定式，如"小儿久咳案""小儿手足心萎黄案""上病下取疗麦粒肿案""母子同治案"，无相应中医名称者，冠以现代医学名称，如"小儿疱疹性咽峡炎案"。小儿为病，多为常见多发之恙，疑难杂症不众，故《婴童医案》皆为小儿临证之雕虫小技，羞于大家之阅，仅为基层同道小参。案中所施之方，均源自临证经验之方，不外"消积方""感热方""咳嗽方""亚康方""婴泻方"五方，诸案多为五方加减化裁而来，为此，原本欲定书名为《婴童五方医案》，基于与余三书名称匹配，故仍以《婴童医案》为名。吾以为，擅长简明之法，调治繁杂之疾者，力荐也！《婴童医案》，言述临证治病之小故事。

《婴童释图》，全书均为临证望诊所获征象之可视图片，如发黄、面色萎黄、皮疹、手足心脱皮、针眼、皮肤粗糙、二便之异等共500余幅。每幅图片释有吾解，图说小儿临床可视性望诊之候，并述其临床伴随症状，旨在为同道四诊佐参比对，协助辨证论治。图片依据部位分门别类，如头面颈、眼耳鼻口、舌、胸腹、背臀、四肢、前后二阴、分泌物及排泄物。在该书中，如若同一患儿有多幅不同部位图片，则均在其中一个分类中显示，如湿疮，会有同一患儿的面部图片、腹部图片、四肢图片，皆在某一分类中同时出现，旨在方便整体理解。总之，《婴童释图》是以本人之见识，释解临证之图候。仅为同道所目参，且因于拍摄之光照、之角度不同，其图之色差有不尽意者，如舌之色，咽之赤，面之萎等。图片中某些非健康又非疾病之象，均以第三状态（亚健康、灰色状态、中间状态）释解，如皮肤粗糙、爪甲不荣、发不荣、面色萎黄等。"释图"者，释解临证之图像也。故《婴童释图》亦旨在为初为小儿医者提供直观参照，也是在校医学专业学生临床参考之书，以补当今教材之乏缺。

《婴童释问》，全书就小儿健康、疾病、保健、护理等诸多应知应会之疑，做出共识性及个识性释解。旨在为父母解惑。释问虽面向应知应会之父母，亦为儿保医师、临床医师、全科医师提供些临证解惑之话述，不使临证家长之问而謇塞，故尔，医者阅之也益。全书所列之问，源于有三：一是基于临证多年家长常疑常问；二是基于无数次科普宣教互动中所征集的三千余个问题归纳而来；三是基于专业需要之共性应知应会问题。全书力争通俗易懂，即为家长们学习，又为小儿医者参阅。

侯江红

丁酉年仲夏于绿城郑州

目 录

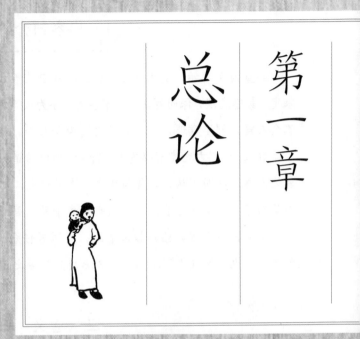

第一章

总论

1　内容简介

······

婴童为人之始，受天地之气而生，而其安全调护，必有待他人。婴童气犹未定，易感患疾，保而育之，苟不疾焉。今为天下众人问，问而又答，论辨详审，答众人疑，解婴童理，保婴育养之道为众人知。

古人云："古之学者必有师。师者，所以传道授业解惑也。人非生而知之者，孰能无惑？惑而不从师，其为惑也，终不解矣。生乎吾前，其闻道也固先乎吾，吾从而师之；生乎吾后，其闻道也亦先乎吾，吾从而师之。"

医者医术之理，治病救人者鲜，唯医者任众人师，解众人惑。医者，小儿健康之师也，愿众人习之勉之，以知远疾保婴之道！

2　意义

······

本书是一部针对孩子家长的健康科普读物，也是为从事中医儿科临床社区医疗服务或全科医师的一部健康咨询参考书。

全书汇集了作者临床中家长咨询的方方面面的问题，其中涉及孩子的出生、生长、发育、喂养、疾病、护理、用药等诸多问题，并给予解答，本书几乎涵盖了孩子生长过程中遇到的常见健康问题。

书中以家长提问的形式作为问题的题干，由作者一一解答，形式内容更切家长需要。书中也不乏多家主流媒体采访内容，家长需要了解的科普知识。有些问题虽然没有问及，我们也以"宝宝妈问、侯大夫答"的形式释问给大家。

总之，本书问题来源于家长原始的疑问，释问又源于作者临床中实际的观点。趣问趣答，广泛科普育儿调护知识，其将会成为读者喜欢的一部育儿书。

3　中医对婴童的认识
·············

小儿初生，如草之芽，脏腑娇嫩，虽成而未全。

如明代鲁伯嗣的《婴童百问》引巢氏云：小儿始生，肌肤未实，不可暖衣，暖甚则令筋骨缓弱，宜频见风日。若不见风日，则肌肤脆软，易得损伤。当以故絮着衣，勿加新绵，天气和暖之时，抱出日中嬉戏，数见风日，则血凝气刚，肌肉硬密，可耐风寒，不致疾病；若藏于帷帐之内，重衣温暖，譬如阴地草木，不见风日，软脆不任风寒。又当薄衣，但令背暖，薄衣之法，当从秋习之，不可以春夏卒减其衣，否则令中风寒，所以从秋习之者，以渐稍寒，如此则必耐寒，冬月但着两薄襦，一复裳，可耐寒，若不忍见其寒，当略加耳，若爱而暖之，适所以害之也。又当消息，无令出汗，如汗出则表虚，风邪易入也。昼夜寤寐，常当慎之。其乳哺之法，亦当有节，不可过饱；或宿滞不化，当用消乳丸化积温脾等剂治之。陈氏所谓忍三分寒，吃七分饱，频揉肚，少澡洗，及要背暖肚暖足暖，要头凉心胸凉，亦至论也。

小儿的护理，责之于父母，如今处于信息时代，养儿育儿观点"百花齐放"，易误导世人，今将大家之问解惑于众，供参考学习之。

我的观点是平日注重找个好医生给孩子治好病，不如找个医生让孩子少生病！这本书的目的在于培养家长和孩子的健康素养，增强健康的意识。

家长朋友们，我一再认为，我们能够带给孩子两个方面可以使其受益终身：一个是好身体，另一个就是好习惯！

4　婴童总问与答
·············

婴童总问：

照顾宝宝时家长应该注意什么呢？有什么好的建议吗？

侯大夫答：

> 养子须调护，看成莫纵驰，
>
> 乳多终损胃，食壅即伤脾。
>
> 衾厚非为益，衣单正所宜。
>
> 无风频见日，寒暑顺天时。
>
> ——《万氏家藏育婴秘诀》

一是养成良好的生活方式（吃、玩、睡）；

二是注意监测孩子的健康状态信息；

三是选择调理时机，定期或不定期对孩子进行体质维护；

四是避免滥用药物；

五是在潜病期（如轻感冒），多饮水，食清淡，口服维生素 C，洗热水澡，保证睡眠充足，让机体主动抗邪，增强祛邪能力。在疾病初期遏制其发展，避免造成大病一场，伤及本体体质；

六是在脾胃疾病（如积食）初期，限制饮食，口服复合维生素 B 片、乳酶生片、酵母片、王氏保赤丸、婴儿素或化积口服液，以缓解病症。可通过调整饮食习惯，逐步调理恢复至健康状态。

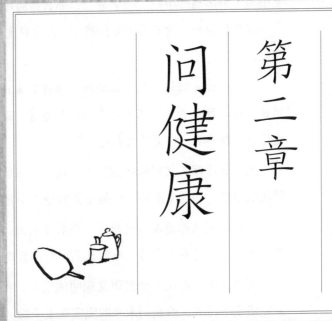

第二章

问健康

当今社会，很多年轻人工作压力大、生活不规律，近年随着二胎政策的放开，又出现了很多高龄孕妇、"孕爸"，那么如何才可以生一个健康的宝宝？

优生优育是从古至今不变的追求。古代对优生优育有很多指导意见，如《育婴家秘》论道：

"一曰预养以培其元，二曰胎养以保其真，三曰蓐养以防其变，四曰鞠养以慎其疾。预养者，即调元之意也；胎养者，即保胎之道也；蓐养者，即护产之法也；鞠养者，即育婴之教也。"

胎儿如庄稼，父精母体如种子、田地，庄稼要丰收，就需要优良的种子和肥沃的田地。如杨士瀛在《仁斋小儿方论·小儿初生总说》指出：

"小儿所禀形质寿命长短者，全在乎精血，二者和而为妊，在母之胎中十月而生……大抵寿夭穷通，聪明愚痴，皆以预定，岂能逃乎？"

所以，为了迎接一个健康又聪明的宝宝，我们需要储备"孕爸孕妈"知识来完成受孕任务，给我们未来的宝宝送上一份"健康大礼包"。

1 问孕育

母病则子亦病，母健则子亦健。孕妇怀孕时期的身体健康状况与宝宝息息相关，此时有一个健康的身体尤为重要。

1.1 问优生

1.1.1 问备孕

宝宝妈：

我今年 26 岁了，准备要宝宝，计划怀孕，几月份比较适合怀孕？
如何备孕让宝宝更健康，且有一个相对强壮的身体？

侯大夫：

我们一般建议春天怀孕，这样孕育的宝宝更符合自然界春生、夏长、秋收、冬藏的自然规律。

备孕期间应注意"儿之在胎，与母同体，得热则俱热，得寒则俱寒，病则俱病，安则俱安"，因此父母双方的健康决定了孩子健康的第一步，所以准宝爸准宝妈要注意了。

宝宝妈：

怎样判断自己和爱人身体状态是否健康，是否可以备孕？

备孕期间需要注意些什么呢？

侯大夫：

首先，评估自己最近的身心状态，并按照规定进行孕前检查以确定孕前两个人是否健康，身体健康是孕育健康宝宝的基础。

其次，做好身体保养，注意饮食，戒烟戒酒，保持心情舒畅，心情与怀孕、胎儿健康密切相关，不要有太大压力，适当地放松心情。

宝宝妈：

怎样生个健康聪明的宝宝？

如何避免生出的宝宝有缺陷？

准备怀孕前需要做体检吗？检查项目有哪些呢？

侯大夫：

怀孕之前，应了解夫妻双方家族是否有遗传性疾病病例或病史。若无遗传性疾病病例或病史，夫妻双方便可安心备孕，并做好孕前检查；若有遗传性疾病病例或病史，也无须太担心，做好孕检，怀孕初期及时 B 超监控胎儿是否健康。

孕前体检：体检当天需禁食、禁奶制品；记得检查前最好不要同房，而且选择在月经干净后 3～7 天进行检查。

女性孕前常规检查项目如下表：

项目名称	检查内容	检查目的	检查方法
血常规	常规血液学检查	及早发现贫血等血液系统疾病，这项检查还可测得红细胞平均体积（MCV），有助于发现地中海贫血携带者	静脉抽血
生殖系统	通过白带常规筛查滴虫、霉菌、支原体感染、衣原体感染、阴道炎症，以及淋病、梅毒等性传播性疾病	是否有妇科疾病，如患有性传播性疾病，最好先彻底治疗，然后再怀孕，否则会引起流产、早产等危险	静脉抽血
脱畸全套	包括风疹、弓形虫、巨细胞病毒三项	60%～70% 的女性都会感染上风疹病毒，一旦感染，特别是妊娠头三个月，会引起流产和胎儿畸形	静脉抽血
肝功能	肝功能检查目前有大、小功能两种，大肝功能除了乙肝全套外,还包括血糖、胆质酸等项目	如果母亲是肝炎患者，怀孕后会造成胎儿早产等后果，肝炎病毒还可直接传播给孩子	静脉抽血
尿常规	检查尿液颜色、透明度、酸碱度、细胞检查、管型检查、蛋白质检查、相对密度检查等	有助于肾脏疾患的早期诊断，10 个月的孕期对母亲的肾脏系统是一个巨大的考验，身体的代谢增加，会使肾脏的负担加重	静脉抽血
口腔检查	如果牙齿没有其他问题，只需洁牙就可以了，如果牙齿损坏严重，就必须拔牙	孕期牙齿要是痛起来了，考虑到治疗用药对胎儿的影响，治疗很棘手，受苦的是孕妈妈和宝宝	静脉抽血
妇科内分泌	包括卵泡促激素、黄体生存激素等 6 个项目	月经不调等卵巢疾病的诊断	静脉抽血

项目名称	检查内容	检查目的	检查方法
ABO 溶血	包括血型和 ABO 溶血滴度。（检查对象：女性血型为 O 型，丈夫为 A 型、B 型，或者有不明原因的流产史）	避免婴儿发生溶血症	静脉抽血
染色体异常	检查遗传性疾病	有遗传病家族史的育龄夫妇检查染色体是否异常	静脉抽血

男性孕前常规检查项目如下表：

项目名称	检查内容	检查目的	检查方法
肝功能	肝功能检查目前有大、小功能两种，大肝功能除了乙肝全套外，还包括血糖、胆质酸等项目	各型肝炎，肝脏损伤诊断	静脉抽血
染色体异常	检查遗传性疾病	有遗传病家族史的育龄夫妇检查染色体是否异常	静脉抽血
精液常规检查	检查精子一般性状、精子存活率、精子运动力、精子计数、精子形态等	看男性的精子是否健康、精子成活率如何、是否能达到怀孕的要求，这是实现怀孕的先决条件	检查精液
泌尿系统	检查阴茎、尿道、前列腺、睾丸、精索	看是否存在有影响生育的生殖系统疾病，如是否存在有隐睾、睾丸炎，是否患有梅毒、艾滋病等影响生育的一系列疾病	一般宜直立位或平卧位进行
血常规	男性血常规18项	看男性是否患有白血病、病毒感染、糖尿病、肝炎、败血症、黄疸、肾炎、尿毒症等影响生育的疾病	静脉抽血

平常月经不规律需不需要调理？

不同年龄段对怀孕应该做哪些准备？

什么年龄是怀孕最佳时期？

侯大夫：

其实调理就是保持一个良好的身体与心理状态。良好的精神心理因素能促进健康妊娠，不良的精神心理因素会妨碍受孕，影响妊娠过程。准备怀孕的女性一定要保持愉悦的心情，使自己的心理保持良好的状态，身体健康、心态平和就是送给宝宝健康的大礼物。

月经是机体生殖功能健康的可观现象，应该受到重视。孕前调理月经，有助怀孕之功。

父母身体状态决定了宝宝的健康，如《儿科要略》提出：

"虽然，婴孩生活之起点，非起于出生之后，乃起于成胎之时也，当其胚胞始萌，即为灵气已种，逐日长大，无时不受母气之感应，感应良好者，其胎必良，感应恶劣者，其胎必劣。"

中医主张顺时而孕，一般最佳生养年龄为 25～30 岁，此段时间是怀孕最好的时期，女性发育已完全成熟，此时可培养出最优质的胚胎。年龄越大越要注意避免一些危险因素，以防影响宝宝健康。

宝宝妈：

想要二胎，一般情况下第一胎和第二胎隔多久比较好？

侯大夫：

剖腹产以后如果想要生育二胎，最好在 2 年以后再怀孕。我建议给第一胎宝宝足够的生长空间，一方面自己身体功能恢复正常，大概需要 3 年时间；另一方面3年后第一胎宝宝上幼儿园了，第二胎宝宝出生后更有时间照顾。适当的年龄差可以让哥哥或姐姐学习照顾弟弟或妹妹。

1.1.2 问怀孕

宝宝妈：

怀孕期间有哪些注意事项？

侯大夫：

怀孕期间胎儿所需的一切均来自母体，孕妇在怀孕期间需注意以下几点：

·调整心态。保持良好的精神状态，心态平和，适当听听柔和的音乐。

·调和饮食。多吃、少吃皆影响胎儿的生长发育，可以逐月进行护胎饮食，忌生冷、辛辣、肥腻之品，嗜好应有节制，饮食调理养胎。

·调适寒温。顺应不同的季节增减衣物，不要因为个人偏好穿露脐衣、露踝裤等。

·避免外伤。妊娠期间要防止各种无形的和有形的伤害，如避免射线、辐射等。

·劳逸结合。怀孕期间要动静结合，过度劳累和过度安逸均不利于分娩。

·谨慎用药。应尽量避免生病，减少用药的机会。若生病了应到医院评估，用不伤及胎儿的药物治疗，病愈即停。

·不小看孕早期出血。孕早期出血原因一般有宫外孕、流产、胚胎着床位置不当（宫内异位妊娠）、胎盘着床位置太低、孕妇太过劳累，如有出血现象应及时去医院检查原因，以免耽误病情。

正所谓"母病则子亦病，母健则子亦健"，所以怀孕期间孕妇应尽量避免生病，这样宝宝才会健康成长。

宝宝妈：

怀孕时期，饮食方面需要注意什么？

侯大夫：

孕早期饮食注意事项

食用富含叶酸的食物，比如樱桃、桃、李、杏等新鲜水果。也可遵照医嘱补充叶酸片剂，需要注意的是不要去药店随便买瓶叶酸片剂服用，叶酸片剂有大剂量的那种，是用来治疗贫血的；孕妇服用的是小剂量叶酸片剂。叶酸补充过多会导致胎儿畸形。

怀孕期间母子一体，要注意饮食的全面营养，注意补充维生素、钙、铁等身体必需元素，同时要注意孕期饮食的禁忌，对于高脂肪、高糖食物不食或者少食用，忌吃辛辣、生冷的食物。

不宜高脂肪饮食：如果孕妇长期高脂肪膳食，会增加胎儿罹患生殖系统肿瘤的危险。

不宜高蛋白饮食：孕期高蛋白饮食，会影响孕妇的食欲，增加胃肠道的负担，容易引起腹胀、食欲减退等现象。

不宜高糖饮食：血糖偏高的孕妇容易生出体重过高的胎儿，也容易导致胎儿先天畸形、出现妊娠毒血症等。

不宜高钙饮食：孕妇盲目地进行高钙饮食，大量饮用牛奶，加服钙片、维生素D等。孕妇补钙过量，胎儿有可能得高血钙症，不利于宝宝健康地生长发育。

宝宝妈：

怀孕时期，一般需要做哪些检查？

孕检时间应该怎么安排？

侯大夫：

一般在怀孕40天左右，会建议做B超检查，检查是否为宫内孕，若发生宫外孕应及时治疗；怀孕3个月会建立孕期档案。

产检是保障胎儿及孕母健康的有效方法，常规检查项目如下：

频率	次数	怀孕周期	检查项目	备注
每月 1 次	第 1 次	12 周	常规检查，了解病史	筛查胎儿遗传物质异常
	第 2 次	16 周	唐氏综合征筛查	筛查的必要性
	第 3 次	20 周	B 超（排除胎儿畸形）	—
	第 4 次	24 周	葡萄糖耐量试验	筛查糖尿病
	第 5 次	28 周	乙肝、梅毒检测	
每 2 周 1 次	第 6 次	30 周	检查有无水肿，预防早产	—
	第 7 次	34 周	B 超	正常胎心率在 110 ~ 160 次 / 分钟
	第 8 次	36 周	胎心监护、胎位检查	—
每周 1 次	第 9 次	37 周	胎心监护、骨盆测量	决定分娩方式
	第 10 ~ 12 次	38 ~ 42 周	胎心监护、宫颈评分	

1.1.3 问孕期如何调理

宝宝妈：

我第一胎女儿有先天性脑损伤，若要二胎，须注意什么？

侯大夫：

怕宝宝先天缺陷，需提前进行相关性的身体检查，筛查遗传代谢、染色体等疾病。

另外大家要注意：

·禁止近亲结婚。

·避免大龄产妇。

·如果家族中有遗传病史，要咨询医生遗传的概率大小。

·戒烟戒酒，远离酒精（乙醇）。酒精不仅可以给宝宝的智力发育造成障碍，严重时也可导致出生缺陷。

·保持放松。心态要平和，不能大喜大悲，也不能给自己太大的压力。

·避免服用药物。非处方药物可能会给孕妇造成一定的伤害。所以一定要听从医生的指示进行用药，不可乱用、滥用。

> **宝宝妈：**
>
> 第一胎的宝宝总爱生病，经常咳嗽，有的大夫说是哮喘、过敏体质，第二胎的宝宝会不会也这样？如何让二胎的宝宝体质变得棒棒的？

侯大夫：

孩子就像小树，在肚子里就像种子，生个优质、健康的二宝需要做好功课。如果第一胎宝宝容易生病，考虑第二胎的时候家长就需要注意孕期的调理，有助于宝宝先天体质的形成。

> **宝宝妈：**
>
> 如果在孕期感冒、鼻塞生病了，怎么办？

侯大夫：

对于普通的孕期感冒、流鼻涕，可以多喝水，多休息，注意保暖，室内多通通风，泡泡脚，微微出出汗，饮食清淡，不要吃太油腻和辛辣刺激的食物，或喝生姜茶，尽量以食疗的方法抗邪。如果感冒没有缓解又加重，扛着反而影响胎儿，就需要治疗，到医院根据大夫的指示合理用药。

1.2 问孕产

1.2.1 问围生期

围生期："围生"两字是指"出生前后"，是指胎龄满 28 周至出生后一周，是小儿经历巨大变化，生命受到威胁，最为脆弱的重要时期。围生儿很容易受到胎内、分娩过程中及出生后各种因素的影响而患病，甚至死亡。

新生儿出生后一周内的死亡率最高，所以要加强这一阶段内的保健、喂养、保暖，发现感染现象（如感冒、发热、吐奶、口吐泡沫等）应去医院诊治。

1.2.2 问新生儿养护

新生儿的各个器官、系统发育都不成熟，全身免疫功能差，极易患病。精心的护理是预防新生儿疾病，保证其健康成长的重要环节。

宝宝妈：

如何护理新生儿宝宝呢？

侯大夫：

新生儿宝宝面临着巨大的环境变化，这个时期需要小心呵护。

预防感染：新生儿卧室应尽量减少人数，谢绝或减少探望，尤其不能让患者进入新生儿卧室。

室内应保持空气新鲜，在保证室温的情况下，定时开窗换气。在接触和护理新生时应该认真洗手。

注意保持宝宝皮肤清洁，大便后应清洗臀部，平时经常给宝宝洗澡，尤其要注意腋窝、大腿根部、肘弯及大腿皱折处皮肤的清洁和干燥。

脐部是细菌侵入新生儿机体的重要门户，必须保持脐部清洁。在脐带未脱落前，每天用消毒棉签蘸75%酒精擦拭，然后用消毒纱布盖上，并粘好。要时时注意，防止大小便弄湿脐带及其覆盖的纱布。脐带一般要1周左右脱落，脱落后就不再用纱布覆盖，但要保持局部干燥和清洁。

保持体温：新生儿对外界温度变化适应能力差，过冷和过热都容易生病。新生儿居室温度应保持在22～24℃，早产儿则要保持在24～26℃，昼夜温差不宜太大。

除室温适宜外，还应注意衣被的增减、观察室温及衣被是否适宜，最好的指标是观察新生儿的体温，如能使其保持在 36 ～ 37℃（腋下）就比较理想。

如果新生儿面红耳赤、出汗，体温超过 37.5℃，则说明室温太高或保暖过度，应及时采取措施。除环境温度外，新生儿还要求适宜的湿度，冬春季节，一般居室干燥，要保证湿度。应勤用湿布拖地，房间晾湿衣服，暖气上放水盆。提醒不要经常使用空气加湿器，防止噪声对宝宝的伤害。

母乳喂养：产妇生后 4 ～ 8 小时即可开始喂奶，提早哺乳不仅有益于新生儿的营养，同时能促进母亲乳汁的分泌。提倡用母乳喂养新生儿，尤其是宝宝出生后第一次喂奶时的初乳，其中含有多种抗体，一定不要丢弃。

喂养新生儿可以定时，即每 3 小时喂奶一次；可不定时，新生儿宝宝什么时候想吃，就什么时候喂。在确实无母乳时可以用婴儿配方奶粉喂养。

1.2.3　问孕妇产后养护

产褥期（传统的"坐月子"只是产褥期的前 30 天）是指胎儿、胎盘娩出后的产妇身体、生殖器官和心理方面调适复原的一段时间，需 6 ～ 8 周，也就是 42 ～ 56 天。在这段时间内，产妇应该以休息为主，尤其是产后 15 天内应以卧床休息为主，调养好身体，促进身体尽快恢复。

产褥期母体各系统变化很大，虽属生理范畴，但子宫内有较大创面，乳腺分泌功能旺盛，容易发生感染和其他病理、心理疾病情况。需要注意清洁卫生，加强产褥期护理，使身体尽快恢复。

宝宝妈：
如何坐好月子呢？

侯大夫：

保持良好的生活习惯：建立良好的休息环境，室内温度保持在 18 ～ 20℃，空气新鲜，通风良好，但要注意避免直接吹风。注意卫生，产后阴道有恶露排出，要注意保持外阴部清洁，每日用温开水洗外阴，勤换内裤与卫生垫。大小便后避开伤口，用清洁卫生纸从前向后擦净，注意不要反方向，以免肛门周围细菌逆行造成感染。

注意情绪变化：经历妊娠及分娩的激动与紧张，对哺育婴儿的担心，产褥期的不适等造成情绪的不稳定，尤其是在产后 3 ~ 5 天，可表现为轻度抑郁，应帮助产妇减轻身体不适，并给予精神关怀、鼓励、安慰，使其恢复自信。

饮食：由于分娩时体力消耗大，身体内各器官要恢复，产妇的消化能力减弱，又要分泌乳汁供新生儿生长，所以饮食营养非常重要。顺产后 1 小时（剖宫产 6 小时可以喝水）可让产妇进流食或清淡半流食，以后可进普通饮食。食物应富有营养、足够的热量和水分。若哺乳，应多进蛋白质和多吃汤汁食物，适当补充蔬菜、水果，营养要均衡。

排尿与排便：警惕产后尿潴留，在产后 5 小时内尿量明显增多，应鼓励产妇尽早自解小便。产后 4 小时即应让产妇排尿。若排尿困难，应解除怕排尿引起疼痛的顾虑，鼓励产妇坐起排尿，可用热水熏洗外阴，用温开水冲洗尿道外口周围诱导排尿。下腹部正中放置热水袋，按摩膀胱，刺激膀胱肌收缩。

重视便秘：应多吃蔬菜及早日下床运动，有助排便。若发生便秘，应口服缓泻剂，开塞露塞肛或肥皂水灌肠。

乳房护理：推荐母乳喂养，于产后半小时内开始哺乳，推荐按需哺乳，新生儿生后 24 小时内，每 1 ~ 3 小时哺乳一次。新生儿生后 2 ~ 7 日内是母体泌乳过程，哺乳次数应频繁些，母体下奶后一昼夜应哺乳 8 ~ 12 次。最初哺乳时间只需 3 ~ 5 分钟，以后逐渐延长至 15 ~ 20 分钟。让新生儿吸空一侧乳房后，再吸吮另一侧乳房。第一次哺乳前应将乳房、乳头用温肥皂水及温开水洗净，以后每次哺乳前均用温开水擦洗乳房及乳头。

产后锻炼：产后要适当运动，进行体育锻炼，有利于促进子宫收缩及恢复，帮助腹部肌肉、盆底肌肉恢复张力，保持健康的形体，有利于身心健康。产后适当休息，卧床最好侧卧，多翻身，尽量少仰卧。

健康体格检查：在产褥期末，即产后 6 ~ 8 周应到医院进行一次全面的产后检查，以了解全身和盆腔器官的恢复及哺乳情况，以便及时发现异常和及早处理，防止延误治疗和遗留病症。如有特殊不适，则应提前检查。

产后用药：母体服用的大多数药物都可以通过血液循环进入乳汁，影响乳儿。因此，产妇服用药物时，应考虑对婴儿的危害，有些药物哺乳期不能应用。

宝宝妈：

宝宝出生几天出现皮肤黄，医院检查黄疸指数高，需要吃退黄的药吗？会不会影响宝宝的脾胃呢？

侯大夫：

建议生理性黄疸或轻的黄疸先不进行药物干预，让孩子多吃奶、多排泄、多晒日光浴，基本可以促进退黄。对于母乳性黄疸，也不用停母乳，继续喂养即可。新生儿本身脾胃脆弱，不宜过多药物干预。病理性黄疸到医院正规治疗。

宝宝妈：

都说宝宝吃母乳比较好，宝宝该如何进行母乳喂养呢？

侯大夫：

早吸吮

对于正常分娩的新生儿，在断脐 30 分钟之内，医务人员协助婴儿与母亲皮肤接触，母亲此时就可以开始喂乳。因为吸吮可刺激乳汁的产生，促进子宫收缩，协助胎盘娩出，减少产后出血量。同时，还可促进新生儿肠蠕动，早排胎粪。

勤吸吮

婴儿出生 7 天内母亲分泌的奶水叫作初乳，是一种很好的口服免疫抗体，有助于预防婴儿常见的感染性疾病。此时，重要的是让新生儿勤吸吮，增加对乳头的刺激，促使母亲分泌乳汁。

> 宝宝妈：
>
> 宝宝是早产儿，担心孩子身体及各项器官是否健康。
>
> 早产宝宝会不会体质弱更容易生病呢？

侯大夫：

建议早产宝宝首选母乳喂养，母乳喂养是早产宝宝获得免疫物质来源的重要通道。

对于早产儿父母应该更多关注孩子的发育，定期到医院给宝宝体检，监测宝宝各项发育状态，及时评估孩子的身体健康。早产儿体质一般偏弱，照顾宝宝应该更细心，管好孩子的"吃、喝、玩"，通过后天培育健康体质。

1.3 问新生儿"正常的异常"现象

新手妈妈还没有完全准备好，就要开启照顾宝宝的征程了。所以，只有了解宝宝的身体状况，才可以照顾好小宝宝。但作为新手爸妈，小宝宝有很多"正常的异常"状况。让新手爸妈们了解宝宝特点，轻松解开小宝宝之谜。

1.3.1 问体重减轻

> 宝宝妈：
>
> 宝宝刚出生2天，结果体重却比出生时降低了，这是怎么回事？

侯大夫：

新生儿在出生1周后往往会有体重减轻的情形，这是因为宝宝的进食量还没有走上正轨，加上每天排出的大小便、呼吸及皮肤排出肉眼看不出的水分等，使体内暂时性的失去平衡，造成体重在出生后前3～4天会减轻。

减轻的量可能多达出生时体重的10%，不过随着宝宝渐渐适应，8～9天后这些体重就会补回来。注意若10天后仍未恢复的话，就应该就医查寻原因。

1.3.2　问打喷嚏

宝宝妈：

> 宝宝刚出生 3 天，偶尔打喷嚏，是不是感冒了？

侯大夫：

这是属于正常的。新生儿偶尔打喷嚏并不是感冒，因为新生儿鼻腔血液的运行较旺盛，鼻腔小且短，若有外界的微小物质如棉絮、绒毛或尘埃等便会刺激鼻黏膜引起打喷嚏，这也可以说是宝宝自行清理鼻腔的一种方式。

温馨提示：突然遇到冷空气也会有打喷嚏的状况，如果宝宝已经流鼻涕了，警惕宝宝感冒。

1.3.3　问肢体蜷曲

宝宝妈：

> 宝宝出生后，双手一直紧抱于胸前，腿蜷曲，这样正常吗？

侯大夫：

出生前由于子宫内的空间限制，胎儿的动作大都是头向胸，双手紧抱于胸前，腿蜷曲，手掌紧握，出生后头、颈、躯干及四肢会自然逐渐伸展开来，所以宝宝出生后常有小腿轻度弯曲、双足内翻、两臂轻度外转、双手握拳或四肢呈屈曲等状态。

温馨提示：除非宝宝的大脑或神经发育有问题，否则只要等粗动作发展到细致动作后，这些状态都会自然矫正。

1.3.4　问马牙

宝宝妈：

> 宝宝出生后 1 周，发现齿龈边缘有乳白色点，正常吗？

侯大夫：

新生儿的齿龈边缘或上腭中线附近，常会有一点一点的乳白色颗粒，表面光滑，为数不一。少的话可能 1 ~ 2 颗，多的话可能有数十颗，这是由于当胚胎发育 6 周时，口腔黏膜上皮细胞开始增质变厚形成牙板，为牙齿发育最原始的组织。在牙板上细胞继续增生，每隔一段距离形成一个牙蕾并发育成牙胚，以便将来能够形成牙齿；当牙胚发育到一个阶段就会破碎断裂并被推到牙床的表面，即我们俗称的"马牙"或"板牙"。

温馨提示：一般在 2 周左右就可以自行吸收，不要用针去挑或用布擦，以免损伤黏膜，引起感染。

1.3.5 问惊跳

宝宝妈：

宝宝入睡之后会感觉猛地一蹬腿，这样正常吗？

侯大夫：

新生儿常在入睡之后有局部的肌肉抽动，尤其是手指或脚趾头会轻轻颤动，或如受到轻微的刺激如强光、声音或震动时，会表现出双手向上张开，很快又收回，有时还会伴随啼哭的"惊跳"反应。这是由于新生儿神经系统发育不完全所致，此时，只要妈妈用手轻轻按住宝宝身体的任何一个部位，就可以使他安静下来。

温馨提示：如果宝宝出现了两眼凝视、震颤，或不断眨眼，口部反复做咀嚼、吸吮动作，呼吸不规则，皮肤青紫，面部肌肉抽动等症状时，应及时送医诊断。

1.3.6 问溢奶

宝宝妈：

婴儿 18 天，经常溢奶，打嗝后也会出现，如何解决呢？

侯大夫：

宝宝在出生 3 个月内，贲门肌肉仍未发育健全，此时的贲门就像是一个还不能很好控制收缩的瓶口，而且新生儿的胃容量也较小，所以容易引起胃内的奶汁倒流。因此，在宝宝出生后几个月内，尤其是在喂奶后、哭闹多动或轻拍宝宝背部的时候，宝宝或多或少都会溢奶，因此当妈妈喂完宝宝后，使其头抬高，可以用手轻拍他的背部 2 ~ 3 分钟，让宝宝打嗝。避免宝宝过度哭闹或是睡姿呈右侧卧位，也可以减少溢奶。

温馨提示：溢出的奶水通常是白色的，而且是从嘴巴慢慢流出。若奶水是强力喷射出来的，吐出量很多，或是吐出带有胆汁的物质时就不是正常现象了。

1.3.7　问眼睛斜视

宝宝妈：

孩子出生 15 天，发现睁着眼睛看东西，有点儿斜视的情况，请问孩子现在还这么小，这个毛病能够治疗好吗？

侯大夫：

斜视也就是两眼眼球移动不能协调。一般而言，新生儿早期眼球尚未固定，看起来有点斗鸡眼，而且眼部肌肉的调节不良，常有短暂性的斜视，属于一种生理现象，也称为假性斜视。尤其好发于脸型宽阔、鼻梁扁平的宝宝，宝爸宝妈可以在家里自行观察。

温馨提示：若受到光照时，宝宝两眼的瞳孔反光点位置是一致的，即为假性斜视，并不需要治疗处理；否则，便需要通过医师诊断后手术矫治。

1.3.8　问女婴阴道出血

宝宝妈：

我家的女儿刚出生 5 天，换尿布的时候发现有出血，这是怎么回事？好吓人啊！

侯大夫：

女宝宝在出生后1周内，有的可以见到阴道有些许血性分泌物或黏液，就像白带和月经。其实那是由于胎儿时期在母体内受到雌激素的影响，出生后女宝宝体内的雌激素大幅下降，使子宫及阴道上皮组织脱落造成的，是一种正常的生理现象。

1.3.9　问乳房增大

宝宝妈：

我家宝宝刚出生不久，最近我突然发现宝宝的乳房有点增大，我又不敢随便乱挤，那么这该怎么办才好啊？

侯大夫：

母亲怀孕时体内雌激素与催乳素等含量逐渐增多，到分娩前达最高峰，这些激素的功能在于促进母体的乳腺发育和乳汁分泌，而胎儿在母体内通过胎盘也受到这些激素的影响，因此不论男宝宝或女宝宝的胸部都会稍微突起，有些甚至会分泌少许乳汁，俗称"新生儿乳"。这些都属于正常现象，不需任何治疗。在胎儿离开母体后，来自母体激素的刺激消失，胸部也会自然平坦。

温馨提示：父母不要刻意挤压宝宝乳头，以免引起感染。

1.3.10　问体温波动

宝宝妈：

我刚顺产生下宝宝，可是我发现宝宝的体温波动比较大，正常吗？

侯大夫：

新生儿的体温调节中枢尚未发育完善，因此调节功能不好，体温的波动也较大。感受到凉意时，新生儿不会像成人一样颤抖，他只能依赖一种称为棕色脂肪的物质来产生热能，且新生儿的体表面积较大（按照体重比例计算），皮下脂肪又薄，所以衣物穿少了可能体温过低，穿多了可能引起暂时性的轻微发热

（也称"发烧"）。因此，要保持新生儿体温正常，应让新生儿处于通风及温度适中的环境内。

温馨提示：若有轻微的发热，可以让宝宝多喝点水，注意衣物宽松舒适，过 1 小时再测量宝宝的体温。一般以测量肛温最为准确。

1.3.11　问肤色变化（黄疸）

宝宝妈：

我家宝宝刚出生 8 天，在医院做检查，验黄疸属于正常，就是脸色黄黄的，怎么回事呢？

侯大夫：

新生儿出生后 2 ~ 3 天皮肤变黄，但过 7 ~ 10 天后就逐渐减退，则为生理性黄疸，父母不用太过担心。

生理性黄疸：平时多给宝宝喝点水、多晒晒太阳，慢慢地就会消退的。病理性黄疸需要就诊，若黄疸时间久，程度重，精神状态差的，需要立即就诊，防止胆红素脑病，从而导致不可逆的脑损害。

温馨提示：若出生后 24 小时内出现皮肤发黄，且迅速加重，则可能是病理性的黄疸，需要送医就诊。

1.3.12　问打嗝

宝宝妈：

我家的宝宝还没满月，老是打嗝，请问是怎么回事呢？

侯大夫：

新生儿打嗝是极为常见的现象。由于新生儿的神经系统发育还不完善，因此打嗝、放屁的次数都较成人来得多。

温馨提示：若家中的宝宝持续打嗝一段时间，可以少喂宝宝喝一些温开水，以帮止住打嗝。

1.3.13 问下巴抖动

宝宝妈：

1个月的宝宝，冬天出去下巴会抖，正常吗？

侯大夫：

由于新生儿神经系统尚未发育完全，所以抑制功能较差，常有下巴不自主抖动的情况，家长不必担心。

温馨提示：但若为寒冷季节，则需要注意宝宝的下巴抖动是否为保暖不足。另外，若伴随其他的症状，则可能是病症。

1.3.14 问脱皮

宝宝妈：

我家宝宝14天了，最近2天发现手上脚上都有脱皮的症状，而且脱得还挺厉害，请问是怎么回事？

侯大夫：

几乎所有的新生宝宝都会有脱皮的现象，不论是轻微的皮屑，或是像蛇一样的脱皮，只要宝宝饮食、睡眠都没问题就属正常现象。

这是因为新生儿皮肤最上层的角质层发育不完全，容易脱落。

温馨提示：若脱皮合并红肿或水疱等其他症状，则可能为病症，需要送医就诊。

1.3.15 问呼吸不规律

宝宝妈：

宝宝20天，睡着时呼吸不规律，请问这是怎么回事？

侯大夫：

新生儿的呼吸很表浅而且没有规律，呼吸频率较快。在出生后的前2周，呼吸频率1分钟大约在40次以上，有的新生儿也可能多达80次，这些都属正常现象。这是由于新生儿肋间肌较为柔软，鼻咽部及气管狭小，肺泡顺应性差，由于呼吸运动主要是靠横膈肌肉的升降，所以新生儿以腹式呼吸为主，胸式呼吸较弱。又因为新生儿每次呼气与吸气量均小，不足以供应身体的需求，所以呼吸频率较快，属于正常的生理现象。

温馨提示：若是早产儿或肺部发育较差的宝宝因缺氧而脸色发青时，可以刺激宝宝哭泣，促使肺泡张开，增加换气量。

1.3.16 问脐带护理

> **宝宝妈：**
>
> 脐带剪断以后，残端一般多久脱落？
>
> 这期间，应该如何护理新生儿的脐带？

侯大夫：

脐带残端一般会在宝宝出生后1~2周脱落，有的时间会久一点。宝宝出生之后，医生会用专业的处理方法将脐带剪断，脐带则将有一小段残余部分裸露在外，并由护士用纱布包扎好。如果脐带处理不当，宝宝可能患上新生儿破伤风或者败血症等疾病。

护理原则

保持干燥：新生儿的脐带千万不能沾到水，若不慎沾水也要及时处理，保持干燥。

保持透气：伤口附近的细胞也是需要呼吸的，保持透气能让伤口恢复得更快更好。同时，透气的环境也不利于厌氧细菌的滋生，伤口部分自然不易受到感染。

避免摩擦：经常被摩擦很可能发红、发炎或者出血，不利于伤口的恢复。

每天清洁：新生儿的脐窝从出生到脐带脱落后的一段时间内都会有少量分泌物出现，如果不每天清理，伤口很难保持干燥和透气。

2 问吃、睡、玩

. . . .

2.1 问饮食

《儿科要略》："养子若要无病，在乎摄养调和。吃热，吃软，吃少，则不病；吃冷，吃硬，吃多，则生病；若要小儿安，常带三分饥与寒。小儿饮食有任意偏好者，无不致病。小儿无知，见物即爱，岂能节之？节之者，父母也。父母不知，纵其所欲，如甜腻粑饼、瓜果生冷之类，无不与之，任其无度，以致生疾。虽曰爱之，其实害之。"

俗话说"病从口入"，原指吃了不洁的食物，孩子出现肚子痛、腹泻等一系列的肠胃疾病。现多指小儿与许多疾病是从嘴上而来的，也就是说和"吃"有关。如今，大家更关注孩子的饮食健康，可是孩子并没有长更壮。家长朋友，您知道怎么正确喂养吗？

> 《儿科要略》说：至于略能耐饥，则使腹中空虚，无停积之患，增抵抗之力，无形中可免不少疾病，其益亦匪浅鲜也。况饮食合宜，不但能防疾病于未然，更可臻身体于强壮，孩童时期之健康，既常为一生幸福之起点，则于饮食方面岂可忽略以成屏躯乎哉！
>
> 小儿二岁以上，每日四餐，禁绝零食，十岁以上，只可三餐，略佐点心，夜间更宜严格禁食，则疳积等症，可以永绝。
>
> 小儿二岁以上，每餐毕后，可略进水果，以苹果、橘子、鸭梨等为宜，唯多食则易损脾致泻，浸假成臌胀、黄疸等疾。
>
> 小儿对于食物，常有偏嗜之习惯，最宜矫正。盖其所嗜者，未必为有益之物，而其所恶者，未必为无益之物，偏嗜之习惯养成，则小儿恣食一物，营养反致不良，而疾病常由之以起。
>
> 小儿宜食之物，为牛肉汁、牛乳、鸡蛋、蔬菜等，鱼肉、兽肉亦可，

唯通常蔬菜，常为小儿所厌弃，不知隔绝蔬菜不食者，最易使血分不洁，身体衰弱，呈苍白之面色，及疮肿败血齿衄等证。

小儿过于肥胖白嫩，外貌虽令人可爱，而实则非健全之体格也。宜少与牛奶、油类等食品，而易以蔬菜素食，则痰火不盛，可以防免惊风等患。

小儿对于糖果、花生、豆类，通常皆属嗜好，不知糖果易使胃中特别发酵，渐致消化发生障碍，花生不能细嚼，亦易停积，豆类最壅气滞气，多食易成大腹膨脬之患，均宜戒之。

小儿不可任其多饮茶水，因其能妨碍消化，停饮蓄痰，且助湿也。

2.1.1　问饮食习惯

宝宝妈：

大夫，我们平时特别注意孩子的饮食，各种营养，维生素都注意补得很全，都是根据育儿书上搭配的，为啥我的孩子还这么瘦，老是生病呀？

侯大夫：

这属于典型的"计算机式喂养"，像你们这种喂养就属于过好和过细。过好呢，就是给孩子吃一些家长认为营养价值特别高的食物，比如说各种肉，各种奶，各种补品等。过细呢，是说喂养太过精细了。比如，吃个水果要榨成汁，吃饭要吃各种精细的食物，粗纤维的东西不吃，不给孩子的肠胃增加负担。可是这样真的对吗？这并不减轻肠胃负担，反而会影响肠胃的功能。

合理饮食防"七过"：凡事总要有个度，吃饭也是如此。在孩子的脾胃功能尚未完全发育好的时候，饮食尤其要注意这个"度"。那么，饮食"七过"指的是什么呢？就是指过好、过饱、过杂、过偏、过酸、过甜、过凉，下面逐一细谈。

过好：过好是指大量进食高蛋白、高脂肪食物，如：奶、蛋、肉、煎炸食物等。大量进食这些食物不利于脾胃健康和消化吸收，要适可而止。

过饱：所有家长总是嫌孩子吃得少，因为每一个家长都希望孩子身体强壮、快快长大，孩子吃饭多家长就很喜欢。但是要知道孩子胃容量是有限的，长身体需要的能量也相对较少，吃得过饱会使孩子肠胃负担过重，只能影响孩子消化吸收，结果适得其反。如何把握这个度呢？给孩子创造个安静、专心吃饭的环境，孩子觉得吃饱了就 OK 了。

过杂：过杂是指孩子整天吃各种各样的零食。为什么孩子们都那么爱吃零食呢？这是因为零食一般都过咸、过甜、过酸或过辣，这样过多的调味品强烈地刺激孩子的味蕾，孩子感觉有味道，所以就喜欢吃。但是这种强烈的刺激对孩子的脾胃功能恰恰有不好的影响。因此尽量少吃零食，能不吃就不吃。

过偏：饮食过偏是指饮食单一，喜欢吃什么就整天吃，不喜欢吃什么就不吃。饮食过偏的危害比较简单也很好理解：饮食单一容易使某些营养成分缺失而影响孩子生长发育。最好的食谱是：什么都吃一点，什么都别多吃。

过酸：前面在"过杂"那一段也说过这事儿了；另外，酸性收敛，过食酸食易使内热积聚。特别要强调的是，酸味的水果、酸奶都是好东西，还是那句话：适可而止。

过甜：儿童味觉发育还不完全，但是对甜味比较敏感，因此最喜欢吃甜食。过食甜食最容易影响脾胃运化，容易产生内热，为感冒、咳嗽创造良好的条件。怎么办？还是适可而止！

过凉：饮食过凉耗伤脾阳，影响脾胃运化功能；对于脾运化功能差、吸收不好的孩子来说，要杜绝冷饮，吃饭最好也热乎点。

宝宝妈：

那我们应该怎么吃？吃什么呀？

而且我的孩子就是像您说的，不喜欢吃菜，只喜欢吃肉，偏食特别严重，该怎么办呢？

侯大夫：

吃什么？怎么吃？简单地说就是要食谱广，不偏食，什么都吃点儿！但是也不能乱吃，还是要以谷物类食物为主，否则就是之前说的"过杂"了。

至于偏食这个问题，大多数孩子都存在这种问题，这就需要我们家长多费心了。孩子不吃菜，你做饭的时候可以多做点儿蔬菜，少做点儿肉，肉吃完了就不再多加了，慢慢训练孩子吃菜。这就要家长狠点儿心，"饥不择食"是最好的解决偏食的办法。

宝宝妈：

侯大夫，我的孩子快11个月了，这母乳、奶粉该怎么吃？

侯大夫：

母乳喂养不宜太久，10个月的时候，母乳占食物的三分之二就可以了。牛奶、奶粉都不宜太多，随着孩子年龄的增长，流质蛋白饮食也应该越来越少，让孩子的肠胃尽快适应食物。

关于辅食的添加，4个月的时候开始添加辅食，要遵循循序渐进、由细到粗、由少到多、由单一到多种的原则。尤其是要注意由少到多，你一下子给他一个鸡蛋，孩子不但消化不了，还会影响孩子以后的脾胃功能。而且给孩子添加辅食还要把握一个原则，吃少、吃软、吃热，我们中医有一个理论就是这样的，只有吃少、吃软、吃热则不病！

宝宝妈：

宝宝不喜欢喝水，每次喝水都很困难，像吃药一样；不爱吃蔬菜，一盘肉自己能吃完，蔬菜放旁边就一口不吃，塞都塞不进嘴里。

侯大夫：

现在很多家里是只要孩子喜欢吃哪个，先让孩子吃，等他吃饱了，不吃了，剩下的家里人再吃；孩子不喜欢喝水，以奶制品或者饮料代替水，这种情况会给孩子造成亚健康，让孩子趋向容易生病的状态，同样可以选择"饥不择食"的方法训练孩子。

宝宝妈：

原来是这样，可是我家孩子就喜欢吃一些乱七八糟的东西，正常的饭不好好吃，逼着才吃一点儿。喂养孩子有点斗智斗勇的想法，这怎么办呀？

侯大夫：

让孩子整顿吃饭，比如说 8 点吃早饭，那就 8 点开始吃饭，孩子不吃，过期就作废；12 点准时吃中午饭；下午 6 点准时吃晚饭。这样逐渐使胃形成一种生物反射，形成一种规律，这样反而能使肠胃功能保持着良好的状态，反而食欲增加。

然而有些家长围着孩子喂，一顿饭 1 小时吃不完，或者这个逗着，那个玩着，然后再吃，孩子稍不注意就塞嘴里面一口，这个非常不好，孩子好多厌食习惯就是这样养成的。家长一定要训练孩子，吃饭时间上要做到"定时就餐和就餐定时"。

通俗地来说，"定时就餐"就是要每餐吃饭的时间基本固定，午饭时间是 12 点就尽量保证 12 点吃饭，不要变化太大；"就餐定时"是说孩子吃饭所用的时间基本固定，吃饭时间半小时，就一定要在半小时内吃完，不要拖拖拉拉的。安静愉悦的就餐环境，不但能提高孩子的食欲，还有助于肠胃的消化吸收。相反，家长一味地催促、打骂，只会增加孩子对吃饭的恐惧，更加排斥吃饭这件事。另外，为了保证孩子正餐吃得多，家长要做到不要在非饭点儿给孩子"加餐"，饭后吃水果有助于消化，饭前吃水果就是"占胃"了。餐前的准备是家长最容易忽略的，没有天生的"好孩子"，也没有天生的"坏孩子"，"好习惯需要不断地输入、练习，才能完美地输出"。

宝宝妈：

　　侯大夫，我们想多关注、培养孩子吃饭的习惯，对培养孩子良好的饮食习惯有什么建议吗？

侯大夫：

　　家长要尽早放手让孩子独立吃饭，这不仅能锻炼孩子独立生活的能力，孩子也可以选择自己想吃的食物，"爱上吃饭"。在孩子可以自己用手拿着玩具玩的时候，家长就可以把吃饭的自主权给孩子，让他（她）学着使用各种工具。可能刚开始的时候会不尽如人意，但是要相信孩子，他（她）可以适应得很好。

　　当然，在训练孩子独立吃饭的同时，要注意避免意外伤害的发生。如：烫伤或食物窒息。孩子刚学习用勺子时，食物不要太烫，烫的食物一定要放在孩子够不到的地方；吃东西的时候禁止嬉笑、打闹、啼哭等，避免喂孩子有危险的食物，以免食物嵌入声门或落入气管，造成幼儿窒息，甚至死亡。

2.1.2　问食物过敏

宝宝妈：

　　过敏是什么原因造成的呢？

　　原来也没啥症状，之前因为腹胀去医院，医院让查查过敏原，怎么这么多过敏？

　　孩子不到3个月时查出对牛奶、鸡蛋、蘑菇过敏，现在喝的是舒敏深度水解蛋白奶粉。现在5个月了，我想试试普通奶粉，行吗？

　　现在什么都不敢吃，能吃的越来越少，过敏是因为我们喂养不合理吗？

侯大夫：

食物过敏是目前普遍的一种现象，我想给大家说一点，孩子过敏有好多种情况，皮肤过敏，比如湿疹，或容易荨麻疹，或皮肤瘙痒。

有些医生，会让你做下食物过敏原的检测，检测了以后就会发现你对很多食物或者很多东西过敏，然后就要避免过敏原接触。我希望大家明白，人体过敏这种现象，特别是孩子，在不同的身体状态或者不同的年龄，或不同的季节，他对食物或者某种过敏物质的反应是不一样的。大家要明白，过敏状态是人体不同状态的反应，也就是大部分的过敏情况，跟孩子的体内状态有关。

你想想看，为什么别的孩子吃鸡蛋不过敏，你的却过敏？或者他以前不过敏，现在怎么又过敏了呢？我个人觉得食物的过敏检测仅仅是一种参考，我们不能因为检测孩子对这个食物过敏，就大量给孩子限制饮食。关于吃水解蛋白奶粉和吃抗过敏奶粉方面，我还是鼓励恢复我们普通的饮食，循序渐进地喂。如果这种食物一吃，过敏反应很强烈，那我们休息一段时间换别的食物，然后隔一段再试试。

中医讲，"内热大，体内垃圾太多，这类孩子发生过敏的机会就多一些"。比如说，牛奶摄入量过多的孩子，特别是很大了却仍然一直喝牛奶，他的体内内热特别大，或者是孩子经常吃一些奶制品，包括奶酪、酸奶、蛋糕。

这些食物我统一称为"工厂化食品"——也就是不是你们家做的。尽管里面的一些食品添加剂也符合国家的标准，但是你想想看，若孩子长期吃，食品中那些人体无法正常代谢或代谢较慢的物质就日积月累在体内，体内垃圾蓄积越来越多，皮肤问题的表现方式也就多种多样了。如果是真的过敏很严重，比如说刚才那个家长说的湿疹特别严重，那我们吃点药。常言道"形见于外，责之于内"，皮肤上有问题，跟体内有关，通过调理我们的肠胃功能，往往可以解决这些问题，所以不要因为这个食物过敏，尽量回避这些食物。

老人总是给孩子喂很多饭，说能吃是福，可是好几次吃多了，积食了，老人就隔几天喂一次王氏保赤丸，说别人家都这么做。不是说是药三分毒，能这么吃药吗？

侯大夫：

喂养孩子夫妻之间会冲突，然后和婆婆妈妈也会冲突。例如：临床中遇见一个孩子，他爸爸长得又胖又壮，孩子瘦巴巴的，爸爸是东北人，大鱼大肉地吃，孩子6个月到饭店啃了一口猪蹄，拉肚子好几个月。以后夫妻之间经常吵，孩子的奶奶更是怕孙子嘴上吃亏，啥香啥好吃让孩子吃啥，结果孩子吃得天天生病，个子还低，体重不达标。

今天站在专业的角度，谈谈这些事。老人也好，爸爸妈妈也好，我觉得他们的目标都一样，都是为了让孩子健康成长。首先说孩子吃饭，现在年轻人的喂养习惯跟过去的喂养习惯不同，因为现在所处的环境不一样，现在生活的方式和食物都跟过去完全不一样了。所以我们现在孩子大多不是吃得不够了，而是吃得多了，或者吃得过杂、吃得过好、吃得过偏，大多都是这些不正确的习惯造成的问题。

有些老年人会说，你们小时候都是我喂大的，我不是喂得挺好吗？可是你想一想，过去物质还不很丰富，人们缺吃少喝，而且一个家里往往都好几个孩子，大家吃饭的时候争先恐后的。过去动物蛋白的摄入量也少，孩子吃的相对都是一些五谷杂粮多一些，食物不丰富，孩子又抢着吃，所以不可能因为吃得多而反复积食。现在正好相反，就是我要提的"随意式喂养"，孩子吃什么给什么，啥时候吃啥时候给。就像有些老人说的，孩子吃到肚里都是本嘛，但是却把孩子吃病了。

关于"吃药"，如王氏保赤丸、七星茶、七珍丹等，在宝宝偶尔吃多的情况下，积食了，临时用上几次，消消积食，通通大便，我是不反对的。但如果过于频繁，会伤孩子的脾胃，这就要从根源上解决了。从饮食习惯根源上解决积食，而不是等积食表现出来了，或者说生病了再解决问题。

2.1.3　问如何添加辅食

> **宝宝妈：**
>
> 宝宝什么时候才能吃大人的食物？
>
> 应该如何添加？需要注意些什么？

侯大夫：

一般宝宝 6 个月后开始添加辅食。辅食添加要根据宝宝消化道的发育情况及牙齿的生长情况逐渐过渡，即从菜汤、果汁、米汤过渡到米糊、菜泥、果泥、肉泥，然后再过渡成软饭、小块的菜、水果及肉。如果发现宝宝出现严重腹泻，大便里有未消化的食物，说明辅食添加不正确，另外盐、油、糖等少给宝宝吃。

添加辅食原则

·按婴儿消化能力和营养需要，逐渐添加，先试一种，待 3 ~ 5 日或 1 周后婴儿适应了，再添另一种。

·添加的量应由少到多，由稀到稠，由淡至浓，逐渐增加。

·患病或气候炎热时，应适当停止或延缓增加新食品，避免消化不良。

·每次添加新的辅食品种后，应密切注意孩子的消化情况。发现大便异常或出现呕吐、出皮疹等其他情况，应暂时停喂此种辅食。如是大便问题，可待大便恢复正常后再试，从原来开始的量或更小量喂起。

·孩子个体差异大，须灵活掌握增添辅食的品种、数量及开始月龄。

·添加食物一定要讲究卫生，原料要新鲜，现做现吃，吃剩的食物不要给婴儿吃。婴儿餐具要固定专用，认真洗刷，避免感染。

过早或过晚给孩子添加辅食有哪些坏处？

侯大夫：

过早添加辅食的危害

·安全性低：很多进食技巧宝宝尚未掌握，比如，不会咀嚼、磨碎蔬菜中较长的纤维。

·营养不够：因为成人的食物制作不够精细，宝宝不易吸收。

·不利于宝宝养成良好的饮食习惯：成人的食物往往添加较多调味剂，容易让宝宝养成挑食、偏食的习惯。宝宝的味觉敏感，应以天然清淡的食物为主。

如果"母乳或配方奶够吃，就不用着急给宝宝吃辅食"这种观点也是不正确的。宝宝一天天长大，所需的营养成分也越来越多，如果长期只靠母乳或配方奶，将影响建立正常的脾胃功能，最终会造成营养不良。脾胃功能也和人一样，也需要通过添加辅助食物而锻炼"自己"发育。

2.1.4 问水果怎么吃

水果是日常饮食中比较常见的一项，随着生活水平的提高及交通的便利，水果种类丰富多样且无地域之分。同时水果的食用也困惑着大家，尤其是家长关心宝宝什么时候可以吃水果，吃多少，吃什么水果，怎样正确吃水果。

我家宝宝半岁了，开始添加辅食了，是不是可以稍微加点水果了？

侯大夫：

由于宝宝的身体弱、发育快，在其幼小的时候不建议食用水果。宝宝在4个月后可以适量地给予果汁，而且果汁的浓度要稀，随着年龄的增长可以适度加稠；待宝宝六七个月的时候可以适当吃些质地偏软的水果。八九个月及以后可以正常地食用水果，但是要根据宝宝的健康情况去食用，不要生着病还大量吃水果。

水果含有丰富的维生素，多吃水果是不是对宝宝的发育有好处呀？

侯大夫：

水果也是一种食材，可以为宝宝的生长提供营养，而且水果里面还含有大量的维生素以及微量元素，正确食用对宝宝的生长有一定的好处，但也不能让宝宝吃大量水果，以免影响或甚至代替正常的饮食。尤其水果多偏寒凉，吃多了反而伤宝宝脾胃。

宝宝妈：

冬天我家宝宝想吃水果，我怕凉着宝宝，可以加热一下再吃吗？平时可不可以加热吃吗？

侯大夫：

水果最好是常温食用，因为水果中含有的一些维生素、酶类等有益于人体的物质会因为加热而分解，另外有的水果加热后口味也会有所改变，比如苹果、桃。当然在一些特殊情况如冬季是可以加温食用的。

宝宝妈：

水果什么时间吃比较好，是饭前吃，还是饭后吃好？

侯大夫：

孩子餐前吃水果，会有饱胀感，影响正常饮食。我建议饭后紧跟着吃水果，水果与食物混合后不刺激肠胃，而且促进肠胃蠕动，有助于食物消化，还可以帮助宝宝清洁口腔，而且不影响宝宝正常进食，利于宝宝定时进餐习惯的形成。

宝宝妈：

水果打汁喝是不是好吸收些？

侯大夫：

我不建议经常喝果汁，婴幼儿由于咀嚼功能不好，鲜果汁可以食用，但最好把榨汁后的残渣一同吃掉，不影响摄入粗纤维的成分。儿童在乳牙出全后，应吃些富含纤维、有一定硬度的水果，以增加咀嚼力，促进牙床、颌骨与面骨的发育，喝榨汁易使儿童牙齿缺乏锻炼，对健康不利。另外，水果打汁，对水果的成分有些破坏，使孩子无法感受食用水果的第一感觉。

宝宝妈：

我家宝宝冬天闹着要吃西瓜，别的家长都说反季节的水果对孩子不好，是不是真的？

侯大夫：

这个问题我没有研究过，不知道真假，不过从中医的角度分析是不好的。

第一，夏季多热，其五行五气方面属长，而冬季寒，五行五气属藏，季节和属性不同，而人为改造的环境也无法和自然界相同。第二，如冬季本就寒，再吃寒性水果容易两寒相感，易使宝宝咳嗽、感冒。其他季节的跨季度水果不明显，但是冬季要少吃反季节水果。

宝宝妈：

　　侯大夫，我家宝宝吃桃子有点过敏，该怎么办？

　　是不是以后都不能吃桃子了？

侯大夫：

　　有的宝宝是当时过敏，再次食用就不过敏，所以不能因为一次过敏就不再食用此水果。

　　另外，宝宝的身体是处于快速生长的阶段，也是接受外界环境和适应能力比较高的阶段，在此时机可以少量给予其过敏的食物，使其适应后慢慢加量，这样有一定纠正过敏的作用（同样适用于其他类的食物过敏）。

宝宝妈：

　　侯大夫，宝宝吃水果有没有什么禁忌呀？

侯大夫：

　　一般吃水果是没有什么禁忌的，但是一些情况还是得注意。如柿子，是秋季常见的水果，但是食用过量，尤其是与甘薯、螃蟹等一同食用时，会在胃中形成不易溶解的硬块，容易使儿童便秘，有时不能排出体外还会形成胃结石，导致胃部胀痛、呕吐以及消化不良。荔枝汁多肉嫩，是儿童喜爱的水果之一，但是大量食用荔枝会引起儿童正常饭量的减少，影响对其他营养的吸收，还特别容易上火，出现嗓子疼、咳嗽等；梨偏凉，吃多了容易伤脾胃。总之，什么样的水果都可以吃点儿，但是不能吃多。

宝宝妈：

　　孩子的体质不一样，适合的水果是不是也不一样？

　　侯大夫，对宝宝食用水果有什么好的建议吗？

侯大夫：

说得很正确，不同体质的孩子建议吃不同的水果，这就属于食养。

平常舌苔厚、便秘、体质偏热的可以吃寒性的水果，比如梨、西瓜、香蕉等，可以清火，不宜吃容易上火的荔枝、柑橘等。

气虚、脾虚者忌吃寒性水果如西瓜、杧果、菠萝、香蕉等。若儿童有腹泻情况应少吃水果，尤其是寒性水果，否则腹泻的情况不易好转。

皮肤过敏者少吃杧果、木瓜、草莓等。

气喘等过敏体质的人，少吃瓜类，如西瓜、木瓜、香瓜等。

经常面红、目赤、易怒、怕热、入睡困难等肝火旺的小孩，不宜吃杧果、菠萝、荔枝、桂圆、橘子等。

2.1.5 问调补脾胃——用"粮方"

宝宝妈：

经常生病的孩子应该如何饮食？

怎么样才可以让宝宝吃"好"，不生病，增强体质？

侯大夫：

经常生病的孩子可调理脾胃以增强正气。中医理论把脾胃的功能取象比类为"土"。土能种植生长庄稼，而脾胃就是给身体五脏六腑、四肢百骸的生长发育，发挥正常功能提供营养的脏腑，是气血生化之源，因此把脾胃比作"土"。所以说把脾胃调理好了，孩子的生长发育就有了合适的"土壤"。全身的组织器官在脾胃运化的精微物质的滋养下协同配合发挥作用，人体的正气就强了，孩子也就不容易生病了。

中医讲"四季脾旺不受邪"，饮食调理可以作为调理脾胃的主要手段，对于脾胃功能差的孩子适用，身体健康的孩子也有好处。

温馨提示：一是要合理饮食，防止饮食"七过"；二是根据孩子的情况，选择一些粮食，经常给孩子熬粥喝。

> **宝宝妈：**
>
> 可以推荐一些养生的粥方吗?

侯大夫：

下面推荐一些调理脾胃的"粮方"：

主要食材的选用：白米粥、小米粥、薏仁粥、玉米糊、面片汤等营养价值高，且容易消化吸收，对孩子胃肠功能都很有好处，要经常喝。

搭配食材的选用：熬粥的时候放些山药、莲子、百合，更有利于调理孩子的脾胃。豆类的植物性蛋白含量较高，进食过多可能影响消化，比如红豆；大枣虽有健脾的功效，但儿童多食会腻胃。因此熬粥时尽量不要放豆和大枣，尤其不能多放。

放点小苏打：煮粥时最好少放点小苏打（碳酸氢钠），这样更有利于消化吸收。

讲究"熬"：做粥讲究的是"熬"，大火煮滚后用小火慢慢熬，才能入口黏香，容易消化吸收，即使是做面片汤也要多煮一会儿，把面片煮成"面糊"才好。

全家共享：这些"药食同源"的粥对家长的健康也有好处，因此熬粥时不要只给孩子一个人做，要多做点全家人共同享用，这样也有利于消除孩子吃"病号饭"的抵触心理。

小米山药粥：取小米、山药，加水适量熬粥。小米可补虚损，开肠胃；山药补益脾胃、益肺滋肾。小米山药粥尤其适宜于长期大便稀、不成形的孩子。

白菜萝卜汤：白菜心 500 克，切碎；萝卜 120 克，切成薄片。加适量水，将白菜、萝卜煮至熟透将成泥，加红糖（内热较大者换用冰糖）适量，吃菜喝汤。萝卜最好用本地产的青皮萝卜。白菜萝卜汤适宜于大便干的孩子，对轻微咳嗽或反复咳嗽也有一定的作用。

2.1.6 问小儿饮食习惯误区

误区一：多吃高蛋白食物

当看到自家孩子又瘦又小时，家长总想让孩子多吃些高蛋白食物，补一补。

孩子厌食、瘦小往往是因为胃肠功能不好，高蛋白食物使消化能力弱的胃肠道无法消化，容易形成积食，更易出现各种疾病，这时应多吃些面条、米粥、蔬菜等易消化的食物。

误区二：多喝牛奶长得快

1岁前的小孩应该多喝牛奶，但是再大的孩子就不宜喝过多的牛奶。因为牛奶是流质蛋白，不利于胃肠道蠕动，长此以往会导致胃肠功能下降，而且牛奶喝多了，饭菜自然就吃得少了，不利于孩子生长。另外，（夜奶）睡前喝牛奶会影响胃肠休息。

误区三：吃到肚子里就是"本"

孩子不好好吃饭，半晌添点饼干、面包、鸡蛋等，为让孩子长得壮点、少生病，家长用尽办法让孩子多吃东西。其实，这是"捡了芝麻丢了西瓜"的做法，结果只会让孩子到吃饭的时候吃得更少。要养成孩子整顿吃饭的习惯，只给半小时吃饭时间，两顿饭之间要间隔三四个小时，其间不能吃任何东西，包括水果。

误区四：多吃保健品

微量元素补剂、蛋白粉、牛初乳等保健品已成为很多家长给孩子进补的首选产品。孩子生长发育需要的是全方面的营养，单纯地补充功能性食品并不能满足孩子的需要，过多补充还会引起孩子营养失衡。从食物中摄取的营养是最全面的，孩子的食谱要广，养成孩子啥都吃点的习惯。另外，再喜欢吃的东西也不要过量。

误区五：多喝酸奶利于消化

过量饮用酸奶会改变胃肠酸碱平衡，进而使胃肠功能紊乱，长期下去会降低免疫力，容易感染呼吸道疾病。饭前喝过多酸奶易出现饱胀感，影响食欲。

误区六：餐前吃水果好

孩子餐前吃水果，会有饱胀感，影响正常饮食，餐后吃水果，水果与食物混合后有利于胃肠消化吸收，还可清洁口腔。

饮食小口诀

孩儿脾胃弱，食之肉蛋奶，多则伤脾胃；

孩儿生长快，五谷杂粮养，多则也无害；

水果饭后添，纠正味其偏，食之助消化；

酸奶都说好，多食并无益，脾胃功能乱；

稀饭少加碱，煮煮饭更烂，食之易消化；

两餐间不增，饭后走一走，临卧不添奶；

食谱要广点，啥都要吃点，吃啥不要偏。

2.2 问睡眠

睡眠是一个重要的生理过程，小儿尤其重要。良好的睡眠促进孩子的生长发育，消除疲劳，恢复精力，调节情绪，储存能量；良好的睡眠还有助于提高机体的免疫力、增强机体的抵抗力；良好的睡眠还能促进智力发育。所以，要使宝宝长得高、长得快，需要充足又有质量的睡眠。学龄儿童若不能获得足够的睡眠，会影响智力发育，易造成情绪、行为、注意力等方面的问题。总而言之，睡眠对孩子的健康十分重要！

《儿科要略》曰：小儿宜使其有早起早眠之习惯，若未满二岁以上者，则日间宜使睡眠一次，俾其精神有充分之休养。

小儿宜背暖腹暖，头凉手足凉，然脑后风府足下涌泉，亦忌睡卧当风，任意招寒。

小儿当盛暑之时，最宜与大人分睡，睡熟之时，切忌对之挥扇，免致侵袭风寒。

小儿当严寒之时，最宜为自然之暖，切忌熏火，免致燥火之疾。

2.2.1 问睡眠的重要性

> **宝宝妈：**
>
> 睡觉跟孩子的健康有关系吗？
>
> 睡眠有哪些好处呢？

侯大夫：

睡眠对孩子有四大作用：一是促进智力发育；二是促进生长；三是睡眠有储能作用，即储备能量供人体完成白天的运动；四是睡眠对情绪也有很大的影响。

小婴儿也好，大孩子也好，如果缺乏睡眠或睡眠质量不高，会出现易怒、烦躁等。睡眠若出现多梦、过度不安现象，多提示睡眠质量问题。总之，宝宝要想长得好，睡眠质量和数量都重要！

> **宝宝妈：**
>
> 我的孩子现在1岁了，晚上吃过饭，喜欢看会儿动画片，越看越入迷，好久都不入睡，每天早上起床都需要很费劲地叫醒，白天又容易无缘无故哭闹，怎么哄都不好，难道宝宝是因为没有睡好吗？

侯大夫：

你说得对，宝宝就是因为没有睡好！宝宝刚出生的时候几乎都处于睡眠状态，除了吃就是睡，因为充足的睡眠有储能作用，对情绪也有很大的影响。小婴儿也好，大孩子也好，如果缺乏睡眠或睡眠质量不高，会有易怒、烦躁、行为障碍、记忆力减退、运动能力降低等情况，还容易发生意外伤害。为保证宝宝睡眠，晚上睡觉前应避免孩子过于兴奋，如看电视、玩游戏等运动。

2.2.2　问睡眠时间

宝宝妈：

我家宝宝就相反，小宝特别爱睡觉，吃完饭就说妈妈困，想睡觉，几乎每次坐车外出，宝宝都会睡着。宝宝背书的时候，一会就趴着睡着了，小儿睡多长时间比较合适呢？怎么会这么爱睡？

侯大夫：

肥胖的小儿就容易多睡，中医认为湿盛易阻遏气机，容易疲乏、困倦、无力，你说的情况跟孩子的体质有关，如果孩子明显易困易睡，需要调理一下身体。睡眠过多或过少都不好，孩子每天的睡眠时间有个体的差异。

正常小儿每天所需的睡眠时间如下：初生～6个月，16～20小时；6个月～2岁，13～15小时；2岁以后，10～12小时。睡眠过长过短都不利于孩子的生长发育，如很多消瘦的孩子睡眠少些或质量差，肥胖的则多些。

时间的分布：小些的孩子睡眠次数多些，一天可以睡很多次，这个也没有严格的限制；稍大些的孩子应每天有一个短睡眠和一个长睡眠，中午和晚上，按时按点，养成良好的睡眠习惯。

2.2.3　问睡眠环境

宝宝妈：

穿睡袋盖小被子热，不穿睡袋盖大被子也热，热了出汗就乱爬。不穿睡袋盖小被子会冷，着凉后又感冒。现在的空气很干燥，我都睡得嗓子疼，不知道宝宝受了受不了？怎么做才合适呢？

侯大夫：

睡眠中的小要求：①环境温度18～22℃，适度安静，光照不要太强，空气清新、不太潮湿，冬天尤其用暖气的时候，空气太过干燥，我们可以在屋子里搭湿衣服，拖拖地，保持屋内的湿度。②睡具——衣被适宜，不要穿衣太多，衣被的厚度保证手暖足暖，手可以露出被褥外，注意腹部保暖，身上不出汗为宜。

提醒大家一点，枕头不要太高，枕头旁边不要放置玩具，几个月的孩子枕头不要软——有利于保持良好的头形，常睡摇篮会使脊柱变形，还有尽量让孩子学会独立睡眠。另外，防范睡眠中的意外事故，比如衣被过厚、温度过高、大量出汗、脱水死亡的事件，新生儿被压迫、掉床、睡床脱手等意外事件，应避免蚊虫、家畜（如狗、猫等）伤害。

2.2.4 问头形养成

宝宝妈：

小宝宝出生之后，怎样睡觉可以养成"漂亮"的头形呢？

侯大夫：

对于6个月以下的孩子来说，睡觉时头部周围不要摆放东西，尽量选用又低又硬的枕头，除了能保持头形之外，还能避免孩子枕得太高，喉咙里有痰液咳不出来等情况出现。推荐一个小儿枕头DIY的方法：找一本不太厚的书，用柔软的毛巾包起来就OK了！

2.2.5 问空调如何用

宝宝妈：

冬天怕冷，有暖气，怕上火，生内热；夏天怕热，又怕空调受凉，空调、暖气咋用才正确？

侯大夫：

冬天要适当耐寒，夏天要适当耐热，所以使用的时候室温都是以机体舒适度为宜。

·使用暖气、空调控制在合适的人体适应温度。室内与室外温差不可过大，睡时以覆盖单被为宜，注意腹部保暖。

·注意屋内合适的湿度，空气湿润，但不可过于潮湿。

·忌剧烈运动之后、饭后、大汗之时吹空调，此时人体毛孔大开，空调之寒邪易侵袭人体，容易患感冒。应在汗落之后使用，且空调温度由高逐渐调至合适温度。

·避免空调吹风口直接吹向人身体，应该限制空调吹风时间，不可时间过长。

·从暖气、空调屋出来之后，应适应下周围环境，避免因温差过大，导致外感病。

2.2.6 问孩子睡觉时的伴随症状

宝宝妈：

女宝宝 2 岁零 2 个月，孩子晚上睡觉不踏实，经常翻来覆去，容易蹬被子，怎么办？

侯大夫：

"胃不和则卧不安"，夜眠不安多是肠胃有积滞，肉、鱼、虾、蛋、奶适量，特别是晚上临睡前应少吃或吃些容易消化吸收的食物。积食严重者可服些肥儿丸、化积口服液、小儿消积口服液等，帮助孩子清扫一下肠道垃圾。

宝宝妈：

男宝宝，4 岁零 1 个月，孩子总是胆小，晚上不敢一个人睡，怎么办？

侯大夫：

这种情况应逐步锻炼，不溺爱孩子，让其独立完成自己的生活。平时让孩子参与一些偏于外向的运动，或者报个武术、舞蹈、散打班等，多多增强其自信。生活中有意识让其独立办事，比如排队买票、门口买个生活用品。当孩子独立完成时，应该多给予孩子鼓励，这样可使其更积极于独立做事，逐步改掉胆小、不敢自己做事的心理。

宝宝妈：

我们睡觉老出汗，刚入睡就出汗，浑身都湿了，从小睡觉就爱翻腾，床上转来转去的，是缺钙吗？

侯大夫：

出汗，有时是属于正常的，但是多汗的情况是不正常的，影响机体的抵抗力，更容易受外感邪气而生病，多汗不可都责之于缺钙。一般责之于内热过大、积食、体质虚弱、久病大病之后。

肌肤起到防御外邪的屏障功能，经常出汗的孩子需要调理固表，以防出汗多而经常感冒。

宝宝妈：

宝宝睡觉的时候为什么腿一蹬一蹬的，睡着睡着就哭起来了？

侯大夫：

这属于惊战，偶尔出现属正常的范畴，但是频繁出现一般责之于积滞、惊吓、多梦，如果发热的孩子出现惊战，要警惕高热惊厥。

宝宝妈：

孩子睡觉有时候会磨牙，不是很经常，正常吗？

侯大夫：

磨牙，偶有出现属正常，过度、经常磨牙则责之于积食。还可能跟肠道有寄生虫相关。

孩子睡觉爱做梦，会突然大哭，有时候还说梦话，那个小脑袋不知道在想些什么？

侯大夫：

这些属于多梦，多由于白天精神刺激过度、劳累过度，晚上神不能安导致。所以，白天不要过度刺激孩子。

宝宝妈：

能不能明确建议一下，孩子晚饭和睡觉应该隔几小时？

晚饭几点吃合适？有哪些注意事项呢？

侯大夫：

不宜餐后马上睡，吃饭到睡觉需要至少隔2小时，晚饭尽量不宜吃过饱。

温馨提示：不宜情绪激动后睡；不宜过度疲劳后睡；注意避免尿不湿、尿垫的不良刺激；避免睡眠打骂等突然的心理不良刺激；避免周围玩具以及光照对孩子视力的影响。

宝宝妈：

宝宝总喜欢趴着睡觉，听人说这种姿势会压迫心肺，甚至容易窒息，我帮他纠正了好多次都没有效果。我在网上查过，趴着睡不是好习惯。

侯大夫：

从孩子睡觉的情况的确能看出一些问题，但没有必要将每种睡姿都"上纲上线"。网上的东西看看就行了，如果一一照着做，除了让家长紧张之外，并没有太大的实际意义。孩子睡姿要顺其自然，即使是大人，睡觉的姿势也不是固定不变的，那又何必强求孩子按照一种姿势睡呢？俗话说，孩子的睡眠是"猫一天，狗一天"，本来就不规律。所以，小儿喜欢侧卧、仰卧，甚至喜欢趴着睡觉都不用刻意纠正。如果睡着睡着感觉不舒服，孩子自己就会下意识扭动身子调整。

宝宝妈：

　　朋友都说"我家有个夜哭郎"，孩子睡觉一点都不老实，总是180°大翻身，并且还总是哭。这样还正常吗？

侯大夫：

　　这样属于不正常。虽然孩子以何种姿势入睡都行，但如果孩子频繁变换体位，或伴有踢被子、在床上翻转、一惊一乍、夜哭、盗汗、小手乱抓等情况，说明孩子睡得不舒服，这时，家长就该找原因了。中医讲"胃不和则卧不安"，意思是说，肠胃有毛病，会引起心神不宁，导致失眠。临床上发现很多孩子夜里睡不安稳与胃肠功能紊乱有关。

宝宝妈：

　　不可能所有孩子睡不安稳都是胃肠不好吧？

侯大夫：

　　当然不是，孩子睡不好，不外乎几种原因，生病、过热或过冷、肠胃不好、皮肤痒等，肠胃不好占的比例比较大。

　　遇到这种情况，在排除孩子生病的前提下，家长首先要摸摸孩子的手心和后背，如果手心热、后背不出汗，说明温度刚刚好，否则就要适度增减衣服或被褥；其次，家长可以观察一下孩子的肛门和粪便，看有没有白色的蛲虫，排除蛲虫病的可能；最后，家长须谨记"先饮食调节，再考虑用药"，调整饮食习惯是最基本的，如果孩子积食严重，可先服用一些乳酸菌、四磨汤等。

> **宝宝妈：**
>
> 　　牛奶可以安神，喝奶会不会帮助孩子睡眠？现在孩子睡觉前一直要喝奶，不喝奶不睡觉。怎么办？

侯大夫：

　　很多家长让孩子晚上吃很多东西，为了睡眠，还让孩子临睡前喝牛奶，这都是不好的习惯。人在晚上要睡觉，胃也要睡觉！如果晚上吃太多不易消化的食物，或者临睡前喝牛奶，就会造成"人睡了，胃没有睡"的局面，胃当然不高兴啊，它在继续辛勤工作的过程中就会扰乱人的正常休息。孩子的晚餐要以清淡易消化为主，睡前2小时内不要吃任何东西。

　　"睡眠"总结

　　一是环境，冬季睡眠温度以18～22℃较为适宜，环境安静、光照不要强、不太潮湿。

　　二是睡具，衣被适宜，不要穿衣太多，但要注意腰部保暖。枕头不要太高，枕头旁边不要放置玩具。几个月的孩子枕头不要太软，以利于保持良好的头形；不要常睡摇篮，以免脊柱变形。

　　三是应尽早养成孩子独立睡眠的习惯，同时要防范睡眠中的意外。新生儿如果衣被过厚，温度过高，大量出汗，易致孩子脱水。

　　另外，要提防大人睡眠中不慎压住孩子，也要防止掉床。

2.3　问运动玩耍（户外、室内运动）

　　运动可以使宝宝"四肢更发达、头脑更聪明"。宝宝成长离不开运动，运动赋予宝宝健康的身体，提高宝宝身体素质。运动能强化骨骼，有助于关节发育；促进宝宝大脑发育；提高宝宝身体调节能力，肢体平衡、反应与灵敏度；有助于孩子心理健康发展，使宝宝更自信、更独立、更易沟通交流。

通常的运动有室内及室外运动，建议家长们多带孩子接触自然环境，让宝宝更从容地适应社会生存，边玩边学，玩中学知识，玩中长出好身体。

解密婴儿运动发育规律

大运动口诀：

二月抬、四月翻、六月坐、八月爬、十月站、周岁走、二岁跑、三岁独足跳。

精细运动口诀：

三月玩手、五月抓手、七月换手、九月对指、一岁乱画、二岁折纸、三岁搭桥。

个人—社会认知能力口诀：二月笑、六月认生、九月做再见、一岁示需要、二岁做游戏、三岁会穿衣。

2.3.1 问运动玩耍的好处

宝宝爸：

我家孩子上一年级了，一般不爱跟别的小朋友一起玩，总爱自己在家看电视、玩电脑之类的，媳妇还说孩子这样挺好的。这样真的好吗？

侯大夫：

这样很不好，"动作是智力大厦的砖瓦"，建议大家多带孩子做一些户外运动，把孩子带入自然界中，欣赏风景，接触自然，陶冶孩子的情操，锻炼孩子的体能，学习探索自然界的知识，会刺激孩子去探究更多自然的奥秘。让孩子接触大自然，让孩子动起来，会扩大孩子的知识面。户外运动还可以激发孩子对生活的热情，让孩子产生疑问，家长在解答这些问题的时候，不但可以让孩子懂得更多的生活知识，还能让家长和孩子更好地沟通交流。经常户外运动，可以让孩子的想象力更丰富，对自然、对生命的感悟更多，使他们的世界充满色彩，而不是只有电脑游戏。

宝宝妈：

　　我家宝宝今年 3 岁了，爷爷奶奶对孩子的疼爱可以理解，老人认为现在孩子小，抵抗能力差，经常出去容易生病，就不让孩子出门。

侯大夫：

　　孩子因为怕生病，就不到户外运动，成为"温室花朵"，失去了锻炼机会，免疫功能得不到锻炼，就无法提高抗病能力。缺乏运动刺激，还会导致他对运动持消极态度，从而对生活缺乏激情。我们养孩子，应该多"放养"，多让孩子"经风见雨"。宝宝只有摔倒了，才知道走路要小心；宝宝只有经常自己走路，才知道走到路中间是会妨碍到别人，并且是危险的。

2.3.2　问运动玩耍注意事项

宝宝妈：

　　现在天热，想早晚带宝宝户外运动，有哪些适合宝宝的运动？天气热的时候运动需要注意些什么？天气冷的时候注意什么呢？

侯大夫：

　　可以带宝宝做做亲子游戏，或传统的小游戏。运动可以增强孩子的身体抵抗力，天气热的时候孩子运动后出汗比较多，我们应该注意运动后如何补充孩子的水分，让孩子运动后及时饮水，以温水为要，切记不可直接冷饮，那会伤及孩子的脾胃。天气冷的时候运动注意"保暖"，运动后出汗最易受凉，运动前及时减衣，运动后及时加衣，适当饮温水。

宝宝妈：

　　我家宝宝 4 岁了，现在每天晚上我们一家人都会去楼下锻炼，每次回来宝宝都热得出一身的汗，回家就要吹空调，这样会不会不好呀？

侯大夫：

孩子运动后，进入的环境，应避免温差过大，否则容易导致感冒、咳嗽等。运动后休息一下，适应一下环境，等汗落之后才可以用空调。本来运动是件有益健康的好事，但是错误的行为却会引来疾病。

宝宝妈：

儿童运动有什么禁忌吗？哪些运动适合儿童做？哪些不适合？

侯大夫：

并不是所有的运动都适合儿童。适宜儿童的运动：①长跑：有助于生长发育；②立正：矫正腿形；③乒乓球：预防近视；④弹跳：激发大脑的活力；⑤游泳：提高呼吸功能。建议带孩子多做一些古代传统游戏，比如踢沙包等。

不适宜儿童的运动：①扳手腕：影响腕骨发育；②蛙跳：膝关节半月板损伤等。

建议大家多做传统游戏，传统游戏是在自然演变过程中形成的，更加利于孩子的身心成长，又能增加群体意识等。

宝宝妈：

我的女儿10个月了，但是一天到晚除了睡觉的时间，其余的时候特别活跃，爱动，老爱跳啊跳的，这属不属于运动过量啊？

侯大夫：

孩子属于"纯阳"之体，爱动，但是活蹦乱跳不等同于运动，疯玩疯闹也不是运动，家长应该多带宝宝做一些锻炼机体的运动，并在运动中学习一些知识，比如半小时以上的游泳，半小时以上的跑步，半小时以上的跳绳，时间达标，运动才可以奏效。

我家宝宝4岁了，宝宝最近很喜欢运动，经常跟老公一起出去运动，但是我觉得宝宝挺累的，会不会太累了影响长个子呀？

侯大夫：

宝宝运动适度很重要，少运动容易导致肌肉力量差，精神不集中，影响身体健康。但是过度运动，会导致宝宝过于疲劳，同样会影响宝宝的生长发育。宝宝运动要遵循时间短、间隙多、低强度、少力量、耐力小的原则。

宝宝妈：

我家孩子特别喜欢运动，想问一下孩子运动时有哪些注意事项呢？

侯大夫：

首先检查运动的场地、设施与宝宝的着装。先排除运动场地上的尖锐物等不安全因素。查看一下运动设施是否定期检修，避免发生意外。

宝宝衣装要轻便、舒适，避免过多、过厚的衣服限制宝宝运动，宝宝也不宜穿过硬、过厚的皮鞋，以免扭伤、摔倒。观察、了解宝宝的运动状况，运动量适宜时，宝宝面色红润，汗量不多，呼吸中速稍快，动作不失常态，情绪愉快，注意力集中。反之，宝宝运动后脸色苍白，汗量很多，出现一副很疲劳的样子，表明运动量过大，应适当减少。

加强宝宝运动时的护理，如在宝宝运动时可根据运动项目给予指导，告诉宝宝注意事项，同时也要及时给宝宝穿衣、擦汗。对于出汗量大和体弱的宝宝，运动时可给他们背后垫一块吸汗巾，以便于汗水的吸收，避免运动后着凉。

运动会导致出汗丢失津液，运动后一定要记得补充水分。

宝宝马上就要满 1 岁了，我想了解一下快 1 岁的孩子，他的运动机能怎样？什么时候可以独立行走呢？

侯大夫：

在宝宝 9 ~ 12 个月当中，能借助东西站起来的宝宝不久后就可以跨出步伐，起初只要一离手，就会一屁股坐下来。渐渐地，在你的引导下，宝宝的足部会变得有力，到了 11 个月左右，即使放开手，也能站立两三秒，这就是独自站立的开始，这也有个人差异，有些宝宝一站起来就立即跨出两三步，有些则迟迟不敢跨出步伐。但是只要牵住他的双手，就会向前迈出，也可以推着步行车向前走动。宝宝可以一手支撑东西走路，一手把持玩具，如果丢球给他，他也会灵巧地丢回。

什么是运动发育迟缓呢？有什么信号吗？

侯大夫：

运动发育迟缓指的是小儿运动发育比正常同龄儿童较为落后。比如：

· 婴儿身体发软，运动明显减少，这是肌肉张力低下的表现，在婴儿 1 个月时期表现为多；身体发硬，即是肌肉张力亢进的表现。

· 反应迟钝，大多表现在听力以及视力上面。

· 头围异常。头围是脑发育的形态指标，脑损伤婴儿往往会出现头围异常的现象。

· 体重增加不良，进食减少，哺乳无力。

· 固定姿势，大多是由于脑损伤导致肌肉张力异常所导致。比如弓角反张、蛙位、倒 U 字姿势等。

·不笑。3 个月婴儿正常会开始微笑现象，运动迟缓则会不笑或者推迟发笑时间。

·小手紧握，时常握拳不能张开，或拇指内收，尤其是一侧上肢存在不能伸手抓物。

·身体扭转。3 ~ 4 个月的婴儿出现身体扭转现象，往往提示锥体外系损伤。

·头不稳定，如 4 个月大婴儿坐立时头部无法竖直或者不能抬头。

宝宝妈：

刚满 6 个月的宝宝可不可以坐学步车学走路？

侯大夫：

孩子的生长不可"拔苗助长"，提前让孩子学习走步很容易导致孩子 O 形腿。6 个月的孩子刚开始学会坐，应该在 1 岁左右练习孩子走步，而且刚学会走步的时候应该控制孩子走步的路程、时间，防止过度用腿。孩子独立走步的时候难免会摔倒，我们应避免意外伤害，家长看护让孩子远离尖锐物品。若孩子出现摔倒时，适当鼓励安慰。学习走步也不能过晚，过晚会影响孩子的整体发育。

《儿科要略》曰：通常小儿一岁以后，渐能行动，并学言语，是为入于孩童之时期。

小儿宜使其有运动之兴趣，视其体部何者发达不足，即以运动补救之（运动时间过长，及携过重之物，赛过急之跑，剧烈运动，跳高跳远，均所不宜）。

2.3.3 问电视、电脑等电子产品应用

宝宝妈：

我儿子快 3 岁半了，最近这段时间我发现孩子迷上了打电子游戏，而且玩起来没个够，这对视力有影响吗？

侯大夫：

对视力肯定是影响的，调查显示：孩子的近视越来越多、越来越重，跟经常玩电子产品密切相关。所以家长在刚开始的时候就应该避免宝宝的"电瘾"，可以观看一些适合宝宝教育的动画片、一些认识世界的娱乐节目，这个过程最好是定点、定时，到点了就果断不让看了。

> **宝宝妈：**
>
> 我的孩子很痴迷于电视和电脑，玩起游戏来昏天黑地的，饭都忘了吃。家长怎么做才能让孩子疏远电视和游戏呢？

侯大夫：

父母的习惯影响孩子的习惯，要想杜绝孩子看电视，其实最好的办法是家长以身作则，自己也不要看电视，行动胜于言教。我们很多家长一吃完饭就喜欢坐到电视机前，工作一天很辛苦，晚上看电视可以放松放松。殊不知，家长的生活习惯对孩子来说是一种"规则标杆"，如果他们总看到父母坐在电视机前，自然就会跟着模仿，于是他们也就像父母一样沉迷于电视了。

2.3.4　问儿童游戏

> **宝宝妈：**
>
> 能不能推荐几个和孩子一起玩的趣味游戏啊？

侯大夫：

教孩子一些日常技巧：这些技巧包括让孩子挥挥手表示"再见"，和他击掌表示庆祝，或者和他玩"给我们看看你的鞋子"之类的游戏。帮助他用这些技巧和他人打交道。

给孩子不同布料玩：说说每种布料不同的手感。分别用透明的和不透明的布料玩躲猫猫。将一条围巾或一块洗碗布塞进一个空纸巾盒里，让孩子试着将它们拽出来。给孩子喜欢拿、摸和睡在上面的毯子或者布料取个特别的名字。

让孩子做一些有一定难度的搬空和填满玩具的游戏：比如，让他将小玩具和木衣夹放进一个箱子或一个塑料盒子里。当他能够熟练地从箱子里取和放玩具时，换一个窄颈的或者是有盖的容器，当然，那个盖子是他能够拿掉的。也可以给孩子增加难度，比如用纱线串一串木珠，或者做一串塑料链扣，让孩子将木珠串或链扣串放进一个窄颈的容器内，或者从卷筒芯中通过，然后再把它们拉出来。告诉孩子他将物品放进容器和从容器中取出的不同办法。

为孩子准备一些障碍课程：让孩子从枕头上面翻过去，让他钻矮桌或管道，准备一些家具让他拉，或沿着家具绕圈，准备一些障碍让他绕过去。沿途准备一些惊喜：将玩具放在他可以拿到的地方，在橱柜门后面放上一张图片，或者把一本他喜欢的书藏在小地毯下面并露出一角。记得用言语鼓励孩子进行探险并描述他所进行的动作，可以用"上面""下面""翻过去"和"穿过去"等词。

让孩子体验使用不同的工具产生的效果：比如舀水、洒水、搅水、倒水、吹泡泡和玩沙子。可以在泳池、浴盆里进行，也可以用玩沙子的杯子、碗、筛子、小洒水壶、长柄勺、海绵和馅饼盘来让孩子进行不同的动作体验。告诉他用这些工具能做的所有动作。

宝宝妈：

大夫，什么是感统训练？

侯大夫：

就是锻炼孩子的协调能力，是指全身各个部位能相互配合完成特定动作。

宝宝妈：

可以做哪些游戏锻炼孩子的感统能力？

侯大夫：

跑步刹车：目的在于使宝宝在跑步过程中能控制自己的身体平衡。父母站在孩子对面，逗引孩子跑向自己，但孩子容易摔倒，不容易维持稳定，这需要父母合作，当孩子快跑到面前时，赶快抱住他。

学踢足球：目的在于培养孩子脚与身体其他部位的协调。先朝一个大目标踢球，比如把球踢到墙上。时间长了，再跑动踢球。把球慢慢滚着，让宝宝从远处跑着把这个球踢给爸爸或妈妈。

开倒车，目的在于让宝宝的脚与手协调发展：在宝宝面前放一个拖动式的玩具，如拖拉小鸭等，让宝宝看着玩具拉动，这样就必须后退才行。多练习，宝宝就能开倒车，学会倒着走路了。

更上一层楼：目的是培养宝宝的手脚协调能力。把宝宝喜欢的玩具放在他不能轻易够着的地方，鼓励他自己想办法去取，宝宝很愿意做这些富有挑战性的运动，他会想尽一切办法登高取玩具。首先，他会去找小凳子，自己扶着凳子爬到桌子上，然后取下玩具。这种方法对锻炼宝宝的体质很有好处，但大人一定要注意宝宝的安全。

抛气球：目的在于锻炼宝宝的手、眼和四肢的协调。让宝宝将充满普通空气的大气球向上抛，当球快落到头上时，用头、用手或者用身体其他部位向上顶气球，使气球不着地。

开飞机：锻炼宝宝的身体平衡能力。让孩子两臂侧平举做飞机的翅膀，在地上小跑，时而直起，时而弯腰，像飞机一样下降俯冲。

过小河：也是增强孩子的身体平衡能力。用粉笔在地上画两条线当小河，在"河"里画些大小不一的圆圈当石头，告诉孩子要踩着石头过河，当心掉进"河"里。

金鸡独立：目的在于锻炼孩子单足站立的稳定性。宝宝和妈妈对面站着，妈妈牵着宝宝的双手，妈妈提起右脚，宝宝也跟着妈妈提起右脚后稳稳站住。这种金鸡独立的锻炼方式有助于增加孩子左右脚的耐力和协调全身平衡，为今后的舞蹈练习做好准备。

2.3.5　问婴童之教育

俗话说"三岁看大，七岁看老"，一个人的品质和性格在幼儿时期就已经形成了。同样英国有句谚语：行动养成习惯，习惯形成性格，性格决定命运。深刻地揭示了好习惯对人一生的重大影响。对于一个初生的婴儿来说，这个世界是一张白纸，你在上面画什么就是什么，什么都是新的，容易受到影响。而在幼儿心智尚未成熟之际，通过习惯的培养，将行为内化为孩子的品质。如孔子曰："少成若天性，习惯如自然。"

《儿科要略》：小儿之规矩礼貌，最宜时令习练，使养成良好之习惯，俾终身由之而不自觉。

通常小儿一岁以后，渐能行动，并学言语，是为入于孩童之时期。此时小儿知识渐开，导之习于善则善，导之习于恶则恶，浸假日久，习性养成，往往终其身有不能改者，譬如白布一匹，染黑即黑，染红即红，正圣凡之起点，贤不肖之所自判也。故孩童之时期，务使耳沾目染，尽为家庭所可矜式者，切勿予以不良之环境，而误其毕生之光荣。再如身体方面，亦须养成其健全之体格，弗使弯腰曲背，欹形偏颇，此皆父母扶养应担之义务，亦国家保护儿童之责任，卫生当局与医生，同宜注重者也。

3　问教育

3.1　问早教

宝宝妈：

1岁的宝宝需要早教吗？孩子什么时候开始早教？应该如何早教？

侯大夫：

早教是 0～6 岁宝宝教育的统称。0～3 岁是黄金时期，也是开发智力最好的时间段，3～6 岁是早教完善时期，还是很有科学依据的。

通常说的 3 岁定终身，其实说的就是宝宝性格的形成基本是 3 岁以前的各种影响和接受的事物确定的。1 岁的宝宝逐渐有了独立的思想和意愿，对 1 岁宝宝进行早教，首先要做的就是了解宝宝此时的身体、心理发展规律，比如，纠正孩子性格的偏差，培养孩子的自信心等。

宝宝妈：

3 岁的宝宝最近进入了叛逆期，只要有老人在就朝我们乱发脾气，似乎仗着有他们撑腰。如何纠正呢？

侯大夫：

2～3 岁开始进入第一个叛逆期，孩子的自我意识开始萌芽、增强，不满足的情况发生，孩子开始出现发脾气，那么就应该理解为一种自我控制能力的缺乏。他的愤怒经常和他被剥夺的权利联系在一起：您拒绝他的愿望或者没收了他的物品。先进行心理教育，减少哭闹、耍赖的行为，制止其乱发脾气；如果沟通不行，就使用"暴力"教育，让孩子知道错误。

宝宝妈：

父母想把孩子教育好，应该注意什么？

侯大夫：

父母教育孩子，最重要的是教育之前先建立良好关系。对于孩子来说，父母的陪伴比什么都重要，关系先于教育，关系大于教育，良好的家庭氛围才是教育能够成功的前提。如果亲子关系不好，孩子表面服从，内心却朝相反的方向使劲，再好的教育也是事倍功半。有父母的陪伴、有良好的家庭关系，孩子并不需要什么教育，很多能力在一种亲情的温暖中自然形成。

宝宝妈：

老人在家特别容易宠坏孩子，你一批评孩子，老人就抱过来哄。怎么处理呢？

侯大夫：

隔代教育需要"扬长避短"，老人也是为了孩子好。要发挥爷爷奶奶带孩子的优势，让祖辈父辈协作共赢，需要两代家长的共同努力。祖辈与父辈在教育孩子的问题上应当多沟通，相互学习，取长补短。共同参与到孩子的生活中，不仅可以帮助老人分享生活快乐，也可以帮助年轻人减轻生活的负担。

宝宝妈：

男孩、女孩在教育方面有什么区别吗？

侯大夫：

有区别，男孩和女孩从生理到大脑的发育就有很大不同，所以教育也不同，不管男孩还是女孩首先都应该让他/她多接触同类人，不要造成性别角色错乱。男孩要注意培养他的阳光、自信、勇敢，父母不压抑男孩的好动、好斗，男孩的天性正是如此；对他的"破坏"要加以适当引导，让男孩把创新、探索、冒险能力都用于正途。女孩子要注重的是她外在的气质和内在的自信、自尊、自爱的培养。

宝宝妈：

既然好习惯很重要，那么怎样给孩子养成良好的习惯呢？

侯大夫：

好习惯要从小开始培养。孩子好习惯包括良好的卫生习惯、饮食习惯、睡眠起居习惯、与个人生活有关的行为习惯等。（参考"问行为习惯"）

具体来说早睡早起，生活有规律；吃饭不挑食，不过分注重口感；自己叠被子，打扫房间，洗自己的袜子，整理自己的学习用品；以及养成读书的习惯。

另外还有一些做人、做事的习惯也很重要，孔子提出的"仁、义、礼"是做人的基本道德标准，善良宽容；哪些当做就做，哪些不该做就不做；尊卑长幼有序，处事有规。这些都要从日常小事开始，比如，教会他见到熟人时主动打招呼，吃饭时长辈优先等。随着社会的发展，也要培养孩子从小树立环保意识，不浪费纸张、水，培养孩子穿衣不追名牌，一点一滴地从生活中逐渐养成好的生活习惯。

宝宝妈：

孩子的成长过程难免要犯错误，您说，该怎样对待孩子犯错呢？

侯大夫：

不要害怕孩子犯错，要让孩子在合适的时间犯合适的错误，并加以合适的引导，把错误变成良好的教育契机。每个年龄的孩子必须被允许犯那个年龄可以犯的错误，孩子是在错误中成长的。但关键的问题是，孩子犯了错误之后家长的态度，既不应该包庇纵容，也不应该一味批评、责罚，要用恰当的方式让他有勇气承认错误，改正错误。比如：我看过一个文章，作者小学时把同学的头打破了，妈妈带着他和那个同学一块儿去医院处理伤口，打破伤风针，扶着同学回家。然后要他每天接同学上学、陪同学回家，直到1周后同学拆了纱布、伤口长好，同时，还被罚3个月零花钱。经过那件事情，虽然家长并没有骂他、打他，但是他再也不敢跟人打架了，因为还要付出很多代价。所以家长要以宽广的胸怀去包容孩子了，允许他犯他这个年龄会犯的错误，通过合适的方式让他为自己的错误承担责任。

作为父母，在教育上我们该注意些什么呢？

侯大夫：

作为父母，要想教育好孩子，就要自己不断学习，不断成长，因为父母的言传身教是最好的教育。父母的一举一动，甚至细小的行为，都可能对子女产生深刻的影响。事实上，很多父母在教子方面进入一个误区，就是重于言传，不去身教，只要求孩子怎样，却一点不懂得自律。

父母是孩子的第一任老师，也是孩子的终生老师，孩子在很多方面会向父母看齐，所以父母一定要严格要求自己，身体力行，努力给孩子做一个好榜样。可在现实生活中，我们经常发现，一些父母说是说，做是做，言行不一，一边要求孩子学会尊重长辈，自己却不善待公婆；一边要求孩子好好学习，自己却在看电视、打麻将。父母要改变孩子，首先就得改变自己。不要总是把眼光盯在孩子身上，找孩子毛病，而应该经常检讨自己，在自己身上找根源。

父母应该树立终生学习的观念。无论你是什么身份，都要自觉地持续不断地学习，学会和孩子一起成长。比如：我在医院遇到一位保洁阿姨，咨询我英语单词怎么发音，要教给她上小学的孙子，我很是感动，教给她一个英语APP，通过学习APP运用可以查阅很多英语单词，甚至去翻译英语句子。阿姨很认真地学习，我相信她一定能教出优秀的孙子。

宝宝妈：

我的孩子总是跟奶奶待在家里，即使我有时带他出去，他也总是围在我身边，好像不知道怎么和别的小朋友相处，该怎么办？

侯大夫：

培养孩子与人的交往能力，对孩子将来适应社会很重要。荀子曰："人之生也，不能无群。"

孩子出生之后，对整个世界都是陌生的，最先熟悉的就是自己的父母，与父母的相处是他进入社会后人际交往的基础。作为孩子的启蒙老师，父母有必要让孩子去渐渐学会如何与人相处，走出对父母的依赖，独立去进行交际。

合作和分享：首先要让孩子明确与人合作的重要性。在日常生活中，许多事情是靠他一个人的力量无法做到的，父母可以寻找并发现这样的事情，利用这种机会让孩子体验与人合作的重要性。并通过合作让孩子产生快乐的感受，进而促进孩子的合作意识和行为。

让孩子学会关爱他人、帮助他人：一个有关爱之心、懂得帮助他人的人，才能得到他人的帮助，才会有更多的朋友，才能获得更多的机会。父母要鼓励孩子参与意识和分享意识，使孩子对帮助别人产生兴趣，并且通过帮助别人得到一种满足。

让孩子融入集体运动中去：孩子如果长期与家长生活在一起，而缺乏与外界接触，特别是与同龄人接触较少，那么就很容易产生孤独感。要知道，孩子与孩子之间是最容易沟通的，同龄人在一起，即使打打闹闹，也会玩得好，学得好。通过融入集体、与别的孩子交往，还可开阔孩子的视野，增长知识和经验，使孩子树立健康的心态。

让孩子学会赞美和鼓励：赞美和鼓励是必不可缺的交际礼仪，赞美和鼓励能使别人获得自尊心和荣誉感的满足，同时增强双方的理解、信任和亲近感。如果想让孩子有赞美别人的习惯，父母首先要学会赞美孩子。

3.2 问幼儿园

幼儿园是孩子加入世界的起点。幼儿园有孩子同龄的伙伴，可以让孩子收获不同的体验；幼儿园也有专业的老师，可以让孩子快乐自由地探索自己、认识朋友、体验世界。

那么当我们家的宝贝从家里迈出第一步的时候，如何去适应他们的集体环境？我们可以做些什么？如何正确地去帮助我们的宝宝走向属于他的生活圈、朋友圈？

宝宝妈：

　　宝宝快要去上幼儿园了，见到过很多孩子去幼儿园不适应整天哭闹的，就担心宝宝，那么该给宝宝做哪些准备工作呢？

侯大夫：

　　进入幼儿园之前，首先是让孩子有心理上的准备：培养孩子对幼儿园、老师和小朋友的熟悉感与认同感。父母提前给孩子打打"预防针"，全家模仿幼儿园的游戏、上课情景，将幼儿园有趣的方面描述给孩子听，使孩子从内心向往幼儿园。

　　适应环境的准备：爸爸妈妈可以抽时间带宝宝到幼儿园附近或进园参观，让宝宝了解幼儿园周围的环境，有什么游戏运动，认识老师和小朋友，看看幼儿园里大型户外运动游戏的玩具，同时也要多让宝宝到家庭附近的社区或者公园玩。

　　自身能力培养的准备：让宝宝学会简单的生活技能，做力所能及的小事，是适应幼儿园集体生活的重要基础。比如自己用勺子吃饭、拿杯子喝水、洗手擦嘴、穿脱鞋袜及穿简单的衣服等，让孩子学会自己照顾自己的一点小能力。

　　作息准备：要帮助宝宝了解什么是作息制度，熟悉幼儿园的一日生活常规。爸爸妈妈可以在报名前后了解幼儿园的生活制度的内容，然后告诉宝宝每个时间段要做什么。在家中，爸爸妈妈可为宝宝制定一个科学的作息时间表。

　　必要的物质准备：提前准备入园的用品，与宝宝一同准备并告诉宝宝这些用品的名称和作用。选择一些穿脱方便又不妨碍运动的运动衣服、软底鞋，准备一个宝宝喜欢的小背包，放置孩子个人用品如小手巾、水壶等物品。

　　身体的准备：幼儿园属于集体环境，容易生病，所以进幼儿园之前需要保持一个良好的身体状态。让宝宝提前在家中适应并向往去幼儿园。

我家宝宝现在已经 4 岁了，可一直不爱上幼儿园，每天早上都要哭闹一番，怎么说也不听，那么这该怎么办啊？

侯大夫：

宝宝不愿意去幼儿园，要寻找是什么导致了孩子不愿意去学校，不喜欢上幼儿园。

·孩子是否在幼儿园没有得到老师足够的关注，缺乏自信心？

·孩子是不是因为在幼儿园与同伴的交流出现了问题，孩子不知道怎么去处理人际关系，因此不愿意上幼儿园？

·孩子是不是因为在幼儿园遇到什么困难解决不了？

您先找到孩子不想上幼儿园的根本原因，然后再给孩子讲道理，鼓励孩子去适应幼儿园环境。也要多与老师沟通，了解孩子的个性，不要给孩子提过高的要求，共同帮助孩子健康成长。

宝宝什么时候是上幼儿园的最佳时机，我一直以为如果家里没有人照看孩子就可以早些送到幼儿园去，不知道合不合适？

侯大夫：

宝宝上幼儿园最好的年龄是 3 周岁。不过也要根据宝宝自身的发育情况。如果宝宝 2 周岁发育很好，自己能表达大小便，身体体质也好，而且能完全表达自己想要做的事情（吃喝拉撒），妈妈实在是没有空带宝宝也可以送去幼儿园，送过去就完全适应了。但是如果宝宝很小，什么都不会，容易生病，就不宜过早去幼儿园，或者在去幼儿园之前可以调理一下身体，因为幼儿园里接触小孩多，更容易相互传染生病，所以去幼儿园要结合自己宝宝情况。

宝宝妈：

　　孩子上了一年幼儿园了，但是他经常生病，一生病就请假好久，我算了一下一年也没上多久，用不用再来一年呀？

侯大夫：

　　"入园生病"，其实是孩子不适应的一种表现。孩子经常生病，杜绝上幼儿园是错误的做法，家里的环境是无法代替幼儿园环境的，孩子需要适应集体环境，不仅是生活、心理上的需要，也是健康上的需要。与人接触少的宝宝未必就是健康的、有抵抗力的，适度地让孩子接触，反而对免疫系统有强化巩固作用。经常生小病的孩子依旧应该坚持送孩子去幼儿园，在疾病阶段可以在家稍休息几天，但是稳定了之后应该依然送孩子上学。只有适应了集体环境不生病，才可以得到真正的健康水平。一般幼儿园是让宝宝适应幼儿园的生活，没有必要非得再多读一年。

宝宝妈：

　　最近孩子班上好几个得肺炎的，还都住院了，怎么这么严重，是不是会传染呀？最近肺炎的孩子太多了，是不是不能让孩子去上学了呀？

侯大夫：

　　肺炎、感冒、咳嗽这些都容易感染，比如家里人感冒，也同样会感染给孩子，但是不能因为怕就不让孩子接触，比如饮水问题，我们可以去买更安全的水，但是对于空气质量不好，我们还能买吗？我们需要适应环境，适者生存。幼儿园的小朋友也一样，"适者生存"，应该努力调节宝宝的身体，让宝宝更强壮、更适应幼儿园生活。良好的空气、环境当然好了，可无法改变时我们只能让孩子选择适应，有时候"不干不净，吃了没病"也不是一点道理都没有的。

宝宝 3 岁了，宝宝幼儿园上有几个得红眼病的，宝宝上学没多久经常生病，现在又有这个情况，是不是不能让宝宝去上学了呀？

侯大夫：

对一些传染性疾病的应对：第一，感染的孩子最好回家隔离，不要再去上学了。比如结膜炎（红眼病），还有疱疹性咽峡炎、流行性腮腺炎、秋季腹泻、手足口病等。第二，没有生病的孩子提前预防，保证充足的睡眠，多饮水，饮食清淡，或者中药茶饮调理，及时防御，避免被传染。

宝宝妈：

我家孩子上幼儿园一个多月了，他现在有个很大的问题，他在学校里面不喝水，也不上厕所，大便也是回家上，怎么办呀？

侯大夫：

宝宝在学校不喝水，多是孩子在陌生的环境下不安引起的。孩子的独立性不够，在幼儿园不愿自己喝水，怕上厕所，自己不会脱裤子等。还可能就跟孩子平时的习惯有关。提醒宝宝多喝水，养成随渴随喝的习惯。所以，一定要在孩子有能力的时候培养孩子的独立生活技能，适应生活的能力。比如让孩子学会表达大小便，学会表达常见的不适，这样会让老师和家长及时知道，早期发现孩子的疾病前兆。另外，教会孩子玩耍时热了知道减衣服，冷了增衣服等。

4　问身高体重
....

孩子就是家里的宝，含在口里怕化了，捧在手里又怕摔了，他们的生长发育是家长很操心的一个事，大家都希望自己家孩子能吃好睡好长好。

体重和身高是很重要的两个指标，在孩子的生长过程中，体重是营养信号，能判断生长，指导临床用药，推测病情轻重和病程长短，而身高则能反映长期营养状况。那么如何通过身高体重判断孩子的营养状况呢？

4.1　问消瘦、身高不达标

宝宝妈：

　　侯大夫，我们家孩子一直很瘦，而且不长个，怎么办？

侯大夫：

　　孩子脾胃功能差，肠胃消化吸收不好，长时间下来营养物质不够就容易消瘦，身高不达标。此时应注重调理孩子的脾胃功能，养成良好的饮食习惯，而不是盲目给孩子补营养。等脾胃功能重新恢复后，身高、体重慢慢就会随之改善。（见"问饮食"）

4.2　问体重、身高的测量

宝宝妈：

　　侯大夫，您上次说让我们回家自己监测体重、身高，应该怎么监测啊？

侯大夫：

　　体重测量半个月或者一个月测一次都可以，不需要每天都测。每次称体重要用同一个秤，每次测量最好是清晨起床后上完厕所，没穿衣服时称重。如果影响孩子体重的因素太多，也可以尽量同等情况下连称体重3天，取个平均值，这样测量就会更准确些。

　　身高也是要用同一把尺子测量，注意脱鞋脱帽，挺胸抬头。取立正姿势，枕、背、臀、足跟均紧贴测量尺，记录头顶至足底的垂直长度。一般3岁以下的小孩采用仰卧位测量。立位与仰卧位测量值会有1～2厘米的误差，影响不大。

4.3 问肥胖问题

宝宝妈：

> 侯大夫，我们家孩子从小到大一直可胖，咋办？

侯大夫：

从小贪吃、饥饱无度等易导致肥胖。所以肥胖要尽量建立良好的饮食习惯，平时尽量在家吃饭，不能挑食，饮食要规律，不要贪吃；注意要多运动，释放孩子能量，但是运动的量要达到标准，可以陪着孩子跑步、跳绳等，既锻炼身体也可以增进关系。还可以给孩子报个游泳班、跆拳道班等运动项目，坚持让孩子运动一定时间，达到所需要的运动量。如果脾胃功能紊乱，吸收过度也会导致肥胖发生。孩子吃得太多，属于脾胃虚弱的表现，需要调理脾胃，并不是说能吃就是脾胃功能好。另外，肥胖对孩子有一定的心理影响。

宝宝爸：

> 正常的体重是怎么变化的呢？有标准吗？如何判断孩子发育是不是正常？

侯大夫：

一般来说，足月新生儿的体重在 2.5 ~ 4 千克，前半年平均每月增长约为 0.7 千克，后半年平均每月增长约 0.5 千克，1 周岁以后平均每年增加约 2 千克。体重除了受遗传、年龄、性别、居住环境的影响外，还与饮食、运动、疾病等有关。相比同年龄、同性别、同地域的正常孩子的均值来说，体重变化在 10% 以内，都不必惊慌，及时调整饮食并加强锻炼即可。

如果超重 20% 以上，就是肥胖儿；如果轻于 20%，即为消瘦儿，主要由于各种原因所致的过度消耗。短时内的体重骤减或骤增都是不正常的，要注意及时到医院就诊查明原因。若是疾病引起的过度肥胖或消瘦，得抓住根本，解决疾病困扰，体重自然会恢复正常。

4.4 问骨龄检查与生长激素

宝宝妈：

我们家孩子个子比同龄人低，需要给他测骨龄、用生长激素吗？

侯大夫：

不建议家长盲目去给孩子测骨龄。该项检查是存在辐射的。每个孩子生长发育期是不一样的，有的孩子早，有的孩子晚。而且，很多人认为生长激素是让孩子长高的主要方法，因此只要觉得孩子生长发育欠佳或营养不良就会到医院测骨龄，主动要求使用生长激素"催长"。但是生长激素有很多不良反应，易引发孩子体内激素、代谢紊乱等。应该让孩子养成良好的生活、运动习惯，摄取均衡的营养，良好的睡眠习惯，才是促进孩子长高的最佳方法。

4.5 问运动、步态异常

宝宝妈：

我最近发现我们家孩子走路跟其他孩子走路不太一样？

侯大夫：

如果孩子不吵着不舒服，建议动态观察。家长要注意不要过早让孩子走路，尽量少用学步车之类的助行器帮助孩子走路，不要拔苗助长，形成异常的行走模式。不会走路的孩子最好不要穿鞋。即使学会走路，在家里，只要不会对孩子的脚造成伤害，也最好不要穿鞋。给孩子选择宽松合脚的鞋子，鞋底不要太硬也不要太软，松紧合适，包括袜子都不要过紧。如果已经形成了不良的步态，可以在玩耍中进行相对应的纠正。

宝宝妈：

如何做可以让宝宝长个呢？宝宝长个需要注意些什么？

侯大夫：

儿童长个儿小秘诀

能吃：一定要饮食均衡、规律，食谱要广泛。一定要养成孩子按时吃正餐的习惯，少吃或不吃零食，只有这样，才能保持良好的胃肠功能。家长不可"操之过急"，把高蛋白、高脂肪食物塞给孩子，这样会加重肠胃"包袱"，引起胃肠功能紊乱，反而适得其反。

注意要让孩子少吃甜食，因为甜食营养单一，容易引起饱胀感，甜食吃多了自然吃饭就会少。

能玩：家长一定要保证孩子天天有足够的时间在户外运动，幼儿多晒太阳，大孩子要有充足的户外体能运动。运动能促进新陈代谢和生长激素分泌，有利于营养的吸收。五六岁以上的孩子可以一周游泳 2 ~ 3 次，因为游泳可使全身得到均衡磨炼，是增长食欲的好办法。还有一些运动如跳绳、跳皮筋、打球等弹跳运动也都不错。

能睡：充足的睡眠是孩子良好发育的主要保证。学龄儿童要保证每天 9 小时左右的睡眠，午间可小睡 1 小时左右（不要过长），年纪越小睡眠时间越应适当加长，只有睡得好，才会长得高。另外，家长还要注意，要尽量减少孩子感染类疾病的发生，反复染病同样影响孩子的发育。还要切忌盲目补钙，钙少了不好，多了更不好，如果过量，会造成钙在骨骼中的过度沉积，反而影响"长个儿"。

5　问意外伤害
....

小儿意外伤害的高峰期为幼儿期（1 ~ 3 岁），因幼儿识别危险、自我保护能力差，故易发生意外事故；学龄前期（3 ~ 7 岁）事故率略有下降，但因此年龄段小儿好奇、求知欲强，故易发生溺水、烫伤等意外。意外伤害已经成为儿童的头号"杀手"，但其中有 9% 可以预防，家长作为孩子最重要的监管人，要提高安全意识，严防意外伤害发生。

我家宝宝出生快满 8 个月了，最近听说意外伤害是严重威胁孩子生命与健康的一大杀手，那么儿童意外伤害最常见的原因主要有哪些？应该如何处理呢？

侯大夫：

对于意外伤害我们要教育孩子学会识别危险因素。儿童意外伤害常见的类型有窒息（比如异物、鱼刺/骨头卡喉、捂窒息、溺水等），跌落伤（跌、摔、滑、绊等），中毒（药品、腐败变质食物、化学物质、有毒气体、农药、鼠药、杀虫剂等），烧伤、烫伤，锐器伤（刺、割、扎、划等），钝器伤（碰、砸等），交通事故，触电，动物伤害（咬、抓，踢等）等，这些伤害轻则入院，重则死亡。

因此家长应教会孩子识别危险因素，对儿童加强安全教育，采取针对性的措施，教育孩子遵守交通规则不闯红灯，不在繁华马路旁边玩耍，不单独到江河、鱼塘边玩耍戏水，游泳时一定要有大人陪伴，以免溺水。禁止玩危险物品和游戏，以防止伤害。不要吃未洗干净的蔬菜和瓜果，不要到厨房里玩耍，以免被热油、热汤、开水烫伤等。

宝宝妈：

我家宝宝今年 5 岁，特别淘气，和邻居家几个小朋友一块儿玩，不知道怎么把蚕豆塞入鼻孔里去了，怎么也弄不出来，孩子鼻腔内塞进异物需要如何处理呢？

侯大夫：

我们经常遇见孩子"异物进身"，家长觉得"防不胜防"。建议平常要教育孩子，识别危险。不要往鼻腔内乱塞异物，一旦堵塞，要及时告诉家长，及早到医院（耳鼻喉科）取出，以防进入气管导致窒息。

学龄前儿童及幼儿好奇心强，在玩耍时，经常将一些小石子、小积木、橡皮玩具、口哨、扣子、花生、瓜子、松子、瓶盖、纸团等塞入鼻腔。孩子的鼻腔小，塞进去的东西不易取出，又不敢告诉家长，留在鼻腔内的异物，腐烂有臭味，导致鼻腔堵塞，通气不畅，从而影响健康。

宝宝妈：

感觉来自外界的伤害对家长而言，防不胜防，侯大夫，家长应该如何做？怎样积极预防危险？

侯大夫：

我们要加强小儿自我防范意识，随着孩子年龄的增长，家长不可能一天24小时守住孩子以确保安全，除了对孩子进行安全教育外，更重要的是应该加强小儿的自我防范意识。如教育孩子自己在家时要关好门窗，不给陌生人开门，单独外出时不要喝陌生人的各种饮料，不要吃陌生人给的糖果或其他食物，不要到荒凉或偏僻的地方玩耍，过马路要小心，要走人行道，要看清绿灯行的标志，尽量夹在过马路的人群中行走，教会孩子记住自己家里的地址和电话号码、手机号码，以便碰到紧急情况时可以及时联系。

宝宝妈：

宝宝好奇心特别强，总是对环境很好奇，我们对好奇心强的孩子需要什么特殊的教育吗？

侯大夫：

对于危险：我们要消除孩子好奇心态，他们对不懂的新事物产生兴趣，进而去探索，对未知的危险因素又缺乏判断力，会使小儿处于安全隐患之中，因此家长应及时进行安全教育，让孩子感知危险因素及影响来避免意外伤害。

对于求知：我们要保护孩子的好奇心态，让孩子发挥自己的想象力，去引导孩子的创造力。

感受危险：

有些危险，需要孩子亲身感受。我家孩子在小时候刚学会走步就特别喜欢去厨房，厨房门口放了热水壶，怕孩子被烫伤，于是就拿着孩子的手放到热水壶口轻微地感触一下，结果，以后每次到厨房他都是绕开热水壶走。

宝宝妈：

在预防意外伤害的时候，家长应该做些什么？

侯大夫：

家长陋习易导致安全隐患，因此家长应带头起到模范作用。家长的言行会潜移默化地影响自己的孩子，因此家长的模范表率作用显得尤其重要。小儿处于判断力弱、爱好模仿的年龄段，故家长的言行会影响孩子的成长，可加强孩子的防范意识并减少意外伤害。

另外，应对家长加强健康教育，宣传有关小儿意外伤害的防范意识，指导家长加强对儿童的看管，向家长讲解及示范紧急处理方法，提高家长防范意识和急救知识。

宝宝妈：

平常生活中，孩子遇到危险时的正确处理方法有哪些？

侯大夫：

走丢了要找相关人士帮忙：家长带孩子出门，孩子走丢的现象并不少见，因此，平时家长就要教会孩子如何处理这类问题（在家里模仿走丢寻求帮助的游戏）。如果是在商场走丢的，那么，可以走到商场服务台求助；如果是在马路上走丢的，可以找到警察叔叔帮忙或直接到派出所求助。

学会紧急电话求助：教育孩子记住爸爸妈妈的电话，在遇到危险的时候，应该懂得打紧急电话求助。这就需要家长平时对孩子普及安全知识，让孩子懂得火灾要打 119，报警要打 110，急救要打 120。

不要轻信陌生人的话：教育孩子千万不要轻信陌生人的话，也不要跟陌生人走。意外常在，孩子的安全需要父母的教育。

5.1 问儿童烫伤的处理

一冲：立即用大量冷水冲洗至少 15 分钟或至疼痛明显缓解，让引起烫伤的热量被完全带走。这是烫伤急救最关键的第一步，目的是中和余热，尽可能减轻损伤。强调"立即"两个字：一旦烫伤，应该马上用凉水冲洗，越快越好。

二脱：在冲够时间后，再轻轻脱下患处的衣服。及时脱去衣服可以避免余热的持续损伤，脱下有困难时可用剪刀剪开衣服。

三泡：经过了前两步的处理，用一盆凉水浸泡约 30 分钟，记住只用凉水就可以了，不要用冰块，更不要在伤口上抹任何东西！

温馨提示：不要再用牙膏来敷了！

5.2 问小创伤的处理

皮下血肿，但皮肤表面没有破。

早期可冷敷：用毛巾包住冰袋或其他冷冻物品敷在血肿部位，以减少皮下出血。

后期改热敷：待肿胀消退，皮下出现瘀斑（24～48 小时后），可改用热敷，以促进血肿的吸收。

5.3 问轻微破皮小擦伤的处理

· 将纱布覆盖在伤口，用手指直接压迫止血。

· 血止后，用碘伏消毒伤口，然后用绷带包扎。

· 如果血无法止住，应立即送医院。

6　问生活起居

⋯⋯⋯⋯⋯⋯

古人的养子十法，流传甚久，千百年来皆相沿习。这是我们的祖先在抚育小儿方面的经验总结，在今天仍值得我们学习和借鉴。最早记载"养子十法"的医籍，是宋代陈文中所著的《小儿病源方论》。

一要背暖：中医认为背部为诸阳经所行之处，风寒之气易从背俞穴进入人体而导致生病。因此小儿背部一定要及时添加衣物，尤其在夜晚睡觉之时。

二要肚暖：肚腹为人体脾胃（消化吸收器官）所在之处，中医理论有"温则行，寒则凝"的观点。因温暖则脾胃运化正常，寒则脾胃运化停滞失常，则会出现腹痛、厌食、呕吐、腹泻等症状。

三要足暖：中医认为寒从足下起，因此足部要保持温暖，如果足部受凉常会引起感冒发热等。

四要头凉：中医认为头为六条阳经聚集之处，阳气比较旺盛，所以头部不宜戴太多的衣物。但需要注意一点的是头部虽不宜太温，但要注意避风，因为头部是人体最高处，俗话说高处不胜寒，在人体也同样是这样，头部是最容易着凉受风的地方。因此在外出和在家休息时要避开风口，不可当风直吹。

五要心胸凉：心胸部血液循环旺盛，故睡觉时不宜盖太多衣物。

六要勿令见非常之物：因为小儿生长发育还不够完善，神气未定，易受外界惊吓而引起抽搐。

七者脾胃要温：因小儿脾胃喜温而恶寒，在患儿用药时要多用温性的药，少用寒凉的药物。

八者儿啼未定，勿使饮乳：小儿哭闹时，常有空气吸入腹内，此时吃奶常会引起腹胀呕逆等不适。因此最好在小儿安静时吃奶。

九者勿服轻粉、朱砂：轻粉、朱砂有下痰涎和镇静安神的作用，但其性寒冷，易伤身体。

十者一周之内宜少洗浴：指小儿出生的第一周，不宜多次洗浴，中医认为新生儿如草木之新芽,未经寒暑娇嫩软弱,故不可频频洗浴,恐温热之气郁蒸不散。

以上就是北宋名医所提出的"养子十法",实际上民间很多老人家在照顾小孩上都有着一些很好的方法,年轻的父母们可多向他们请教。

《千金》论云:小儿,用父故絮着衣,女用母故衣(指用父母留下来的旧衣服),勿使新绵,切不可过浓,恐令儿壮热,生疮发痫,皆自此始。

巢元方云:小儿始生,肌肤未成,不可暖衣,暖衣则令筋骨缓弱。宜时见风日,若都不见风日,则令肌肤脆软,便易伤损。皆当以故絮着衣,莫用新绵也。天和暖无风之时,令母将抱日中嬉戏,数见风日,则血凝气刚,肌肉硬密,堪耐风寒,不致疾病。婴儿若常藏在帏帐之内,重衣温暖,譬如阴地之草木,不见风日,软脆不任风寒。

6.1 问衣服

宝宝妈:

宝宝2个月,我想给宝宝买一些小衣服,可是我不知道应该选择什么样的衣服才能让宝宝穿着舒服,请问如何给宝宝选择舒适的衣物呢?

侯大夫:

一般要选择全棉的衣物,另外小宝宝的衣服要浅色柔软。宝宝的新衣物或者贴身的用品一定要先洗过之后(小宝宝的衣服最好用洗衣液或者洗衣皂),太阳晒一下(或消毒一下)才可以给宝宝使用,宝宝的皮肤非常稚嫩,特别容易过敏。

宝宝妈:

秋冬换季,如何给宝宝添加衣物呢?

侯大夫：

秋季，父母要注意天气变化，随时为宝宝添加衣服，尤其要注意寒流来袭时的保暖。但俗话说"春捂秋冻"，所以，衣服要逐渐添加，不要添加过早，给宝宝一段逐渐适应寒冷的时间。判断宝宝穿得多少是否合适，可经常摸摸他的小手和小脚，只要不冰凉就说明他们的身体是暖和的。

随着季节的变化，室内外温差逐渐增大，宝宝进出更要注意适当保护，及时穿脱衣服，注意保暖。不能一味地给宝宝增加衣服，孩子穿得太暖、太多，就容易出汗。按照中医的说法，即内热大，则毛孔容易打开，冷空气也就容易"乘机而入"了，感冒、咳嗽难免多发。

因此，我们应根据秋季温差大的特点，适当给小孩增减衣物。

宝宝妈：

那么春天穿衣需要注意哪些呢？

侯大夫：

在气温忽高忽低的春季应避免孩子发病，在起居调护方面，要根据气温、气候变化，做到衣被适中、室温冷暖适度。这一点主要是从"卫外"的角度考虑的，也就是要尽量减少外界邪气（可以理解为病毒细菌之类的）对孩子身体健康的侵袭。

具体做到两点：一是要适时增减衣物；二是室温别太高。

在冬季和初春乍暖还寒的时候，室内温度不宜太高，一般10～20℃即可，避免室内外温差过大。如果室内外温差大，那么孩子出门感冒的机会就比较大了。另外，要注意开窗通气，保持室内空气清新。

宝宝妈：

晚上睡觉的时候，宝宝穿多了冒汗，穿少了一会儿汗下去又着凉，还有就是蹬被子，特别容易鼻塞，该怎么办呢？

侯大夫：

宝宝晚上睡觉的时候注意摸摸宝宝的手心、脖子、后背，如果这两个地方是温的，但是不觉得有湿气那宝宝的衣服应该是正合适，如果有点儿汗那就是宝宝穿衣多了，应该再少点；如果冰凉那就是宝宝的衣服少了，要加衣服。

宝宝妈：

我家宝宝 2 岁多了，由于体质较差，经常感冒，我想问问宝宝感冒发热的时候要捂汗还是减少衣物散热？到底哪种方法是对的？

侯大夫：

小孩发热，捂汗反而会越捂越热，还容易诱发高热惊厥。孩子年龄太小，尤其是在 1 岁以下的孩子，自我调节体温的能力并不强，一味地加衣服、盖被子，这些孩子不但出不了汗，还会因为不通风，体温无法调节，导致发热加重。这么小的孩子，就算捂出汗来，衣服湿了不能及时更换，让孩子整个身体受凉，也容易把小病变大病。

常用的物理退热方法：

·洗温水澡：水温调节在 27 ~ 37℃，洗透，洗出汗，可以散热。

·热水泡脚：泡脚可以促进血液循环，帮助发汗，宝宝发热时泡脚能帮助降温。

宝宝妈：

侯大夫，宝宝要上幼儿园了，如何培养宝宝独立穿衣的习惯，午休时候自己可以脱衣服睡觉呢？

侯大夫：

宝宝到了一定的年龄，可以开始让他学习独立完成一些事情，比如穿衣服。

1岁半的宝宝已经基本知道怎么脱衣服了；2岁的宝宝，会自己穿一些比较好穿的衣服，比如外套、宽松的裤子等，有些宝宝可能已经会自己脱鞋了；3岁的宝宝，基本能够自己穿脱衣服了。如果你的宝宝已经2岁了，就应该让他学习自己穿衣服。幼儿园的宝宝让孩子学会生活独立的一些基本技能，比如穿衣、穿袜子、穿鞋、独立吃饭、独立擦屁股等，家长可以在家里有意识地训练孩子，让孩子模仿练习，那么自然就学会了。

宝宝妈：

孩子7岁了，房间的衣服乱扔，被子也不整理，乱七八糟的，想问一下怎么才能让孩子主动地去整理自己的衣物呢？

侯大夫：

孩子为什么不喜欢整理自己的衣物和被褥呢？其实就是父母的娇惯和宠爱。孩子刚出生时，毫无疑问，他们的衣物和被褥都是由父母整理、换洗，可是有的父母在孩子七八岁时还是包办这些事情，而孩子也理所当然地认为这些事情本来就是父母的义务，这种情况下，孩子怎么可能会主动整理自己的衣物和被褥呢？当然，也有的父母认为孩子整理衣物或被褥不够整齐，自己过后还得再整理一遍，所以干脆自己代替孩子整理算了，省心又省事。可是，这样做，同时也省掉了让孩子体验和学习的机会。孩子早晚会有自己整理衣物和被褥的那一天，父母不可能为他们操劳一辈子。所以，父母一定要让孩子养成自己整理衣物和被褥的习惯。父母教给他们整理衣物的方法，并且及时提醒和督促他们，孩子渐渐会养成整理自己衣物的习惯。

宝宝妈：

宝宝一用空调就容易出现着凉，感冒、鼻塞、咳嗽，宝宝还能用吗？

侯大夫：

宝宝皮肤薄嫩，皮下脂肪少，体温调节中枢尚未发育完善。如果使用空调不当，宝宝受冷空气侵袭，体内热量散发不出来，容易引起感冒、发热、咳嗽等病症，俗称空调病。我们应正确使用空调，让宝宝舒适度夏：

·使用空调控制在合适的人体适应温度，常规在 26～27℃。室内与室外温度不可大于 8℃，睡时以覆盖单被为宜，注意腹部保暖。

·注意屋内合适的湿度，空气湿润，但不可过于潮湿。

·剧烈运动之后、饭后，大汗之时，毛孔大开，此时空调之寒邪侵袭人体，易患感冒。应在汗落之后使用，且空调温度由高逐渐调至合适温度。

·避免空调吹风口直接吹人机体，应该限制空调吹风时间，不可时间过长。

·从空调屋出来之后，应适应下周围环境，避免与外界高温温差过大，造成热邪侵犯机体。

·空调使用之前，清洗处理，防止灰尘影响室内空气。每天应注意通风换气，保持空气的清新。

·在用空调的基础上，一定要注意饮食。夏天物产丰富，但热夏之时多喜冷饮，贪一时之快，易中寒伤及脾阳。小儿本脾常不足，若"雪上加霜"，更易生病。

·小儿夏天太过贪凉或过食冷食均易损伤脾胃，到了秋冬季就很容易生病，比如秋天腹泻疾病的发生，乃夏天伤阳，秋天阳气下降，机体不耐寒所致。

宝宝妈：

宝宝冬天能用暖气吗？有暖气的屋子里怎么给宝宝盖被子？

侯大夫：

宝宝冬天是可以使用暖气的，但需要注意不要太热，屋内温度不宜太高，一般以 21～25℃为宜，温度过高宝宝容易生内热；室内外温差过大，宝宝容易外感受凉。空气太干燥的话，宝宝容易生燥火，容易咳嗽，所以要常常换空气，保证室内湿度。建议大家不要经常用加湿器，低频对宝宝的听力有一定的损害。可以用湿衣服，或多拖拖地，保证屋内的湿度。晚上睡觉的时候用又薄又轻的被子，从胸前盖到脚尾，以胸背不出汗，手脚暖为宜。

6.2 问春季育儿

宝宝妈：

春天到了，如何让宝宝跟着小草小树的节奏一同长起来？

侯大夫：

保证睡眠：春天是万物生长的季节，也是孩子生长的季节，保证充足的睡眠对孩子生长发育有利。

户外运动：增加以体能释放为主的户外运动，有利于孩子身高增长。

多喝水，少逛街：吃饭不过饱，时不时多饮些水，减少去商场等人员拥挤的公共场所，减少感染传染病的机会。

适时调理：给孩子调理一下脾胃，为孩子生长发育准备良好的"土壤"；春季也是调理免疫功能紊乱的时候。

注意早晚温差：早晚温差大，不宜过早减衣被。

给孩子打打虫：其实，孩子肚子痛95%和虫没关系，一般是肠道功能紊乱，可以经常热敷肚子。而脸上有斑、晚上磨牙这些症状，不一定就意味着宝宝肚里有虫。2岁以上孩子一年打扫一次肠道有必要，普通的打虫药即可，一般提倡春季打虫。

6.3 问夏季育儿

二十四节气是古人的智慧，不但指导农业生产，同样也指导人们提前做好适应天气变化的准备。夏天到了，怎么防暑降温，还真是个技术活。

外热内寒护好肠胃

夏季人体阳气外显于体表，阴气则隐匿于体内，因此夏季人们常感食欲减退，脾胃功能较为迟钝，宝宝更是如此。此时，更应多食热饭，不要贪食生、冷食物，如果吃过多的冷食，容易导致胃肠道不适。

三伏天，人们常常是"无病三分虚"。人稍劳作或运动，就大量出汗，接着产生强烈的口渴感，因此，补水养生便成为三伏天的重中之重。除了及时补水，还应常吃一些益气养阴且清淡的食物以增强体质。比如山药、大枣、鸡蛋、牛奶、蜂蜜、莲子、冬瓜等。此外，白扁豆、薏苡仁具有很好的健脾作用，是脾虚患者的夏日食疗佳品。

注意休息养好元气

温度高、湿度大，白昼时间长，人相对睡眠时间少，易造成睡眠不足，容易疲劳，所以要增加午休。中午睡上 1 小时左右，可使身体各系统得到休息，也是防止中暑的一项好措施。

下午 1 ~ 3 点气温最高，人容易出汗，午饭后，消化道的供血增多，大脑血液供应相对减少。所以，宝宝总是精神不振，昏昏欲睡，此时可以适当小憩。午睡时间要因人而异，一般以 0.5 ~ 1 小时为宜，时间过长让人感觉没有精神。睡觉时不要贪凉，避免在风口处睡觉，以防着凉受风而生病。

防暑降温要讲方法

人作为恒温动物，夏季人体为了调节体温，就需要适时开合汗毛孔，将体内多余的湿热排出体外。而空调的出现，让人体自然调节体温的功能有时被废用，事物有一利就有一弊，空调也不例外。因为空调房间一般封闭较严，与外界空气难以交换，长时间下来空气质量下降，进而会导致人体不舒适。特别是体温调节差的人，如果室内空调温度设定太低，与户外温差大，一进一出更容易诱发感冒等症状（参考"问空调正确使用"）。

宝宝妈：

夏季该不该给宝宝断奶？

侯大夫：

宝宝断奶应该在1岁左右，如果妈妈的母乳量少，不能供给宝宝所需的营养，可以提前考虑断奶；如果妈妈的母乳好，可以推后2~3个月断奶。如果喂母乳期间妈妈生病了，可以考虑提前断奶。即使是夏季到了宝宝该断奶的时候，该断奶就可以断奶。

宝宝妈：

夏天宝宝得感冒了，又是发热又是腹泻的，是因为天气太热吗？

侯大夫：

这属于"夏日病"，夏天最好的方法就是让孩子保持良好的胃肠功能，宝宝方可安全度夏。首先，冷饮、冷食的摄入要适量。其次，夏季孩子消化腺分泌减少，消化功能减弱，油腻食物的摄入也应适量。最后，夏季温度高、代谢快，要多补充水分和富含维生素、纤维素的食物。每年夏季孩子的食欲不佳让很多家长颇为担心，不妨给孩子吃些乳酶生片，同时配合使用复合维生素B，小点的孩子则可以吃一些婴儿素。

宝宝妈：

夏天宝宝容易长痱子怎么办？可以洗澡吗？

侯大夫：

防痱子不妨勤洗热水澡。夏天天气热，小儿汗腺排泄不畅时很容易出痱子。天气太热时除了不让孩子吃太多凉食外，不妨给孩子多洗洗热水澡（一天2次为宜），以便让孩子皮肤汗孔张开，利于汗水的排泄。一旦出了痱子且症状比较重，可以将六神丸碾碎，用温开水调成糊状后，涂于孩子洗干净的患病皮肤上，能够避免感染并促进症状好转。容易出痱子是孩子体质不好的表现之一，可以通过提前调理身体减少痱子的发生。

6.4 问秋季育儿

宝宝妈:

秋天天气变化大,气温温差大,宝宝应如何穿衣,才能少生病?

侯大夫:

· 户外运动不忘薄外套。

· 回家后不着急脱外套。

· 给孩子穿衣需灵活,妈妈可以观察孩子的具体情况增减衣物。

宝宝妈:

秋季宝宝老咳嗽,咋办?

侯大夫:

秋冬和早春,本来就是咳嗽的高发期,但孩子反复生病,说到底是孩子的免疫系统出了问题,跟孩子的生活习惯有很大联系。经常咳嗽的孩子,在秋季来临之时给宝宝调理一下身体,让宝宝安全地度过这个坎儿。

宝宝妈:

哪些因素容易导致孩子咳嗽?

侯大夫:

· 饮食太单一,比如一个 3 岁多的孩子,主食是奶粉。

· 孩子每天以肉或鱼虾为主,高蛋白、高脂肪不利于肠道正常吸收。

· 吃饭太精细,什么都打成汁,不利于胃肠功能建立。

· 过甜的食物,肥甘厚腻之品生痰,伏痰停聚,易发咳嗽。

· 偏嗜酸性食物,破坏机体酸碱平衡,生内热。

·各种干燥性零食，如膨化食物、干果等。

以上均会导致孩子的胃肠功能紊乱，也会造成孩子免疫功能紊乱，容易导致咳嗽。

6.5 问冬季育儿

宝宝妈：

冬天宝宝要出门，怎么做才能让宝宝出门的时候不容易患感冒呢？

侯大夫：

·保持背部的"适当温暖"，可以预防疾病，减少感冒。适当温暖就是不可过暖，否则背上因出汗多而容易受凉感冒。

·冬天给宝宝带肚兜是保持温暖的好方法。这样可以防止宝宝肚子受凉，保护宝宝的脾胃不受冷空气的刺激，基本上宝宝的肚子暖和了，患感冒疾病的概率就降低了。

·保持宝宝足底的温暖。脚部是阴阳经络交会之处，宝宝的双脚保持温暖，才能保证身体适应外界气候的变化。

·给宝宝戴一条围脖。一条围脖相当于一件衣服，可以阻止凉风从脖子里进入，从而使宝宝胸口不受凉。

·给宝宝戴顶合适的帽子。经常在诊室里遇见戴帽子、戴口罩包裹得严严实实的患儿，孩子被包裹得这么严实，为什么更容易生病呢？这就是头部为阳邪易上火，内有热更易致外寒。

宝宝妈：

冬季宝宝小脸红扑扑的，是不是过敏了？

侯大夫：

这种情况别大意，可能是宝宝皮肤有问题。发红后如果出现皲裂，会导致面部湿疹，甚至感染。虽然宝宝的皮肤水分含量高，但角质层薄，天然保湿因子含量和脂质含量少，水分易丢失，如果皮肤屏障被破坏，易发感染，建议使用宝宝润肤霜进行冬季保湿。

宝宝妈：

冬天需要给宝宝补钙吗?

侯大夫：

宝宝补钙，要多晒晒太阳。冬季日晒选好时间，阳光可以促进维生素 D 的合成，提高钙的吸收率。

在冬天，带孩子到户外直接晒太阳，是简单有效的补钙方法，若隔着玻璃窗，是达不到效果的。建议每天晒太阳的时间不应少于 2 小时，可以安排在上午 10 点以后，下午 4 点之前，上午、下午都要进行。

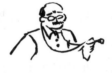

第三章

问疾病

1 问求医

················

宝宝一旦生病，家长就容易着急，困惑，急则生乱，盲目地到处求医，所谓是"病来乱求医，求医不知处"。今天与大家共同分享，宝宝生病了，我们如何"寻医问药"，从容地面对宝宝的突发情况，做宝宝的家庭医生。

当宝宝生病时，什么情况下妈妈可以自行在家护理，什么时候要及时带宝宝就医？带孩子去医院要做哪些准备？是不是一定要看专家号？如何简短地向大夫描述孩子病情？医院的选择要遵循什么原则？下面将介绍宝妈需要掌握的就医素养、就医须知、就医技巧、就医注意事项以及就医流程。

如何做到小儿有病早知道

小孩子在成长的过程中不生病是不可能的，家长如果能早期发现孩子的病，并且使他们得到及时治疗和良好的护理，就能减少痛苦，早日康复。下面介绍一下如何"有病早知道"。

舌苔：舌苔可以反映小儿的健康状况。

通常薄白苔为正常舌苔或者有寒证；苔黄则提示有热证；舌苔白腻为寒湿内滞或者有寒痰食积；舌苔黄腻为湿热内蕴，或乳食积滞化热；舌苔花剥，边缘清楚，状如地图，时隐时现，经久不愈，称为地图舌，多为胃之气阴不足所致；舌苔呈现白厚腻多为积滞或外感；杨梅舌则是猩红热的一个表现。

当舌苔出现异常颜色时应该注意孩子有没有吃过某种食物或者药品使舌苔染色。

睡眠：家长要多看孩子的睡眠状况。正常情况下孩子一般入睡比较快，睡得相对安稳，睡姿自然，呼吸均匀，表情自如。

如果睡前烦躁不安、睡眠中踢被子或睡醒后颜面发红，呼吸急促，则常是发热的反应；睡眠中惊醒啼哭，睡醒后大汗淋漓，平时易激怒，对环境兴趣减弱，加上囟门闭合延迟，则常是佝偻病的表现；睡觉前后不断做咀嚼动作或磨牙，则可能是睡前过于兴奋或有蛔虫感染。睡眠不宁，辗转反侧喜欢俯卧的，多为气血失和，胃弱食积；睡中惊惕，梦中呓语，多为肝旺扰神，或胃不和而卧不安；睡中露睛，多为久病脾虚。

肚子：很多时候我们会看到小孩的肚皮看起来鼓鼓胀胀，即便到了 2 ~ 3 岁仍然看起来很明显，这是因为宝宝的腹壁肌肉没有发育成熟，却要容纳和成人同样多的内脏器官，所以看起来会鼓鼓的。

小孩进食太急促，奶瓶的奶嘴孔大小不合适以及哭闹的时候，空气都有可能会进入腹腔促使腹胀；消化不良也会产生气体从而导致腹胀，腹胀的时候就要小心，宝宝会不会快生病了。

精神：一般来说，健康的孩子总是精神饱满，两眼有神的。如果烦躁不安，面色发红，口唇干燥，多为发热征象；目光呆滞，两眼直视，两手握拳，常是惊厥的预兆；两腿屈曲，阵发性哭闹，翻滚则是腹痛的表现；如果出现嗜睡，呕吐，前囟饱满脖子发硬，则应高度怀疑脑膜炎，而哭声无力或一声不哭的，则往往提示病情严重。

口中气味：家长可以闻一闻小孩口中的气味。口气秽臭者多属于肺胃积热蒸郁，伤食积滞，浊气上蒸。

现在的家长常因工作的关系陪伴孩子的时间很少，也就不会看到孩子的一些小状况，所以我希望家长在工作之余多抽出一些时间陪陪孩子，与孩子一起健康成长。

宝宝妈：

我家孩子稍微有点儿风吹草动就生病，小感冒，咳嗽，在家自行吃药行吗？什么情况下必须带孩子到医院看病呢？

侯大夫：

孩子常见的一些疾病，比如感冒、呕吐、泄泻、积滞、食欲差等，轻症并具有明显原因或诱因者，可自行家中处理，去除其诱因，纠正错误习惯，注意生活护理等可助痊愈，一般不需要到医院就诊。如轻感冒的孩子，可以泡泡脚助发汗则愈，积滞的孩子可以摩腹加饮食调理，促胃肠蠕动则愈，这些均可家庭自疗。

但如果出现以下情况，应及时就医，以求诊断明确，以防影响疾病最佳干预治疗时间。

·经常反复发生的疾病，比如反复感冒、久咳等。

·突发性的急性症状，或年龄较小病情难以预知的，比如小婴儿的疾病。

·病情严重的，如饮食过量、跌伤或无明显原因的持续哭闹（除饥饿性的）、尿少、精神不好、嗜睡等，尤其关注孩子的精神状态，精神状态可以反映疾病的轻重缓急，家长一定要留心。

·流行病期间，出现相似症状，或某个症状越来越重。

总而言之，对于自己难以鉴别的、病情严重的，应及时求医。

宝宝妈：

宝宝生病需要看病，我们应该选择去哪里看病？找谁看病呢？

侯大夫：

·一般情况的疾病选择就近的社区，或者医院普通儿科门诊。但前提是找儿科医生，小儿有其专有特点，理应选择儿科大夫。

·如久病、疑难病或某些诊断明确的难证，应找儿童方面的专病专科医院。

·对于危急重症，应找专科医院，如儿童医院（三甲医院），找会诊机制良好的医院。

·某些情况应找有疗效优势的专科医院，如某医院在某些病中有优势，如病毒性心肌炎。患儿可在疾病某些阶段，针对某些问题找不同医院、不同专家就诊。

·对于复杂性疾病，难以鉴别，如疾病是消化还是血液的问题，可以先咨询一个医生帮助分析病情，提出建议，然后再决定下一步的治疗方案。

总之，很多疾病在当地医院是可以解决的，不一定都要找名医，增加自己的就医困难。

孩子生病了，平常都是奶奶带着，但是老人去医院不方便，我可以带孩子看病吗？应该如何做？

侯大夫：

可以的，但前提您需要了解清楚孩子的病情。建议带孩子看病的人是最经常照顾孩子的"看护人"，最了解孩子平素身体状态，且具有良好表达能力的家长，避免就诊不能详尽描述病情，"一问三不知"。此人还应是就诊后给孩子喂药的人，能详知孩子的就诊用药情况，避免出现信息错误。

温馨提示： 家长可以将孩子的情况在家里写下来，便于就诊时信息不遗漏，也便于看病之后观察病情变化。

宝宝妈：

宝宝看病时总是会出现一哭二闹三打滚的现象，怎样可以减少此类情况？我们怎样做可以让宝宝看病过程更顺利呢？

侯大夫：

有的家长会在孩子哭闹时吓唬孩子"再哭就带你去医院让医生打针！"这是非常错误的做法，会让孩子产生害怕医生的心理。要耐心地告诉孩子为什么生病了要到医院，并能够让孩子理解去医院病就会好，消除孩子对医院产生的恐惧感。

平常在家里可以让孩子练习伸舌头，张大嘴巴，拍肚子，模仿听诊，孩子熟悉了过程自然就不害怕了。看病的时候要有效安抚孩子的情绪，看完病了可以给适当的小奖励，夸夸宝宝真勇敢。年龄稍大点的孩子，就诊前，给孩子讲述一下就诊的过程。孩子熟悉了这个过程也就战胜了心中的恐惧，自然就不哭闹了。

带宝宝就诊的时候医生一般会询问哪些内容？如何详细地叙述病情，不遗漏病情？

侯大夫：

因为宝宝不能很准确地表达，所以家长去医院前应把这些情况做些考虑，并主动向医生介绍，当医生问到问题时，能迅速准确地回答。

家长代诉准备：明确孩子的主要问题，回忆症状前后可能影响的原因，理好思路、清晰清楚地代诉给医生。也可以写成文字总结交于医生，加上询问，更为全面。

·咨询其他孩子的家长，留意有无共同的症状。对于监管不到的时间段，可以咨询他人。如夜咳的患儿，白天情况如何，服药后情况如何，可以咨询幼儿园的相关负责人。

·看病期间，已经就诊过多家医院的患儿，应携带相关资料、诊疗效果，必要时携带复印资料、病历，以便医生全面了解病情。关于病历，同一就诊地点或者让同一医生复诊时，请务必携带病历，方便医生整体了解病情，回顾性诊断和评估治疗。

·对于孩子的一些异常情况，口述不能完全表达清楚者，可以使用现代技术备用，如舌苔、皮疹，我们可以采用照片，咳嗽症状可以用录音，呼吸窘迫综合征可以采用录像等。

·就诊时，了解并告知平时孩子的基本情况，习惯、喜好、过敏、出生异常情况等。

宝宝生病了，家长不要病急乱投医，应正确选择就医。在就诊时养成良好的医学素养，既方便自己，又利于就诊。教会宝宝看病须知，掌握看病素养。

宝宝的健康之路，需要我们共同呵护。

侯大夫小建议：

建议单独准备一个本子做孩子的病历本，记录下孩子每次就诊的时间、疾病、症状、医生的处方用药、药物的具体使用，以及用药后孩子好转的具体情况等。

这个病历本一定要保存好，以后每次生病都用这个本记录。有以下好处：

·记录孩子真实的病情和治疗情况。

·有利于医生了解孩子之前的病情、诊断和愈后。

·帮助医生更准确、全面地评估病情。

如果有在外院的就诊或检查信息，也一并带来，可以省去一些检查费用，也可以更及时全面评估及诊断疾病。

所以大家一定要学会保存好宝宝的病历和看病资料，并且看病的时候一定要携带！

2　问疾病
· · · · · · · · · · · · ·

2.1　问常见问题

2.1.1　问微量元素

微量元素虽然在人体内的含量不多，但与人的生存和健康息息相关，对人的生命起至关重要的作用。

微量元素摄入过量、不足、不平衡或者缺乏，都会不同程度地引起人体生理的异常或发生疾病。现在的宝爸宝妈，遇到宝宝晚上睡觉爱出汗，枕秃，就担心是不是缺钙；孩子不爱吃饭了，就担心是不是缺锌；孩子头发黄，就担心是不是缺啥微量元素。宝爸宝妈生活中总是会担心孩子是不是缺什么微量元素，现在我们就聊一聊微量元素的话题。

我家宝宝平常喜欢啃指甲，不爱吃饭，是不是缺乏微量元素了？

侯大夫：

首先，我们了解一下什么是微量元素。一般来说，凡是占人体总重量的万分之一以下的元素，如铁、锌、铜、锰、铬、硒、钼、钴、氟等，称为微量元素。

现在生活水平提高，食物丰富，只要饮食均衡，孩子们一般都不会缺乏微量元素。所以，当孩子出现"枕秃""不爱吃饭""爱哭闹""常生病"这些情况时，都不能作为判断微量元素异常的依据，家长不应该凭经验去下结论，更不要盲目去补微量元素。

宝宝妈：

那我去给宝宝检测一下微量元素，如果缺的话再补可以吗？

侯大夫：

不要盲目给孩子测微量元素。目前的微量元素检查不完善，一般微量元素检测的方法包括测头发、测尿液、采指血、抽静脉血等，其中后面两种居多。

以头发来说，头发中微量元素的含量受头发清洁程度、发质、个体生长发育程度和环境污染等多种因素的影响，不能很好地反映儿童的微量元素状况。

那么有的家长会问查血的是不是会比较准一点呢？其实并不一定。因为微量元素在人体内，含量本来就极少，仅仅靠几滴血做的检测，会有一些不可避免的误差因素。比如，从指间取血过程中，组织液和血液会一同被挤出，造成血液稀释，并且空气中含有微量营养素，如果采血后没有马上化验，那么空气中的微量营养素也会沉淀在血液里面。而且检测出来的数据，也不能真实反映体内的营养状况。如果有些人在小区里面，拿个仪器说不用抽血，在手上绑一下就可以检测是否缺铁、缺锌的，是绝对不可信的，纯属商家行为。

侯大夫，我们家宝宝晚上睡觉容易哭，是缺钙吗？一般缺钙都有啥表现啊？

侯大夫:

儿童缺钙常表现为多汗，尤其是入睡后头部出汗，使小儿头颅不断摩擦枕头，久之颅后可见枕秃圈。

1岁以后的小儿表现为出牙晚，有的小儿1岁半时仍未出牙，前囟门闭合延迟，常在1岁半后仍不闭合，前额高突，形成方颅。

常有串珠肋，是由于缺乏维生素D，肋软骨增生，各个肋骨的软骨增生连起似串珠样。

1岁以后小儿学走路，如果缺钙，可使骨质软化，站立时身体重量使下肢弯曲，有的表现为X形腿，有的表现为O形腿。

缺钙会导致宝宝情绪不稳，易哭，但是哭可不一定是缺钙引起的。中医称之为夜啼，引起夜啼的原因很多，首先排除疾病所致，有没有不舒服的地方，有没有情绪上的需求。不要因为出现一点症状就大量去补钙，正常均衡饮食的宝宝，大部分是不缺钙的。

宝宝妈:

需不需要补钙呢？家里都已经买过钙片了。

侯大夫:

我不建议药物补钙，以生活补钙为主，原因有：

· 补钙不吸收，等于白补。

· 补钙过量，危害更大。

所以把握好饮食关和日晒关，摄取足够的钙，注意营养饮食的均衡，户外晒太阳。"晒够"太阳，让阳光中的紫外线促进皮肤维生素 D 的合成，从而促进钙的吸收。一般在上午 9 ~ 11 点左右去晒太阳，每次晒太阳的时间长短随宝宝年龄大小而定，要循序渐进，可由十几分钟逐渐增加到半小时或 1 小时为宜，晒后注意要补水，但是要注意别晒到孩子的眼睛。每天让他在户外多跑跑玩玩晒晒也可以。另外调理脾胃功能，促进吸收充足的钙。

宝宝妈：

平时饮食上注意吃些什么？哪些食物比较好？

侯大夫：

饮食应均衡，什么都吃点儿！但是什么也不要吃多！可以适当地食补一些含钙丰富的食物，比如贝壳类、黄豆、牛奶、坚果、海带、牛肉等；含锌的食物，比如牡蛎、猪肝、鱼类、板栗、核桃、大枣、黄鳝等，锌也可以促进钙的吸收。但骨头汤之类的食物并不宜食用太多。而且含钙、含锌丰富的食物不可盲目过量补，要适度，偶尔添加，不然就欲速而不达。

宝宝妈：

我在网上查的，说鱼肝油可以促进钙的吸收，我可以给宝宝用吗？

侯大夫：

有些家长认为，鱼肝油是婴儿所必需的，所以，长期过多地给婴儿服用鱼肝油。但我觉得用得过多，终归不好。还是选择最自然的方法比较好，缺钙不是特别严重的晒晒太阳、平衡饮食就可以了。

宝宝妈：

那我多给他喝牛奶行不行？

侯大夫：

牛奶可以喝，但是要适量，牛奶不能当饭吃。牛奶喝多了，影响正常食物的吸收，也影响其他微量元素的吸收。所以，吃什么，都要中和。特别强调不能一天三顿奶，一定要饮食均衡，以五谷杂粮为主。（参考"问饮食"）

宝宝妈：

我家孩子特别挑食，上次微量元素检查，有点缺锌，没事吧？

侯大夫：

回去注意别让他吃饭挑食，参考"饥不择食"疗法。微量元素检查是一个辅助检查，部分家长热衷于用微量元素检测结果来衡量孩子的健康，自愿要求孩子接受微量元素检测，并根据这个检查结果来判断孩子是否足够健康。家长们也不要随意将孩子的一些非正常表现与缺乏微量元素联系起来。

宝宝妈：

我们家孩子晚上睡觉出汗是不是也是因为缺钙啊？

侯大夫：

很多人在网上一查就说晚上睡觉出汗是因为缺钙，但大部分孩子只是生理性出汗。婴幼儿期由于新陈代谢旺盛，加上小儿活泼好动，有的即使晚上上床后也不得安宁，因此入睡后也可出汗。家长往往习惯于以自己的主观感觉来决议小儿的最佳环境温度，喜欢给宝宝多盖被，捂得严严实实。另外，室温过高或保暖过度也是小儿睡眠时出汗的原因，这些都属于生理性的出汗。

宝宝妈：

侯大夫，孩子鸡胸怎么办？

侯大夫：

有一部分小儿的鸡胸是先天性的，一般轻度鸡胸随体格生长会逐渐消失。加强体格锻炼，如扩胸运动、俯卧撑、抬头等。坚持母乳喂养。母亲在孕期和哺乳期的饮食应营养丰富并多晒太阳。增加小儿户外运动时间，多接触阳光，还要按时给小儿添加辅食。

宝宝妈：

人们说的肋外翻和漏斗胸是怎么回事？

侯大夫：

很多人或资料都认为婴儿肋骨外翻就是佝偻病。其实婴儿肋骨有个生理性外翻，随着年龄增长会逐渐接近成人。也有可能是单纯的肋骨发育畸形。孩子的肋缘轻度外翻也并不是缺钙的表现。随着婴儿成长，问题会逐渐自行解决。孕期应适当进行户外运动、多晒太阳，儿童时期按时添加辅食等，可以防止其继续发展。

2.1.2　问保健品及补品使用问题

宝宝妈：

侯大夫，我很多朋友都去海外代购那种保健品，宝宝可以吃吗？

侯大夫：

俗话说一方水土养一方人，适合外国人的并不一定适合我们中国人，不同区域的人的生理状况都会有所不同，所以，我并不建议去代购那些所谓的保健品。小儿脾常不足，忌补，膏粱厚味则影响脾胃功能。

宝宝妈：

女孩1岁1个月，晚上容易出汗，枕秃，牙齿长得慢，怎么补才好呢？

侯大夫：

不建议为此补充微量元素，微量元素少了不好，多了更不好。若孩子确需补钙，应从根本上解决脾胃吸收功能。可以调理脾胃功能，脾胃为气血生化之源，后天之本。中成药有健脾散、健胃消食口服液、醒脾养儿颗粒、小儿健脾丸等。

身体虽然需要多种微量元素，但一定要均衡，缺乏了容易引起疾病，补多了也容易引起疾病。不要看着别人补什么，更不要凭自己的判断或看别的孩子补，就自己决定给孩子补。而且不要把视线过多集中在微量营养素上，要注重孩子需要全面的营养素。所以，一定要膳食均衡！

2.1.3 问贫血

贫血是指外周血液在单位体积中的血红蛋白浓度、红细胞计数和（或）血细胞比容低于正常低限，以血红蛋白浓度较为重要。贫血常是一个症状，而不是一个独立的疾病，各系统疾病均可引起贫血。

宝宝妈：

侯大夫，小儿贫血通常的表现是什么呢？平时我们家长怎么才能判断孩子贫血了呢？

侯大夫：

孩子轻度贫血可无明显的表现，轻度以上的贫血可见孩子软弱无力、疲乏困倦；皮肤、黏膜、指甲、口唇等颜色苍白；气短、心悸；头晕、头痛、耳鸣、眼花、注意力不集中、嗜睡等；食欲减退、腹部胀气、恶心、便秘等。如果家长不能正确判断孩子是否贫血，可以到医院体检。

宝宝妈：

侯大夫，如果确定孩子贫血了，如何治疗呢？

侯大夫：

首先寻找贫血的原因，有诱因导致的贫血去除诱因为主。比如先排除机体有没有出血，如消化道出血，观察大便颜色有无发黑发油。

如果没有疾病，单纯的轻度贫血，孩子各方面状况很好是不需要治疗的，只需要调整膳食结构，过一段时间复查一下即可。

若中度及以上的贫血，孩子贫血症状很明显，精神状态不好的就必须得治疗了，寻找出病因，明确诊断，然后进行治疗，若排除其他异常者可以中医治疗，调理孩子的脾胃功能，恢复脾的运化，促进气血生成。

重症贫血就需要入院治疗了。

宝宝妈：

缺铁性贫血需要口服铁剂补铁吗？

侯大夫：

贫血的西医治疗通常需要口服或注射铁剂，口服铁剂的胃肠道不良反应较多，可引起恶心、呕吐、腹泻、黑便等；注射铁剂局部可产生疼痛及荨麻疹，还可见发热、关节痛、头痛或局部淋巴结肿大等。

轻中度贫血应多选择中医治疗，饮食调护。即使缺铁了，咱们平常食物中摄入的铁含量基本可以满足机体的需要，关键是在于脾胃功能的吸收出现了故障，这个时候调理脾胃的运化，促进消化吸收就可以了！

宝宝妈：

听您的讲解真的受益匪浅啊！侯大夫，最近在网上及身边频繁见到白血病患儿这些事，该如何鉴别血液系统这些严重的疾病所引起的贫血呢？

侯大夫：

是的，最近像白血病之类的血液系统疾病在增加，我们在日常生活中一定要多警惕，多观察。检查血常规可以帮助我们做简单的判断和分析，一些简单的鉴别如下：如果宝宝出现贫血时间较久，或突然间开始出现贫血，贫血进展比较快，或又伴有发热、出血等情况，家长必须重视，及时就医，明确诊断。

宝宝妈：

侯大夫，孩子贫血有没有一些食疗方法？贫血食疗中的误区是什么？

侯大夫：

儿童贫血一般是属于营养性贫血，多数表现为缺铁性贫血，防治贫血除了适当的药物治疗外，食补是防治儿童贫血的好方法。贫血关键是补血，而我们中医认为脾胃为后天之本，为气血生化之源，故补血的关键又是保中州，健脾胃。下面介绍两种健脾胃的粥：

山药百合小米粥

组成：山药、百合、胡萝卜、小米各等份。

注意：小米不要用冷水淘；百合先用水泡，等粥快熟时再下；粥煮熟前5分钟可加适量小苏打。

山药荸荠糯米粥

组成：山药、荸荠、莲藕、生薏苡仁、糯米。

宝宝妈：

日常生活中，常听人们说贫血的人要多喝红糖，多吃猪肝，这样真可以补血吗？

侯大夫：

这些东西并不像民间传说的那样，对补血有神奇的疗效，像猪肝中含有大量的毒素，对贫血患者来说，补血效果微弱，且多吃不宜。

下面我们一起来看一下贫血患者饮食上的几大误区：

多吃猪肝补血：猪肝有营养也有大量毒素，补血效果微弱，不宜多吃。

阿胶能补血：很多人都认为阿胶补血，其实血绝对不是靠吃当归、阿胶就能补充的。阿胶不能直接补血，如果你的脾胃功能正常，就是吃米饭、馒头也能补血。这才是正确的"补"的原则，这正是我强调健脾胃来治疗贫血的原因。

吃大枣可补血：吃大枣的确可以补血，单吃大枣，人体的吸收率不高，所以其效果不明显。

蔬菜水果无益补铁：许多人不晓得多吃蔬菜、水果对补铁也是有好处的。这是因为蔬菜、水果中富含维生素 C、柠檬酸及苹果酸，有利于铁的吸收，但要适量。

多吃肉对身体不好：忌肉容易引起缺铁性贫血，在平日饮食中，蔬菜、水果与肉类的摄取应均衡。

蛋、奶对贫血者多益：牛奶够营养，但含铁量很低，比如用牛奶喂养的婴幼儿，如果父母忽视添加辅食，常会引起缺铁性贫血。蛋黄补铁好，蛋黄含铁量虽较高，但其铁的吸收率很低，并非补铁佳品。鸡蛋中的某些蛋白质，会抑制身体吸收铁质。因此，这两种父母常给孩子吃的食物，虽营养丰富，但要依赖它们来补充铁质则不足取。

不良的生活、饮食习惯：贫血患儿除少数先天性体质影响外，主要原因还和平时饮食、生活习惯有关。不少孩子喜欢一睡醒后就喝酸奶、吃巧克力，有的孩子一早起来空腹喝冰冻牛奶、吃水果，还有的家长自己没有吃早餐的习惯，孩子也因此常常不吃早餐，与父母一起晚睡早起的孩子每天没有时间好好吃早餐，长此以往也会患上贫血。因此治疗贫血不单单是服药、食疗，生活、饮食习惯也很重要。

宝宝妈：

侯大夫，有人说感冒、腹泻都能引起贫血，是真的吗？

侯大夫：

是的，除摄入不足外，损失过多、吸收不良都能导致贫血。慢性感染、胃溃疡、十二指肠溃疡、慢性胃炎、肠道寄生虫等慢性失血是引起贫血的主要原因。游离铁主要在十二指肠及小肠上段黏膜吸收，脾胃功能差，久之则影响铁的吸收，可引起贫血。

宝宝妈：

侯大夫，您说肠道寄生虫能引起贫血，那我顺便问一下，给孩子化验大便检查寄生虫时，怎么采集标本才准确呢？

侯大夫：

检查寄生虫卵的粪便标本，应从粪便几个不同的部分采集 5 ～ 10 克，比如查血吸虫卵，则应采集带血及黏液部分送验；查蛲虫卵，应在 23 点左右，患儿感觉肛门周围发痒时，用无菌棉签蘸生理盐水，自肛门周围皱襞处拭取，然后插入试管内，塞好管口送验。

宝宝妈：

侯大夫，孩子贫血都有哪些危害？严重吗？

侯大夫：

轻度的慢性贫血虽不是特别严重的病，但它的隐性损伤是存在的，对孩子的身心发展、生长发育都有一定的潜在危害，家长必须重视。长时间贫血危害主要表现在以下几个方面：

·引起免疫力下降，导致儿童抵抗力差，容易患病。

·贫血提示宝宝脾胃功能失常，宝宝消化能力减弱，贫血不能濡养机体，影响生长发育。

·贫血降低血液的摄氧能力，影响脏腑血供、氧供，使机体各器官、组织出现不同程度的缺氧，如运动易疲乏、心跳加速等。

·影响儿童智力。儿童处于生长发育中的大脑耗氧量占全身耗氧量的一半，儿童贫血使摄氧能力下降，脑组织缺氧，儿童的记忆力和注意力等都会受到影响。

·影响儿童情绪。由于缺氧，儿童经常表现为爱发脾气，爱哭，烦躁不安。

宝宝妈：

贫血要做哪些检查?

侯大夫：

贫血最初的实验室检查是血常规。血常规是根据血细胞形态来帮助判断贫血原因，红细胞和血红蛋白可判断有无贫血及程度；白细胞和血小板可帮助判断贫血原因；网织红细胞是用来判断溶血或造血功能的。

2.1.4 问生长痛

腿痛这一现象在人们日常生活中很是普遍，尤其是儿童。小儿腿痛可分为病理性腿痛和生理性腿痛，重点普及一下生长痛。

生理性腿痛又称为生长痛。宝宝从牙牙学语到长为小小少年，变化往往就发生在不经意间。孩子成长的过程中，往往会有腿痛的表现，有些家长以为这是缺钙导致的，其实这是一种正常的生长痛。生长痛多发于 5 ~ 10 岁的小朋友身上。

侯大夫，既然您说小儿腿痛分生理性和病理性，那么孩子平时喊腿痛，怎么知道是异常的呢？

侯大夫：

平时要注意动态观察，如果孩子行走时步态出现跛行等异常表现，腿痛呈剧烈性疼痛并进行性加重，伴有发热、红肿热痛等症状，甚至影响行走则为异常，应及时来医院就诊。固定在单侧的下肢痛伴跛行更要引起注意。

孩子出现生长痛是因为什么呢？

侯大夫：

针对小儿生长痛的发病机制，目前原因不明，但可能与以下因素有关：

儿童骨骼增长快，而膝、踝关节韧带较松，肌肉发育不良，胫骨较弯曲，关节面受力不均衡，致关节摇摆不稳，容易疲劳而小腿痛；儿童运动量大，各组织细胞代谢旺盛，造成代谢产物乳酸等堆积，在机体组织之间刺激神经末梢引起疼痛。所以平时要注意生活调护，注意饮食，但不能随便补钙，补得过了，骨头缝很容易闭合。

侯大夫，孩子刚学会走，突然腿软不能行走了，这是什么原因啊？

侯大夫：

可以考虑下面几种情况：

重症肌无力等引起的腿软无力：较少见。重症肌无力临床特征为部分或全身骨骼肌易疲劳，呈波动性肌无力，具有运动后加重、休息后减轻和晨轻暮重的特点，应该积极治疗。

可见于感冒、腹泻之后：突然的急性的两腿无力而又恢复得较快，常与腹泻引起的电解质紊乱或感冒引起的肌肉酸痛有关。如无完全恢复正常要考虑其他问题，应及早去医院就诊。

心理因素：多有跌倒、受惊史，孩子可能因恐惧而不敢走路，这说明孩子变聪明了。家长不要强迫孩子，要慢慢地引导孩子走路，这样慢慢就会好的。

宝宝妈：

生长痛有哪些特点？

侯大夫：

多为暂时性疼痛：痛起来哇哇叫，但持续时间不长，过一会儿疼痛就会自然消失，然后又像没事人一样玩耍。

多为肌肉性疼痛：生长痛主要是肌肉疼痛，不是关节或骨骼的疼痛。所以疼痛的部位不会有红肿或发热的现象。

多为下肢疼痛：生长痛的发生部位常常在膝盖、小腿和大腿的前面，偶尔会在腹股沟区（所以有些孩子除了腿痛，还会叫肚子痛）。

疼痛多发于夜间：关于这点，医学专家也说不上原因。可能是白天孩子的运动量大，就算感到不舒服，也因为专注于玩而没有察觉。夜间身心放松下来，人安静下来，疼痛的症状容易让孩子感觉不适。

宝宝妈：

当孩子遭遇生长痛，我们能做点什么？

侯大夫：

既然生长痛不是病，就不需要特别治疗，我们需要做的就只是缓解孩子的生长痛：局部热敷、按摩。

这是一个很有效的方法，用热毛巾对孩子的疼痛部位进行按摩或热敷，能缓和孩子的紧张情绪，从而缓解疼痛带来的不适感。按摩时，一定要注意揉捏的力度。

转移注意力：我感觉这个可以和热敷按摩配合起来使用。

调理脾胃功能，促进气血生成，促进生长。

另外，除非是痛到不能忍受，大部分情况下，生长痛都不要随意给孩子吃止痛片，毕竟，是药三分毒，万一掩盖了别的疾病症状，就更加不好了。

最后，还得警惕：可能被生长痛掩盖的疾病

有一些疾病的症状与"生长痛"有相似的地方，也会导致原因不明的疼痛，比如骨折、恶性骨瘤、儿童白血病、青少年关节炎。那么，怎样才能区分它们，不会因为误以为是"生长痛"而错过最佳治疗时机？

这里我要给大家推荐一个便捷好用的"四问法"：

· 孩子疼痛的部位有肿胀或者发热吗？

· 孩子白天走路或者跑跳时也会痛吗？

· 孩子的疼痛已经持续好几天了吗？

· 孩子有发热吗？

当孩子出现原因不明的疼痛时，你可以先提出这四个问题。如果，这四个问题中有一个或者几个问题的答案是"YES"，就需要警惕引起孩子疼痛的可能并不是生长痛，最好到医院进行详细的检查，让医生做出准确诊断。

2.1.5 问佝偻病

佝偻病是儿童常见疾病，是由维生素 D 缺乏，致使钙、磷代谢失常的一种慢性营养性疾病。由于正在生长的骨骺端软骨板不能正常钙化，造成骨骼病变为其特征，给儿童的骨骼发育带来巨大的影响。因此对于新手父母来说，对宝宝生活细节的预防和营养及时补充很重要，要根据综合防治的原则，从多方面着手，让宝宝远离佝偻病。

宝宝妈：

　　最近发现宝宝比较容易兴奋，而且经常烦躁不安，并且还伴有汗多、爱摇头等怪异的现象。这是怎么回事呢？

侯大夫：

　　可能是佝偻病。不同年龄的宝宝有不一样的症状，小婴儿表现为易惊醒、烦闹、睡眠减少、多汗、摇头、枕部脱发甚至容易呛奶，严重地影响喉软骨的发育，部分宝宝会有食欲差、出汗多导致便秘，抵抗力差容易感冒。如果没有得到及时治疗，病情会进一步发展，引起骨骼发育的异常，表现为方头畸形、肋缘外翻、鸡胸样畸形甚至 X 形腿或 O 形腿。

　　大宝宝也会有睡眠不安稳、多汗、脚痛（生长性骨痛）、磨牙等。无论大宝、小宝、学龄儿童甚至青少年缺维生素 D、缺钙都会影响睡眠和骨骼的生长，而睡眠不足又会影响宝宝生长激素的正常分泌。

宝宝妈：

　　孕期的营养都跟得上，为什么宝宝还会得佝偻病呢？

侯大夫：

　　胎儿在母体内生活时，维生素 D 的供给完全来源于母体，先天性佝偻病的发生多是因为孕母缺乏维生素 D 所致。孕母缺乏维生素 D 有 3 种因素：一是孕期食欲不振，或偏食挑食，或不科学忌口，以致维生素 D 摄入不足；二是孕期户外运动少，接受阳光照射少，以致内源性维生素 D 生成减少；三是由于某些疾病，比如慢性肠胃道疾病的影响，导致维生素 D 的吸收、利用、转化受到干扰。前两种情况较为多见。

宝宝妈：

　　佝偻病先天都会得，那怀孕期间确实需要注意了！先天性佝偻病主要是什么表现呢？

侯大夫：

　　患先天性佝偻病的新生儿前囟门特别大，甚至可与后囟门相连，颅骨软化，摸上去有"乒乓球样感觉"；肋骨与肋软骨连接处稍见粗大，胸部左右两侧失去正常弧形，呈平坦面。主要症状为神经兴奋会比较强烈，平时容易烦躁不安、汗多、摇头厉害等。前囟门边缘会比较软，而且颅骨会比正常的宝宝要薄。随着年龄的增长，情况就会越发严重，甚至出现畸形现象。宝宝在半岁前，很少会发现骨骼病变的情况，因此佝偻病很可能会被医生或者家长所忽略。

宝宝妈：

　　佝偻病为什么会出现骨骼的畸形？哪些表现需要警惕佝偻病？

侯大夫：

　　重症佝偻病可造成严重骨骼畸形，比如鸡胸、漏斗胸、X形腿、O形腿等，这些症状严重危害儿童的身心健康。因为佝偻病患者均有明显的缺钙，患者全身骨骼广泛缺钙，骨骼的硬度大大降低，成了"软骨头"。这样导致患者可能发生各种骨骼形状的改变，最常见的是胸廓，其主要的表现是鸡胸、漏斗胸、肋外翻、肋骨串珠等。随着身体的发育，这样的患者可能表现出全身多处骨骼形态的变化。

宝宝妈：

　　备孕的妈妈如何避免先天性佝偻病呢？

侯大夫：

首先，孕妇应纠正不良饮食习惯，保持良好食欲，提倡精粮、粗粮都吃，荤菜、蔬菜搭配，均衡饮食；经常吃些富含维生素 D 的食物，比如蛋黄、鱼类、动物肝脏等。其次，孕母要经常晒太阳，尤其在冬天，不要怕冷就足不出户，要多进行户外运动，让皮肤直接接受阳光照射，不要隔着玻璃晒太阳，因为紫外线的穿透力很弱。另外，原有慢性疾病、身体虚弱的备孕夫妻应积极治疗、调理身体后才能怀孕，怀孕后也要经常向医生咨询，建立健康的生活方式。

> **宝宝妈：**
>
> 宝宝出生后应该如何护理，才能远离佝偻病呢？

侯大夫：

· 在娘胎里先打好根基，中医讲父强母壮，其儿亦肥。

· 后天调护跟得上。孩子出生后，风和日暖，带出去多晒晒太阳。比如新生儿黄疸，晒太阳后可以帮助退黄。

母乳喂养的孩子，母亲也需要多参加户外运动，多晒晒阳光，这样才有助于补充维生素 D 吸收钙质，否则由于母乳中含有维生素 D 较少，那么孩子也容易患上佝偻病。

· 若患儿经常患疾病，这个时候就需要治疗疾病为先，后期调理脾胃。

> **宝宝妈：**
>
> 我家宝宝 3 岁了，经常反复呼吸道感染，大夫跟我说孩子现在还有点佝偻病，是不是需要治疗佝偻病呢？

侯大夫：

因为反复呼吸道感染导致的佝偻病，先治疗反复呼吸道感染。是因为婴幼儿机体抵抗力下降，易患呼吸道感染，如肺炎；易患消化道疾病，如腹泻；易患贫血及营养不良。反复生病，正气不足，脾胃功能失常，吸收功能下降，所以关键是扶助正气，预防生病，也就是预防佝偻病了。如儿童患慢性腹泻可影响维生素 D 在体内的吸收、代谢，导致佝偻病，所以慢性腹泻的宝宝一定要调理肠胃功能。

宝宝妈：

侯大夫，生活中补钙，有什么妙招和注意事项吗？

侯大夫：

晒太阳可以补钙。带孩子多进行户外运动，指导家长携带婴儿尽早户外运动，逐渐达每天 1 ~ 2 个小时，尽量暴露婴儿身体部位如头面部、手足等。

宝宝晒太阳注意事项：避免阳光直射眼睛，对 12 个月以下的宝宝最好一直待在阴凉处，即使到户外也要注意避免直接接触阳光；尽量不要在正午晒太阳，紫外线太强。如果旅游期间在沙滩等阳光强烈的地方，除了依靠遮挡防晒，建议给宝宝也使用防晒霜，避免晒伤。

宝宝妈：

佝偻病对孩子有什么危害呢？

侯大夫：

营养性佝偻病对婴幼儿生长发育极为不利，还可引起低钙性心肌病，甚至导致死亡。其不良影响会持续到成年时期，引发诸如肌病、癫痫发作、肺炎、终生畸形和残疾、发育障碍等后遗症。营养性佝偻病患儿往往容易出现四肢和骨盆畸形、骨骼疼痛以及肌无力等表现。因此，营养性佝偻病仍然是世界公共健康问题。

2.1.6　问行为异常

WHO（世界卫生组织）曾对健康下了这样的定义：健康不仅仅是没有疾病，而且是身体上、心理上和社会上的完好状态。

在现代社会中，儿童心理问题越来越受到关注，然而很多年轻的父母面对孩子出现的异常行为，往往感到疑惑，不知道该怎么办，不能及时重视。当儿童的行为与其所处的社会文化背景不相适应，称为行为问题。

儿童有哪些行为异常的问题？遇到常见的行为问题，如何去关注？如何帮助孩子去纠正？什么情况下需去进行专业咨询了解情况？可以进行中医调理吗？接下来带大家认识一下宝宝的行为异常。

宝宝妈：

侯大夫，最近我家孩子上课注意力不集中，是不是患上多动症了？

侯大夫：

多动症又称注意缺陷 - 多动障碍（ADHD），以动作过多，注意力不集中为突出的症状，常有不同程度的学习困难，但智力一般不影响；有时出现动作不协调、性格或其他行为的异常。

注意力不集中

·在作业、工作或其他运动中不注意细节问题或经常犯一些粗心大意的错误。

·在工作或游戏中难以保持注意力集中。

·别人和他说话时常似听非听。

·常不能按别人的指示完成作业、家务或工作（不是由于违抗行为或未能理解所致）。

·常难以组织工作和学习。

·常逃避、讨厌或不愿做要求保持注意力集中的工作（如学校作业或家庭作业）。

·常常丢失学习和运动要用的物品（如玩具、学校指定的作业、铅笔、书本或工具）。

·常常易受外界刺激而分散注意力。

·日常生活中容易忘事。

多动 / 冲动

·常常手或脚动个不停或在座位上不停扭动。

·在教室或其他要求保持坐位的环境中常离开坐位。

·常在不恰当的情况下乱跑或乱爬（成人或青少年仅限于主观感觉坐立不安）。

·常难以安静地玩耍或从事闲暇运动。

·经常忙个不停或像"装上了发动机"似的不停地动。

·经常说话过多。

·常常别人问话未完就抢着回答。

·经常难以安静等待或按顺序排队。

·常打断或干扰别人的运动（如插话或干扰别人的游戏），所以，不要轻易给孩子下定义为多动症。

宝宝妈：

孩子好好的，为什么突然之间会出现多动症呢？

侯大夫：

西医其病因至今并不清楚。目前多数国内外学者均认为是由多种因素引起的：心理因素、遗传因素、生物化学因素、微量元素的缺乏或中毒以及食物添加剂等可能导致多动的发生。心理因素一般与不良的家庭环境及教育方法有关，如家庭成员关系紧张，缺少温情，或对孩子过分苛求、粗暴或过度溺爱，百依百顺，或在学校受到不当的体罚或歧视等。

中医认为多动症的发病主要与心、肝、脾、肾四脏的功能失调有关。脾主四肢的肌肉，脾为土，肝为木。通俗地讲就是，土壤太松，树就长不好，肝主风，主要调节人体的情绪、行为。当肝气旺脾气弱的时候，木旺乘土，容易导致行为异常发生。

宝宝妈：

孩子这样的情况需要治疗吗？

侯大夫：

对于儿童行为异常问题，应尽早发现，及时纠正，防微杜渐。应采取综合性措施，需要家长、教师、儿童及医师多方面配合，家长及老师应该了解该症是发育过程中的一种异常表现，惩罚责骂不但不能收到预期效果，反会损害小儿的自尊心和进取心，造成精神创伤，加深矛盾，使患儿不易配合治疗。

特别强调药物不能代替教育，西药的副作用较大，应该配合中医调理脾胃，扶土抑木，从肝脾论治。

宝宝妈：

侯大夫，孩子最近经常挤眉弄眼，去医院检查说是抽动症，这是怎么回事？

侯大夫：

抽动是指身体某部位一种固定或游走性的单处或多处肌肉群的急速收缩动作，具有突发性、瞬间、无先兆、不随意和无节律的特点。如抽动反复发作称抽动症，也称习惯性不自主动作，我习惯将抽动症看作一种抽动现象。

宝宝妈：

饮食不注意也会得抽动症、多动症吗？

侯大夫：

平常喜欢食肉类、煎炸、干燥食物的宝宝更易发病；喝牛奶多、大便干结者也更易发病。中医认为小儿肝常有余，脾常不足。饮食加重脾胃负担，导致脾胃虚弱，内热在体内蓄积，导致肝火旺盛，肝旺脾虚，易致内风，出现抽动、多动现象。

宝宝妈：

针对孩子抽动症应该做如何治疗呢？

侯大夫：

注重心理治疗，心理疏导，教育患儿不要过于担忧和紧张，积极配合治疗。对患儿更要关心和安慰，合理安排生活、学习和运动；对患儿的抽动动作不要加以理睬、提醒和指责，更不能讥笑或打骂。这样可以使患儿精神得到放松，心情就会舒畅，抽动可能减轻或自然停止。

有潜在诱因的情况，要及时消除躯体诱因，比如经常清嗓子的患儿，要对扁桃体炎、上呼吸道感染等可能的诱因进行治疗，注意调理身体，避免疾病诱发或加重；调理孩子的身体状态，让孩子少生病，增加抵抗力，增加户外运动量，转移注意力。不要轻易给孩子使用安静的药物，副作用较大，影响孩子的智力发育。

宝宝妈：

抽动症、多动症如果不及时就诊，时间长了有哪些危害呢？

侯大夫：

多动与抽动症状上是有些相互交叉的，有些症状二病都可能有。

抽动症是一种对孩子身心、社交等各方面都会带来深远影响和危害的疾病。

有些患儿对自己所表现出的抽动症状深为苦恼，为避免别人的耻笑或家长的指责，当出现抽动或发声后，迅速做另外的动作企图掩饰，结果反而出现一些更复杂的动作。

·如果得不到及时医治，症状就会加重，有可能造成不同程度的感知缺陷，出现学习困难。

·抽动症发作时不自主的发声或抽动会分散患儿注意力，严重者眼睛难以停留在书本上，无法集中精力听老师讲课，日久则影响记忆力，造成学习成绩下降、厌学等。更甚者会出现无法正常接受教育等情况。

·抽动症儿童常常被老师批评，同学、周围小伙伴嘲笑、奚落，容易产生自卑，久而久之孩子变得性格孤僻，不愿与人接触，难以建立自尊、自信，形成健全的人格。

宝宝妈：

侯大夫，孩子的指甲从来都没有剪过，咬指甲、啃手指，连脚趾甲也啃，为什么呢？

侯大夫：

吮手指和咬指甲在儿童的顽固性习惯中是最常见的，其他的顽固性习惯还有咬铅笔、咬衣襟等，大多始于幼儿。可能由于周围环境单调，没有小朋友做伴，孤独而没有成人爱抚，故在吮指、咬指甲、咬铅笔、咬衣襟等行为中得到一定满足，逐步形成习惯。

宝宝妈：

如何纠正呢？需要治疗吗？

侯大夫：

首先要关心孩子，了解产生的原因，并着手改善；定期修整指甲，不让其有啃到的机会；多带孩子进行户外运动，释放热量，转移孩子的注意力；丰富兴趣爱好，开阔视野，参加各种游戏，转移注意力；不要责骂、恐吓或强行制止，以免加重小儿逆反心理，甚至会引起症状加重；饮食宜清淡，防止干燥生热食物。

宝宝妈：

　　侯大夫，我家孩子平时容易急躁发怒、爱哭闹，这是什么原因呢？是天生的脾气不好吗？

侯大夫：

　　如果是孩子近期才出现，考虑宝宝有没有身体不适的地方，如有无消化不良，或有无口腔疾患。6个月宝宝开始长牙，长牙可以引起宝宝烦躁、流口水等，加强护理即可，注重调理一下脾胃功能状态。大点的孩子经常吃热性、干燥、膨化食品，导致内热大，引起肝火旺，容易发脾气等。需要关心爱抚宝宝，进行教育。

宝宝妈：

　　侯大夫，孩子平时不爱说话，性格内向，胆小，这是怎么回事呢？

侯大夫：

　　孩子的性格特点主要是跟家庭环境相关。家人保护过度，有些家长对孩子的保护过多过细，怕磕着、怕摔着、怕有任何不适应，总把孩子带在身边，形影不离，使孩子形成一种强烈的依赖心理和被保护意识。特别是隔代抚养，长辈会宠爱，无条件满足，经常顺着孩子的意思来。这都会导致孩子在面对家庭以外的情境时，挫折感受强烈，所以孩子会尽力避免挫折及不愉快的体验，从而避免接触这样的环境，表现出逃避行为。

宝宝妈：

　　侯大夫，我家孩子平时总是少气无力的，到哪都要我抱着，这正常吗？是怎么回事呢？该如何调理呢？

侯大夫：

　　宝宝经常乏力，在中医方面讲是气虚，说明宝宝身体素质不太好，肺脾气虚，说话有气无力，运动量少，食少纳呆，易生病，反复感冒、反复肺炎、反复荨麻疹等，这种孩子免疫力低下，关键是要增强孩子免疫力，可以调理孩子肺脾功能，让其少生病。饮食上要格外注意，加强饮食控制，定时定量吃主食，不吃零食。加强体育锻炼，让孩子适量进行户外运动。也可能撒娇的缘故，依赖性强，总觉得被抱在怀里才舒服，这个需要时间慢慢纠正。

附：儿童常见的行为异常

　　·咬指甲

　　咬指甲是儿童时期很常见的不良行为，男女儿童均可发生。程度轻重不一，重者可引起局部出血，甚至甲沟炎。爱咬指甲的孩子常伴有睡眠不安和抽动。

　　·吮吸手指

　　吮吸手指在婴儿期是一种常见的现象，到2～3岁以后，这种现象会明显减少。随着年龄增长，会逐渐消失。如不消失，则是一种不良的行为偏差。

　　·屏气发作

　　婴幼儿在受到刺激哭闹时，在过度换气之后出现屏气，呼吸暂停，口唇青紫，四肢僵硬，严重者可出现短暂的意识障碍。短则半分钟到1分钟，长则2～3分钟。多见于2岁以内的孩子。

　　·口吃

　　说话时言语中断、重复、不流畅的状态，是儿童期常见的语言障碍。约有半数口吃的儿童在5岁前发病。

　　·言语发育延迟

　　儿童口头语言出现较同龄正常儿童迟缓，发展也比正常儿童缓慢。一般认为 18 个月不会讲单词，30 个月不会讲短句者均属于言语发育延迟。

· 选择性缄默症

已获得语言能力的孩子，因为精神因素的影响，在某些特定场合保持沉默不语。如在学校里不讲话，但在家里讲话。这种心理问题多在 3～5 岁时起病。

· 遗尿症

5 岁以上的孩子还不能自己控制排尿，夜间经常尿湿床铺，白天有时也尿湿裤子。多见于 5～10 岁的儿童，男孩多于女孩。

· 抽动症

局限于身体某一部位的一组肌肉或两组肌肉出现抽动。表现为眨眼、挤眉、皱额、咂嘴、伸脖、摇头、咬唇和模仿怪相等，多见于 5 岁以上的儿童，男孩多于女孩。

· 入睡困难

儿童在临睡时不愿上床睡觉，即使是躺在床上，也不容易入睡，在床上不停地翻动，或反复地要求父母给他讲故事，直到很晚才能勉强入睡。

· 夜惊

在睡眠中突然惊醒，瞪眼坐起，惊惶失措，表情痛苦，常伴有哭喊、气急、出汗等症状，多半发生在入睡后 2 小时内，醒后不能回忆。以 5～7 岁的儿童最为常见。

· 睡行症

睡眠中突然睁眼，坐起凝视，下床走动。多半发生在睡后 2 小时内，醒后不能回忆。见于任何年龄的儿童，多见于 5～12 岁儿童。

· 梦魇

指从噩梦中惊醒，能生动地回忆梦里的内容，使孩子处于极度紧张焦虑状态的一种睡眠障碍。多发生在后半夜，多见于学龄前儿童。

· 偏食

儿童不喜欢或不吃某一种食物或某一些食物，是一种不良的进食行为。偏食在儿童中很常见，在城市儿童中占 25% 左右，在农村儿童中占 10% 左右。

·拔毛癖

儿童时期出现的经常无缘无故地拔自己的头发、眉毛、体毛的不良行为。多见于4岁以上的儿童。

·攻击行为

因为欲望得不到满足，采取有害他人、毁坏物品的行为。儿童攻击行为常表现为打人、骂人、推人、踢人、抢别人的东西（或玩具）等。儿童的攻击行为一般在3～6岁出现第一个高峰，10～11岁出现第二个高峰。总体来说，攻击方式可分暴力攻击和语言攻击两大类，男孩以暴力攻击居多，女孩以语言攻击居多。

·退缩行为

胆小、害羞、孤独、不敢到陌生环境中去，不愿意与小朋友们玩的不良行为。这种儿童对新事物不感兴趣，缺乏好奇心。

·依赖行为

儿童对父母过分依赖，并与年龄不相符的一种不良行为。这种儿童如果父母不在，便容易发生焦虑或抑郁。

·分离性焦虑

6岁以下的儿童，在与家人，尤其是母亲分离时，出现的极度焦虑反应。男女儿童均可得病，与患儿的个性弱点和对母亲的过分依恋有关。

·神经性尿频

每天的排尿次数明显增加，但尿量不增加、尿常规正常的一种心理疾病。排尿次数可以从正常的6～8次增加到20～30次，甚至每小时10多次，每次排尿很少，有时仅几滴。以4～5岁的儿童为多见。

·神经性呕吐

一种反复的餐后呕吐，但不影响食欲、体重的心理疾病。常常具有癔症性格，自我中心、暗示性强，往往在明显的心理因素作用下发病，以女孩为多见。

·性识别障碍

儿童对自身性别的认识与自己真实的解剖性别相反，如男性行为特征像女性，或持续否认自己具有男性特征。多见于 3 岁以上的儿童。

·孤独症

一类以严重孤独，缺乏情感反应，语言发育障碍，刻板重复动作和对环境奇特反应为特征的疾病。

宝宝妈：

　　对于刚出生的宝宝，出现什么情况才算是行为发育异常呢？

侯大夫：

　　对于婴儿，关注他的生长发育水平，细心发现其异常行为：

　　·3 个月以内整天昏昏欲睡，不容易唤醒；吸吮能力差；哭声异常，表现为哭声无力或发直，有时为尖叫。

　　·3 个月以后俯卧不能抬头，双手总是握拳状。

　　·3 个月后还不会微笑，对周围不关心，不看周围物品或对周围声音无反应。

　　·4 ~ 5 个月时仍不会将手放入口中，"注视手"的动作持续存在，6 个月以后也不消失。

　　·7 个月仍不会咀嚼或吞咽困难。

　　·8 ~ 9 个月仍不能坐稳。

　　·9 个月时双手仍不能在胸前握在一起玩。

　　·9 个月后仍对周围缺乏兴趣，注意力不集中，对玩具的兴趣也很短暂，不会玩玩具。

2.1.7　问过敏

　　过敏，简单地说就是对某种物质过度敏感，当你接触了之后，身体就会产生过度的反应。正常的免疫功能对人体是有益的，是对机体的保护，但是过度的保护，把身体正常无害的物质误认为有害的物质，就会反过来攻击伤害人体。如当外面邪气入侵易感者体内，激活机体的免疫系统，此时过度的免疫反应会使管腔收缩，黏液分泌增加，血管渗出增加等。

宝宝妈：

临床有哪些过敏反应的表现呢？

侯大夫：

最常见的例子就是哮喘。气管高反应性是哮喘的基本特征，哮喘患者几乎都存在。它是指气管对多种刺激因子如过敏原、理化因素、运动、药物等呈现的高度敏感状态。

荨麻疹，当在气温骤降时或者接触凉水或热水之后容易发生。数分钟内局部发生瘙痒性的水肿和风团，通常在 2 ~ 24 小时内消退，但是反复发生的新的皮疹病程迁延数日至数月。蚊虫叮咬后会红一大片，不容易消退；划痕明显。这类儿童对外来的机械刺激引起生理反应增强，在皮肤上产生划痕或风团。这些都属于过敏。

宝宝妈：

遇到以上情况我们该怎么办呢？

侯大夫：

首先是找到发病的原因，如是药物引起者应停用过敏药物；食物过敏引起者，找到过敏食物后，如果没有剧烈的反应，可以通过调理逐渐适应。

但是治疗过敏最本质的治疗是要调节机体的免疫力，平衡抗病邪能力。免疫有两种力量，一种是防御力量，一种是驱邪力量，免疫功能紊乱是引起过敏反应的重要原因。

比如吃饭的时候避免过细过多过频，饮食过于单一或过杂，孩子经常吃高热量的食物，导致内热大，体内垃圾多了，会促使容易过敏；保证充足的睡眠，不要熬夜；加强体育锻炼，天气好的时候多接触大自然；平时穿衣服要适宜，不能凭大人的主观愿望来处理小儿的衣着。

2.1.8 问出汗

宝宝妈：

如何判断孩子是不是出汗多呢？

侯大夫：

小儿汗证是指静安适温之中，遍身或局部出汗过多，小儿禀纯阳之体，生机蓬勃，代谢旺盛，出汗比成人多；若小儿汗出较同龄儿为多，则属于异常。这些情况不用治疗：①衣被过厚，或天气炎热而无减衣被者出汗。②玩耍嬉戏剧而汗多。③乳食无常而汗多。小儿平素嗜食肥甘厚味、过酸、煎炸膨化之品致热郁内盛，使周身汗多渍，调其饮食即可。④如果因惊因吓，或情志不遂而汗多。⑤头颈汗多，汗出有时，常于安卧之始，甚则汗多浸枕。

宝宝妈：

我们家孩子明显地比别人家的小孩儿爱出汗，看着他跟别的小孩儿一块儿去玩儿，人家那比他还胖的小孩儿背上刚湿一点，他全身都快湿完了，而且汗不停地出，停那好长一会儿都落不下去，怎么回事儿呢？

侯大夫：

听你说这情况，不是小儿汗证。小儿汗证是在正常状态下，没运动，外界温度也不高，小孩儿有时候会自己出汗，甚至大汗淋漓，他这不能算。要是没什么别的特殊症状，像平时手脚发热、胸闷、少气懒言、睡眠不安等，就不用太在意，只要能及时补充水分，防止他汗出过多伤津液就行。

宝宝妈：

我家宝宝夜里睡觉出汗，早起被窝是潮湿的，这是怎么回事儿呢？

侯大夫:

这还要结合他白天的状况看,如果他白天有自汗的情况,就是平时坐那不动,气温又不高,他自己都会出汗,那就按小儿汗证去辨证治疗就行了。

如果他白天没有异常出汗的情况,那很有可能是晚上吃得太饱或者是事前加餐而造成的食积,这种情况会有盗汗的发生,这就是《黄帝内经》上说的"饮食过饱,汗出于胃"。只要他第二天大便通畅,就不碍事了,控制饮食即可;要是还积着,大便不畅,就用点消导药、保和丸类的就行了,主要是注意晚上别吃得太饱。

宝宝妈:

我家宝宝手汗多,其他地方也不太出汗,就两只手出汗厉害,这是怎么回事?

侯大夫:

小儿手心脚心总出汗多是有内热。因为小儿处于生机勃勃的生长阶段,体内阳气旺盛,中医称小儿为"纯阳之体",有内热并不鲜见,再加上自我调节能力差,体内一旦有郁热,就不容易通过阴阳自调解决,那么手心脚心出汗可能是他们自我调节阴阳的一种方法。

2.1.9 问消炎药

提到抗生素,很多人都知道。曾经在一次儿童健康讲座中,问家中没有备抗生素的家长举手,结果300多人次中发现仅有10位家中没有备抗生素。在中国,尤其儿童时期抗生素滥用很常见。然而对于儿童来说,小儿的身体各方面发育很不完善,脏腑娇嫩,抗生素的危害就更大。

如今药品种类越来越多,医院设备越来越好,健康意识也逐渐增强,可是儿童的健康水平却没有提高。现在家长在小孩感冒发热时,抱起孩子就往医院跑,要求赶快好,看见嗓子红就是有炎症,就盲目给孩子使用消炎药。但是,为了儿童的健康成长，我们应该减少抗生素滥用，正确使用抗生素。

如果孩子感冒、发热，到底该不该服用抗生素？那么在什么情况下可以服用抗生素呢？

侯大夫：

感冒就是有炎症，有炎症就用抗生素，这是使用抗生素的绝对误区。

病毒或者细菌都可以引起感冒，而大多数感冒是由病毒引起的，抗生素对病毒引起的发热无效，只对细菌性感冒有用。

大家可能都有过这种经历，感冒以后习惯性在药店买一些感冒药，同时加一点抗生素来使用，实际上这个时候使用抗生素没有用处的，属于滥用，而且还会降低孩子自身的抵抗力。

如果不用抗生素消炎，用什么药代替抗生素好？

侯大夫：

我们经常遇见患儿排了好久的队就诊，查过血常规，发现白细胞、中性粒细胞都正常，淋巴细胞增高为主。接诊大夫让孩子回去多喝水，多休息，饮食清淡一点，发热对症处理。很多家长就不理解了，我费这么大劲看病，药也不开。有的家长主动要求使用抗生素，甚至为了让孩子赶快好，要求输液。

实际上抗生素仅适用于由细菌引起的炎症，而对由病毒引起的炎症无效。事实上，感冒多由病毒引起，用杀死细菌的抗生素，用了也没有什么效果。因此，如果孩子患感冒没有并发细菌感染，并不需要服用抗生素。相反，多喝水、多休息、饮食清淡，或适当服用中成药，比如柴黄颗粒、板蓝根颗粒、抗病毒口服液等，这些药物不仅有退热作用，还对病毒有抑制作用。

抗生素是激素吗?

侯大夫：

抗生素不是激素，抗生素和激素完全是两码事。抗生素以前叫抗菌素，能杀灭细菌，而且对霉菌、支原体、衣原体等其他致病微生物也有良好的抑制和杀灭作用，近年来才将抗菌素改称为抗生素。

而激素是人体内自己能合成的，对人体的机能起到调节作用的。你说的这个激素，可能仅仅是指的糖皮质激素，它在医学上的应用主要是抗感染、抗休克、免疫抑制等。医生如果用激素作为退热药是错误的。

抗生素是否可以预防感染?

侯大夫：

抗生素仅适用于由细菌和部分其他微生物引起的炎症，是针对引起炎症的微生物，是杀灭微生物的，没有预防感染的作用，相反，长期使用抗生素会引起细菌耐药，引起严重的感染。

新的抗生素比老的好，贵的抗生素比便宜的好吗?

侯大夫：

其实每种抗生素都有自身的特性，优势劣势各不相同。一般要因病、因人选择，坚持个体化给药。比如，红霉素是老牌抗生素，价格很便宜，它对于军团菌和支原体感染的肺炎具有相当好的疗效，而价格非常高的碳青霉烯类的抗生素和三代头孢菌素对付这些病就不如红霉素。而且，有些老药药效较稳定，价格便宜，不良反应较明确。

比如，青霉素是人类历史上发现的第一种抗生素，拯救了无数人的生命，现在的价格很便宜，但是依然是某些细菌的特效性抗生素。

宝宝妈：

广谱抗生素优于窄谱抗生素吗？

侯大夫：

抗生素使用的原则是能用窄谱的不用广谱的，能用低级的不用高级的，用一种能解决问题的就不用两种，轻度或中度感染一般不联合使用抗生素。在没有明确病原微生物时可以使用广谱抗生素，如果明确了致病的微生物最好使用窄谱抗生素。否则容易增强细菌对抗生素的耐药性。另一方面，新的抗生素的诞生往往是因为老的抗生素发生了耐药，如果老的抗生素有疗效，应当使用老的抗生素。

宝宝妈：

孩子发热比较高，吃药后烧还没有退下来，是不是多用几种抗生素就能有效地控制感染？

侯大夫：

一般来说不提倡多种抗生素一起使用。因为联合用药可以增加一些不合理的用药因素，这样不仅不能增加疗效，反而降低疗效，而且容易产生一些不良反应，或者细菌对药物的耐药性。所以合并用药的种类越多，由此引起的不良反应发生率就越高。一般来说，为避免耐药和不良反应的产生，能用一种抗生素解决的问题绝不应使用两种。

嗓子发炎了，又发热，可以给孩子用消炎药吗？是不是用了总比不用好呢？

侯大夫：

在炎症中，只有由细菌引起的炎症，使用敏感的抗生素才会有效，而这类情况只占炎症比例中的少部分。如果炎症并不是由细菌引起的，就没有必要用抗生素，用了也不起作用。所以，家长们不要一看到宝宝有炎症，就盲目地先把抗生素用上。这样不但不一定能达到效果，还造成了抗生素的滥用。

医生说我孩子是细菌感染，可用了 2 天抗生素仍没退热，是不是要换药呀？

侯大夫：

抗生素的疗效有一个周期问题，如果使用某种抗生素的疗效暂时不好，首先应当考虑用药时间不足。此外，给药途径不当以及全身的免疫功能状态等因素也可影响抗生素的疗效。如果与这些因素有关，只要加以调整，疗效就会提高。频繁更换药物，会造成用药混乱，从而伤害身体。况且，频繁换药很容易使细菌产生对多种药物的耐药性。

如果抗生素用了 3 天，好得差不多了，可以停药吗？

侯大夫：

抗生素忌一旦有效就停药。是药三分毒，大概是大部分人对药物最深刻的认识了，遇到要吃药的情况，总是各种谨慎纠结，稍有好转，就想停药。前面我们知道，抗生素的使用有一个周期。用药时间不足的话，有可能根本见不到效果；即便见了效，也应该在医生的指导下服够必需的周期。如果有了一点效果就停药的话，不但治不好病，即便已经好转的病情也可能因为残余细菌作怪而反弹。遇见效果一般就频繁换药，疾病从潜伏到发病需要一个过程，同样的，抗生素从服药到起效也需要一个过程，而有时候，这个起效的过程可能会稍微有点长。如果每种抗生素吃上一两次感觉没有效，就又换别的药，不仅会造成用药混乱，引发不良反应，还很容易使细菌对多种药物产生耐药。

宝宝妈：

小孩感冒发热怎么办？输液好得快，可以给孩子输液吗？

侯大夫：

不输液好不了，这是我听得最多的一句话，这属于伪科学。无论是口服、肌内注射，还是输液，都是给药的一种方式，应该根据宝宝的病情选择合适的给药方式，而不是一味相信输液效果更好。滥用抗生素和输液是中国治疗小儿发热的最大误区。不少带孩子看病的家长主动要求医生给孩子用抗生素，孩子只要感冒、发热或腹泻，就要求输液治疗。同样的药物，相比于口服制剂，输液发挥作用所需的时间是会短一些，但任何事物都有两面性，输液带来的风险也比口服药更高。输液属于有创伤治疗，孩子所承受的各种风险也比较大。但还是要提醒家长，虽然不要盲目相信输液好，但也不要一味排斥输液，宝宝是否需要输液，应该交由专业医生进行判断。

宝宝妈：

滥用抗生素有哪些危害呢？

侯大夫：

日常生活中如果不注意这些使用抗生素的规则，那就是在培养超级细菌。抗生素会导致普通小病无药可医。由于药物长期刺激，一部分致病菌产生变异，成为耐药菌株。药效越强的抗生素，越能制造出更凶险的超级细菌。

首先，滥用抗生素对宝宝的危害更大，越用越多，越用越高级，孩子身体里面细菌耐药率增高，以前一支青霉素就搞定，现在头孢一代、二代效果也不一定有效，要用到三代了。

其次，由于孩子身体内的各种器官发育还不成熟，抗生素很容易残害或者潜在性地残害孩子的身体器官。

再者，对孩子滥用抗生素，最恶劣的影响是造成孩子体内正常菌群的破坏，降低孩子机体抵抗力，进而引起二重感染，出现真菌感染。

还有，滥用抗生素增加了药物引起人体过敏的机会。儿童哮喘病的增多，就与滥用抗生素有很大关系。有研究说，吃一次抗生素七天不发育，想一想，吃一次药，对宝宝身体的危害有多大。

宝宝妈：

腹泻可以使用抗生素吗？

侯大夫：

在国内，自己给宝宝开药的情况非常普遍，一发生腹泻之类的情况，就想给宝宝整点抗生素吃，而这大多数时候都是不必要的。腹泻最常见的原因也是病毒感染，当宝宝发生腹泻时，最重要的就是预防和纠正脱水，大多数情况下也都没必要使用抗生素，乱用抗生素还可能破坏肠道菌群和谐，加重腹泻。滥用抗生素治疗，反而会引起免疫功能下降，更容易感染疾病。

宝宝妈：

孩子用药效果一般，用了一种药不见效，就再加一种，可以吗？

侯大夫：

之前就见过这样一个家长，孩子上呼吸道感染，吃了 2 天阿莫西林，觉得不见效就停了，换成头孢吃了 2 天，还是觉得不见效，最后听别人说有可能是支原体，把头孢停了又换成阿奇霉素。

有的家长认为，同时多用几种抗生素，可以更全面地消灭细菌，效果更好。就跟手榴弹对付不了敌机，步枪也打不了潜水艇一样，如果抗生素没有应用在它针对的细菌类别，不仅发挥不了作用，还可能对身体带来伤害，既增加了发生不良反应的风险，又容易造成细菌耐药。所以，在需要使用抗生素时，应该有针对性地使用敏感的抗生素，不要自行增加使用抗生素种类。

宝宝妈：

哪些抗生素属于宝宝禁用和慎用的呢？

侯大夫：

光凭自己的经验就给孩子吃药，是拿自家孩子当小白鼠。切记宝宝用药跟成人不一样，氨基糖苷类、链霉素、庆大霉素等，有较强的耳毒性、肾毒性，可能会造成听力下降、耳聋、肾功能损伤等。

宝宝妈：

抗生素如何正确使用呢？

侯大夫：

孩子病了医生一说用抗生素就马上抗拒，好像抗生素是会害了孩子！绝不给孩子碰，表现很极端，应该把专业的事交给专业的人才是最合适的做法。该用的时候还是得用，但要用得规范。血常规的准确性、特异性都不强，所以不能单凭血常规判断。

比如：常见的食积发热，舌苔又白又厚、腹胀等，白细胞也可以高，此时只需消食清热，之后白细胞就可以降下来了，并不一定所有的白细胞高都要用抗生素，有时候抑制机体的正邪斗争反而会适得其反。

宝宝妈：

使用抗生素的时候还有什么其他注意事项吗？

侯大夫：

请勿擅自调整剂量。有些恨病型家长，看到孩子生病，恨不得给他吃一次药就马上能好，就不按医嘱或者说明书，擅自给孩子加大剂量。药物都有一定的不良反应，随意加大药量，很可能就会超量，甚至达到毒性剂量，危害孩子的健康乃至生命。而有些保守型的妈妈会担心抗生素的不良反应，不想让宝宝吃太多药，就擅自减小剂量。

抗生素的正确使用，需要医患双方共同努力，责任不单是医生的，也不单是患者的，不得不承认有不按要求用药的医生，也有不够理性的家长。

有些医生为了保全自己的人身和财产，治疗都非常保守。这不能单怪谁，只能说需要大家共同改善！我觉得应该恰当地向医生提出自己的想法：我很尊重您的知识，也不会胡搅蛮缠的，可不可以暂时不用抗生素？

建议孩子生病期间尽量只看一个大夫，这样大夫能更好地了解、治疗孩子。

2.2 问呼吸系统疾病

2.2.1 问感冒

咳嗽、流涕、头痛、发热、嗓子疼，这是宝宝最常遇到的问题，孩子的成长伴着对抗"小病"而变强壮。感冒是小儿最常见的疾病，感冒是外感风邪引起的肺系疾病，以发热、恶寒、鼻塞、流涕、喷嚏、咳嗽、头痛、全身酸痛等为主要临床表现。本病相当于西医的急性上呼吸道感染，一年四季均可发生，但以冬、春时节及气候骤变时发病率较高。任何年龄的小儿均可发病，婴幼儿更为常见。

宝宝妈：

侯大夫，感冒在生活中很常见，感冒的主要症状是什么？

侯大夫：

西医中的急性上呼吸道感染是由各种病原引起的上呼吸道急性感染，俗称"感冒"。它主要侵犯鼻、鼻咽和咽部，根据主要感染部位的不同可诊断为急性鼻炎、急性咽炎、急性扁桃体炎等。

中医认为感冒是外感风邪引起的肺系疾病，以发热、恶寒、鼻塞、流涕、喷嚏、咳嗽、头痛、全身酸痛等为主要临床表现。又将感冒称为"伤风"。

宝宝妈：

每次宝宝感冒，医生都说有"炎症"了？什么是炎症啊？

侯大夫：

讲有"炎症"主要指的是有"感染"，感冒多由病毒引起，很少一部分是由细菌引起。细菌感染可直接感染或继发于病毒感染之后。中医认为感冒的孩子一般多属于内热大，外又受凉了。比如经常食积的孩子容易出现嗓子发炎，接着稍不注意受凉感冒。

有人说孩子感冒很正常，不用吃药看医生，大概过1周左右感冒就可以康复了。孩子感冒，到底应不应该吃药看医生？

侯大夫：

面对宝宝感冒、发热，宝爸宝妈大多把握不了病情缓急，自乱方寸，抱着孩子急上医院，还有一些家长抱有"抗一抗态度"，在我看来态度不能极端化。小儿感冒不必太过紧张，病毒大多有自愈性，只要我们合理照顾，合理用药，注意休息，大多可以恢复，小感冒还可以提高宝宝抵抗力。但并不是说，所有的感冒孩子都可以先扛一扛，都不用着急上医院，这要因人而异。如果孩子高热、热势反复不退，伴有呕吐、腹泻，或者扁桃体化脓，这些还是需要去医院就诊的。另体质虚弱、营养不良的孩子，有先天性心脏病史，或者年龄小的婴儿生病的时候则要重视。

宝宝妈：

我家宝宝身体特别弱，上次感冒刚好了没有几天，这几天就又感冒了，我平时也注意预防感冒这方面的问题，为什么我家宝宝这么容易感冒呢？

侯大夫：

这种问题我在门诊上也总有患儿家长问我，3岁以内的婴幼儿最容易患感冒，主要有以下原因：

·跟宝宝的生理特点相关。中医认为小儿肺、脾常不足，肺气虚不固，易致外感；小儿脾常不足，饮食不节，形成积食，积食化热，易致外感。

·西医认为宝宝的鼻腔狭窄、黏膜柔嫩、黏膜腺分泌不足，较干燥，对外界环境适应和抵抗力差，呼吸系统容易发生炎症；婴幼儿免疫系统发育还不成熟，全身免疫与局部免疫功能相对低下。

·平时护理不当。比如：宝宝穿衣过多或过少，结果不是出汗就是受凉，很容易诱发感冒；经常去人多密集的地方游玩；小儿睡眠不足，抵抗力弱。

·缺乏室外锻炼、适当的户外锻炼可以提高宝宝对环境变化的适应能力，如果家长不够重视，缺少户外锻炼的宝宝稍不注意，就易发生感冒。

·家庭环境。在家庭成员比较多的时候，大人有感冒、打喷嚏、咳嗽什么的，孩子就会很容易被传染到，所以家里有大人感冒要尽量避免和孩子直接接触，防止交叉感染。

宝宝妈：

> 侯大夫，平时季节交替的时候，宝宝特别容易感冒，怎么应对换季呢？

侯大夫：

小儿冷暖常不能自调，肌肤薄，毛孔疏，卫外不固，易被外邪入侵，容易为外邪所侵而发病。小儿肺部娇嫩，脾常不足，易受凉，易积食，容易生病。由于婴幼儿年龄尚小，各个身体器官发育尚不完全，所以婴幼儿感冒时常有胃肠道症状。所以到季节交替之时，可以给孩子提前调理一下身体，让身体舒舒服服地换季。

宝宝妈：

> 侯大夫，我儿子以前身体特别好，很少生病，但有次轮滑时摔伤了，就做了一次手术，自从那次出院以后，他就变得容易感冒了，这是为什么呢？

侯大夫：

是的，这种情况也很常见。某些急慢性病，病后初愈，此时宝宝胃气尚未尽复，脾胃功能尚弱。又因多种药物的使用，原病虽愈，但正气已伤，尤伤脾胃之气，造成脾胃不和之势，易外感六淫之邪，正邪相争，正气不足，而表现为一种脾气失和的状态，又或先天禀赋不足，素体脾胃虚弱，稍施外因极易形成脾胃不和之势，这种状态就是指免疫系统功能低下。所以大病久病后的宝宝，应该调理身体，防止免疫力低下，导致反复生病。

宝宝妈：

　　侯大夫，我还经常听医生说，内热大会容易感冒，那什么原因会造成内热呢？

侯大夫：

　　家长呵护过于细心，"有一种冷叫作妈妈觉得你冷"，我们常可以看到，孩子的着装和父亲比，差一个季节，但小儿素体阳常有余，又着衣过厚，很易引起内热；平素饮食无规律、无节制，易食积化热；还有平时缺乏阳光、缺乏运动这些生活习惯都容易引起孩子内热。

宝宝妈：

　　有的时候宝宝出现了鼻塞流涕的症状，医生说是鼻炎，侯大夫，我们家孩子是感冒还是鼻炎呢？

侯大夫：

　　鼻塞流涕是感冒的症状，好多医生将其诊断为鼻炎，但我对此并不赞成。感冒的打喷嚏、流鼻涕和鼻塞等鼻部症状往往是持续性的，会连续几天，随着感冒的控制，症状也会逐步减轻，最后缓解。感冒的病程较短，通常1～2周即可，而鼻炎则病程较长，常年反复发作。

侯大夫，那孩子感冒的时候，我去医院经常听医生说，要控制感冒，感冒容易引发中耳炎、脑炎、心肌炎，那它们有什么关系呢？

侯大夫：

确实是这样的，如果家长对感冒太过忽视，感冒严重时，它确实可以引发中耳炎、脑炎、心肌炎等。

中耳炎：绝大多数孩子的中耳炎是由上呼吸道感染引起的，因为儿童咽鼓管较成年人短、平、宽，相对来说，患中耳炎的概率更大。

脑炎：从症状上很容易区分脑膜炎和感冒。如果突然发高热、伴有严重头痛，就有脑膜炎的可能。儿童不善表达，主要看他们的精神，如果精神不好，叫不醒，对什么都没兴趣，也不愿意吃东西，就有脑膜炎的可能。普通感冒头痛不严重，很少长时间持续高热，通常半天发热，半天不发热，孩子的精神很好。所以我们平时要多注意观察孩子的精神，只要孩子有精神就不怕，一旦孩子蔫得厉害，就要马上就医。

心肌炎：病毒性心肌炎刚发病时仅表现为一般感冒症状，如发热、头痛、全身酸痛、咽痛、咳嗽等，1～3周后才出现胸闷、心悸、胸痛等不适。因此，凡在感冒后短期内出现心悸、胸痛、胸闷、气急、疲乏、头晕等不适症状的，家长就应注意发生心肌炎的可能，千万不能掉以轻心，需及早找医生诊治。

看来感冒还真不可以让我们家长轻视。有时候感冒我领孩子去医院看病，有的医生给孩子开抗生素，我可以给孩子用吗？

侯大夫：

如果没有检查开的抗生素，尽量不要用，就感冒而言，大多数是由病毒所致，抗菌药物无效，特别是早期病毒感染，抗生素非但无效，滥用抗生素反而会引起机体菌群失调，利于病菌繁殖，加重病情，不到 6 个月的孩子尽量不要吃消炎药，特别是头孢，其对肠胃的副作用很大，小孩吃了易腹泻，腹泻会影响病程。即使查白细胞稍微高点，也不建议使用抗生素，因为积食内热大也可以导致血象升高，清热消积就可以了。

感冒多是病毒感染，不建议应用过多抗生素，应饮食清淡、多喝水、多休息，一两种中成药口服，逐步让孩子抗抗疾病。比如：小儿感冒退热糖浆、小儿柴胡颗粒、小儿柴桂退热颗粒、小儿解感颗粒，配合艾灸、小儿推拿以增强孩子免疫力。

宝宝妈：

我之前听您说过体质状态，那体质状态是怎么回事？我也注意到了，有些孩子就不经常感冒，这是因为孩子体质状态不同吗？

侯大夫：

孩子之间的确有不同的体质状态，就像您注意到的那些情况，有些孩子容易感冒，一病就好久；有些孩子容易发热，一病就发热，这些除了跟疾病有关外，跟孩子的不同体质状态有关，而体质状态跟先天、后天不同有关，跟生活、起居、饮食有关。比如：过敏体质状态的孩子容易患哮喘等。关于孩子的体质状态，您可以看看专门的释问内容。（参考"问体质"）

宝宝妈：

侯大夫，我还发现孩子感冒去医院就诊，医生总是给我开血常规检查单，血常规有什么用呢？

侯大夫：

临床中，在血常规检查中我们主要观察白细胞、淋巴细胞及中性粒细胞这几项指标。当白细胞计数多正常或偏低，淋巴细胞比例升高，表明病毒性感染；当白细胞计数常增多，提示细菌感染，血常规检查可以简单区分感染类型。

宝宝妈：

有的时候孩子感冒咳嗽了，去医院，经常会被医生问到是否有支原体感染这个问题，侯大夫，什么是支原体呢？

侯大夫：

支原体是大小介于细菌和病毒之间的一种病原微生物，支原体感染虽不属于严格意义上的传染病，但人群对它普遍易感。小孩中以学龄儿童感染率偏高，婴幼儿亦有发病。病情轻者为普通上呼吸道感染症状，中度为支气管炎，重度或以上为肺炎，及合并其他脏器损害表现。在我看来，支原体阳性虽具有参考价值，但并不是确诊指标。因为支原体的化验指标反映短期感染及现行感染的情况，也反映既往感染的，有些要多次化验看化验值的变化趋势来判断，所以单次检查即使阳性不能确认是支原体感染。

宝宝妈：

那在孩子感冒的时候可以打预防针吗？

侯大夫：

一般情况下，轻微感冒并没有影响，可以正常打预防针；但在宝宝精神状态不佳和发热期间是不可以打预防针的，需要等宝宝治愈后 3 天，没有发热和其他症状，才可以注射预防针。

现在有流感疫苗可供注射，既然这个疫苗可以预防感冒，我们宝宝可不可以注射？

侯大夫：

在我看来并没有必要，虽然疫苗对预防流感有一定作用，但作用不大，现在的流感病毒株变化很大并且只针对某一种，并非全部，而且流感病毒变化快，并非打疫苗可杜绝的，最根本的方法还是需要通过提高自身免疫力来预防流感。

宝宝妈：

侯大夫，我们孩子感冒时，我是不是可以给孩子泡泡足浴、药浴，做做推拿？您可以给我们介绍几种简单的家庭处理方法吗？

侯大夫：

轻微感冒时可以让孩子泡泡热水澡，或者用三叶足浴方（艾叶 15 克，紫苏叶 12 克，枇杷叶 12 克）/ 艾叶方（艾叶 15 克）/ 热水给孩子洗洗脚，让身体微微发汗，然后再好好睡一觉，感冒的症状就可以有所减轻。

对于感冒，推拿也有很好的治疗效果，如果孩子风寒感冒的话，家长可以揉外劳宫，外劳宫被中医小儿推拿师称为"暖穴"。具体做法：家长可以左手抓住孩子的左手，右手拇指放在外劳宫穴上，顺时针揉 150 次。还可以揉一揉一窝风穴，这个穴位可温中行气、祛风散寒、宣通表里。具体做法：家长用左手抓住孩子的左手，右手拇指放在一窝风穴上，顺时针揉 150 次。也可以推三关，推三关具有温阳散寒、补气行气、发汗解表的功效。具体做法：家长用左手抓着孩子的左手，右手的食指、中指并拢，从手腕往手肘方向推 150 次。

感冒期间孩子护理方面有什么需要注意的吗？

侯大夫：

轻微感冒，多喝水并饮食清淡，多睡觉，即可痊愈。好多小孩感冒后会出现食欲减退的症状，但许多家长会犯的错误是，小孩食欲不好，就要变着花样给孩子做，引诱患儿吃得更多，其实这样反而会更易增加脾胃负担，加重感冒。在孩子感冒期间，越是食欲不好越要清淡饮食，越要整顿吃饭，应根据孩子食欲及消化能力的不同，分别给予流质或面条、稀粥等食物。喂奶的孩子应暂时减少奶量，减缓发生吐泻等消化不良症状。

宝宝妈：

侯大夫，孩子感冒时可以去幼儿园上学吗？有的时候感冒正好碰到考试，怎样才能尽量少影响孩子考试发挥？

侯大夫：

孩子如果轻微感冒或者轻微发热，而且精神状态好，服药后，可以正常上幼儿园或上学。但如果小孩精神状态不佳，或者处于发热状态，那就不要去上学，要在家休息，以利于身体恢复。如果孩子考试时发生感冒，最好服用中成药，避免服用西药，因其中含有抗组胺成分，服用后可导致易睡，影响孩子考试状态。

宝宝妈：

侯大夫，我有个朋友她孕期10周，最近感冒了，可以吃药吗？

侯大夫：

孕3个月病毒感染引起的感冒，对胎儿很不利，所以要治。孕妇由于身体情况特殊应该选择适当的、安全的方法赶走感冒。一旦感冒一定要注意休息，切勿操劳；多喝水；饮食上要忌口；及时就诊，要在医生的指导下用药，不要自己乱用药。对轻度感冒，仅有喷嚏、流涕及轻度咳嗽，不需用药，注意休息，多喝开水，保暖，可以不治而愈。感冒较重有高热者，除一般处理外，应尽快控制体温。可用物理降温法，如额、颈部放置冰块、湿毛巾冷敷；亦可遵医嘱选择药物降温。需在医生指导下使用解热镇痛剂，要避免采用对孕妇、胎儿和新生儿有明显不良影响的药物。

宝宝妈：

侯老师，我有一个妹妹，她最近刚刚生完孩子，但不小心感冒了，家里人都说要给孩子停止哺乳，这样的做法对吗？

侯大夫：

不对，许多家庭都有这样的观念，但感冒并不通过乳汁传染，所以感冒期间可以正常哺乳，但感冒期间的产妇一定要多注意休息，否则将影响哺乳量。感冒传染途径为呼吸道传染，所以母亲哺乳前应把手、乳头清洗干净，戴口罩进行哺乳，尽量不要对着孩子说话，注意房间通风。

宝宝妈：

我的孩子现在1岁9个月，从出生到现在几乎每个月都会感冒1～2次，吃过转移因子、合生元和康奇咀嚼片都没用，还是照样生病，为什么会这样呢？宝宝为什么容易感冒呢？

侯大夫：

宝宝容易感冒，离不开以下这些方面：

若孩子禀赋不足，体质虚弱，则容易患感冒。孩子出生后肌骨嫩怯，肌膜疏松，不耐自然界中不正之气的侵袭，一感即病。

天气骤变和季节交替时孩子也容易感冒。由于小儿肺脏娇嫩，卫外功能未固，对环境气候变化的适应能力较差，而且小儿寒热不能自调，所以比较容易感冒。

接触感染。如果家里有人感冒，极易传染给孩子。

小儿积滞容易兼夹外感。父母在假期会带孩子出去游玩或吃大餐，孩子吃得肆无忌惮、随心所欲，父母看着也会觉得满足，可若一不小心吃撑了，外加玩闹出汗吹了点风，事儿就来了。很多孩子在第二天会出现脘腹胀满、口气秽浊、大便秘结或腹痛泄泻、发热咳嗽等。

另一种情况则多见于哺乳期为主的小儿，一些父母不懂照顾孩子，小孩一旦哭闹就会给孩子喂奶或是奶粉，这样容易导致孩子吃得过多，超过了脾胃能承受的极限，造成积滞。

营养缺乏容易患感冒。由于孩子挑食、偏食或其他原因，使得孩子吃的量少，营养不能全面；抵抗力弱，容易患感冒。

缺乏锻炼也会容易患感冒。很少参加户外运动，缺乏必要锻炼的儿童身体状况往往比较差。运动能够有效增强孩子的抵抗力，在这一点上运动比服用增强抵抗力的药物作用更实际、更明显，故父母应当多鼓励孩子参加户外运动。

空气污染。若家中有人吸烟，最好不在孩子居室里，儿童所受的伤害往往是最大的。孩子的房间一定得开窗通风，父母不要害怕孩子吹风会感冒，其实，闭塞房间中的污浊空气对孩子的健康更不利，应加强阳光、空气和微风对体温的调节功能，提高机体对冷刺激的适应性。

生活不规律也会容易患感冒。熬夜导致睡眠不足时，降低免疫系统的功能，增加患病的概率。抗生素的不当使用，也会降低人的免疫力。

宝宝妈:

反复呼吸道感染、易感冒，对孩子有什么危害呢？

侯大夫:

儿童长期反复上呼吸道感染，会影响孩子的生长发育，降低免疫力，还可能诱发哮喘、心肌炎等病；长期大量用药会不同程度地损害孩子的肝功能、肾功能。因此，有反复上呼吸道感染的儿童，要找准时机调理身体，增强机体正气，防止反复感冒。

宝宝妈:

感冒的孩子如何处理呢？有没有什么解决办法？

侯大夫:

感冒初期喝点儿萝卜姜糖水，像感冒、发热这类疾病，一般多喝水、休息好，少则两三天，多则五六天烧就退了。

感冒初期也可以用白萝卜、生姜煮水，再加上红糖，让孩子吃萝卜喝水。体温在 38.5℃以下的发热一般对因治疗，也可以通过洗澡、用凉毛巾外敷孩子的额头等方法降温。如果体温在 38.5℃以上，可以考虑在医生的指导下给孩子选用退热药。

宝宝妈:

侯大夫，我这孩子经常感冒，到底是怎么回事？

侯大夫:

如果孩子反复感冒可以考虑孩子处于亚健康状态。和成年人相比，孩子的亚健康状态更接近于疾病状态，小儿的反复呼吸道感染与这种状态相关。

临床观察发现有这几种现象：

· 许多呼吸道感染的患儿在发病前存在不同程度的亚健康状态。

· 反复上呼吸道感染患儿，在未病期往往处于亚健康状态。

· 一些急慢性感染，特别是呼吸道感染之后的患儿，在相当一段时间内极易再次或多次发病，这种小儿也处于亚健康状态。（参考"问亚健康"）

宝宝妈：

如何解决小孩经常生病的状态呢？

侯大夫：

调理脾胃，远离反复感冒。

小儿亚健康状态更临界非健康状态，如果自身不能调节或调治不当极易发展为疾病状态，脾胃不和的进一步加重而发展为泄病、呕吐、厌食、积滞等脾系病，也可成为新的病因而引起反复感冒，反复感冒又反过来使患儿经常处于亚健康状态，二者互为因果。

小儿亚健康的病机是"脾胃不和"，治疗上当"调脾和胃"，胃气旺才能四季无病。生活调理是首选，并配合良好的饮食习惯，亚健康状态就能调整过来。

在日常生活中，家长要注意让孩子节制饮食，吃些容易消化的清淡流食或软食，如米粥、软米、糊面等，少吃油腻、煎炸食物及甜食、冷食。多饮水，饭后添加适量的水果，并保证患儿足够的睡眠时间。不长期大量用药，减少药物对孩子身体的不良刺激。

概括为：清淡饮食、充足水分、足够睡眠、减少用药。如果能做到这些，许多患儿就可以恢复到健康状态。

2.2.2 问发热

发热，是指当机体在致热原作用下或各种原因引起体温调节中枢的功能障碍时，体温升高超过正常范围。一般认为，正常的腋下温度为 36 ~ 37℃，发热的分度（以口腔测量为准）为：低热 37.3 ~ 38℃，中等度热 38.1 ~ 39℃，高热 39.1 ~ 41℃，超高热 41℃以上。西医认为发热是小儿最常见的一种病症，是许多疾病的伴随症状。

宝宝妈：

侯大夫，孩子平时经常发热，有哪些疾病容易引起发热呢？

侯大夫：

发热按病因分感染性和非感染性，感染性疾病病原体有细菌、病毒、真菌、支原体、衣原体、寄生虫等，感染性疾病如感冒、肺炎、疱疹性咽峡炎、喉炎、脑炎、幼儿急疹等出疹性传染病都容易引起发热；非感染性因素如川崎病、白血病、甲状腺功能亢进症、重度脱水等都可引起发热。中医学认为，小儿发热多是由于小儿时期脏腑娇嫩，形气未充，对外界抵抗力弱，受外邪侵袭所致。

宝宝妈：

孩子突然发热了，怎么办？

侯大夫：

监测孩子实际温度，如果超过 38.5℃，临时应用一次美林或泰诺林（按照说明书使用），服用后及时洗个热水澡，以使药物维持时间长。如果不高，物理降温，多喝温开水。生活上，多休息、饮食清淡。

·观察孩子一般情况，如果精神状态好，吃、拉可以，是一般感冒问题不大。

·如果孩子精神差，或伴剧烈呕吐或全身皮疹等，应及时就医。

侯大夫，既然这么多疾病都可能引起发热，并且孩子一发热，我们家长都特别着急，手忙脚乱得不知道怎么办好了，您能不能普及一下发热的家庭处理方法呢？

侯大夫：

孩子发热了，作为家长没必要过于担心，更不可过早盲目地用药，这点很重要！临床常用的降温措施有两种：物理降温和药物降温，具体应用哪一种降温方法为好，应该根据孩子的年龄、体质和发热程度来决定。肛温在39℃以上，腋温38.5℃时应用退热药。给孩子量量体温，超过38.5℃可以临时用点退热药，比如美林或泰诺林，使用时要注意三点：

·严格按照孩子的身高体重给药，剂量不要过大，以免孩子出汗过多虚脱或电解质紊乱。

·3个月以内的婴幼儿不建议用药，对于高热持续不退的建议医院治疗。

·两次用药间隔时间宜4～6小时，服药期间可以多饮水。

物理降温法主要为温水降温法，孩子发热了很多家长问能不能给孩子洗澡，可以的，温水降温法主要有温水擦浴、洗热水澡，洗透彻，洗出汗；还有泡脚法，泡至头上微微汗出。

洗热水澡注意事项：

·室温控制在合适范围内，宜24～26℃，室内不可有对流风或直吹风。

·水温应适宜，不可过冷或过热。

·孩子洗热水澡的时间要稍微长一点，洗透，洗到身上出汗，另外及时喝水补充水分。洗澡后要擦干，防止再受凉。

·患儿病情加重及精神、面色、呼吸出现异常时应立即停止，及时就医。

·动作要轻柔，以患儿舒适为宜。

宝宝妈：

侯大夫，平时使用退热药时有哪些需要注意的问题呢？

侯大夫：

除了前面我说的几点外，还要注意以下几点：

·要积极寻找发热原因，不可过早地、盲目地用退热药，以免掩盖疾病真相，甚至容易使医生误诊。

·不用或暂时不用退热药的情况，新生儿期发热不宜采用药物降温，可以松开包被，降低温箱温度，因为新生儿体温调节功能尚未发育完善，最好先采用适当的物理降温措施。3个月以下婴儿肛温大于38.5℃时均应认为有感染或严重感染存在，应首先进行抗感染治疗，而不主张先用退热药。

不可把糖皮质激素作为退热药自选，一定要选用适合儿童使用的退热药。

宝宝妈：

我家孩子反复发热总是不容易退下去，我也很着急，每次都用消炎药输液几天才好，这样合适吗？该怎么办才好呢？

侯大夫：

这个问题问得很好，很具有普遍性、代表性。我前面说过，孩子发热了，作为家长没必要过于担心，更不可过早、盲目地用药，尤其是滥用抗生素，过度治疗、输液，对孩子的伤害太大了。我们家长一定要改变我们的健康观念，我们不是找看病的大夫，而是找让我们不生病的大夫！怎么、如何让孩子少生病直至不生病才是我们应该追求的健康目标！病不急心急，滥用药，危害孩子健康。中医讲阴阳平衡，谓"阴平阳秘，精神乃治，阴阳离决，精气乃绝"。孩子反复发热，以及反复感冒、反复肺炎、反复荨麻疹等问题，关键是孩子免疫力低下，建立、恢复、提高孩子免疫力，免疫平衡才是治病的关键，而这个关键中的关键是调理脾胃，增强脾胃功能。

宝宝妈：

孩子手足心发热是怎么回事？该如何治疗？

侯大夫：

正常来讲，小孩的手心和脚心本来就会有点发热的，它的热度是比我们大人的要高点。

小儿手足心热是指幼童期手心足心部位的发热，常为抚触所察觉。在中医学中叫"五心烦热"，多见于阴虚血亏、脾胃内伤。

手心热多见于两种情况：一是阴虚，临床多见手心热或五心烦热。二是脾胃内伤，可出现手足心热，即食积，是指小儿由于脾胃虚弱，饮食不节，引起小儿脾胃功能失常，造成小儿消化功能紊乱导致食积，多表现为食欲不振、手足心热、腹胀嗳气，手心热，手背不热。四肢、手足心为脾胃所主，脾胃内伤，中气不足，食滞中焦，积而化热，故见手足心热。

如小孩生病时手足有热感的话，那么小孩的体温就不会超过39℃。如果小孩生病时手心和脚心有发凉感的话那可真要注意了，这时体温可能会超过39℃。宝宝手足心热看起来不是什么大病，妈妈不会引起高度重视。当宝宝手足心热时，身体已经告诉你了一种亚健康信息，如果不及时调理，就可能快生病了。

宝宝妈：

如何判断宝宝是不是手足心热呢？

侯大夫：

摸宝宝手心的时候，要手心对手心，少停顿一段时间，感觉手心有无灼热感或冰凉的感觉。

侯大夫，孩子发热抽搐是怎么回事呢？在 120 还没到的这段时间，家长该怎么办呢？

侯大夫：

宝宝发热抽搐在医学上称为"高热惊厥"，小儿的身体发育还不完全，神经系统发育也不够完善，如果体温急剧上升，那么就可能出现双眼上翻、紧咬牙关、全身痉挛甚至丧失意识的症状，这就是典型的"小儿高热惊厥"。

抽搐的时候，多数发生于宝宝高热时，持续时间比较短，2～3 分钟，一般不会超过 10 分钟。抽搐停止后，患儿也随之清醒。高热惊厥的紧急处理：

第一，立即将患儿侧卧或头偏向一侧，切忌在惊厥发作时给患儿喂药（防窒息）。

第二，解开衣领，保持呼吸道通畅，用软布或手帕包裹压舌板或筷子放在上、下磨牙之间，防止咬伤舌头。

第三，用手指捏、按压患儿的人中、合谷、内关等穴位 2～3 分钟，控制惊厥，并保持周围环境的安静，尽量少搬动患儿，减少不必要的刺激。

第四，降温，可采用冷敷、温水擦浴或药物降温等方式。

第五，及时就近就医。一般情况下，小儿高热惊厥 3～5 分钟即能缓解，因此当小孩意识丧失，全身性对称性强直性阵发痉挛或抽搐时，家长不要急着把孩子抱往医院，而是应该等孩子恢复意识后前往医院。患儿惊厥已经停止，也要到医院进一步查明惊厥的真正原因。

注意事项：

·以上是宝宝发热抽搐时的应急处理措施，在宝宝发热抽搐时，如果父母能及时采取必要措施，可避免或减少因为高热惊厥而造成的并发症发生。

·如果痉挛发作的时间超过 4 分钟，应立刻上医院就诊；如不到 4 分钟，则可以等孩子感觉舒服些并稍稍休息后再上医院。

宝宝发热了，怎么样可以把体温快速降下来呢？

侯大夫：

虽然孩子发热，家长担心，但是也应该先淡定下来，如果孩子吃奶、精神尚可，可以先在家自行处理。宝宝发热低于38.5℃，可采取物理降温的方法，而超过38.5℃则需口服退热药。

另外发热不要着急降温。经常可以看到这样的家长，孩子发热，一天能跑三四次医院，并且不断抱怨医生没能快速给孩子退热。其实发热是人体的一种保护性反应，在38.5℃以下时不必急着退热；即使是退热，药物发挥作用也有一个过程，不可能一用药体温马上就能降下来。感冒是一种自限性疾病，有一定的自然病程，大约是7天，一般情况下注意护理就可以了。

宝宝妈：

俺家孩子经常稍不注意就发热，该怎么办呢？

侯大夫：

经常反复感冒的孩子要调理！调理要找准时机，如肺炎、手术、紫癜及长时间用抗生素、激素治疗的孩子，免疫力降低，体质比较弱，如果天气变化或饮食不当很容易发生上呼吸道感染，因此病后要找儿科医生进行必要的康复调理。

幼儿园、小学开学初期，孩子可能会有一个适应期，也有必要进行身体调理。另外，学习紧张，经常感到疲劳时以及气候异常、春末夏初、秋末冬初的季节交换期、夏天最热的时期，对体质差的孩子来说也是进行调理的好时机。孩子出现手心热、便干、尿黄等内热表现时也要注意调理。注意身体调理，让宝宝少生病。

宝宝妈：

我家孩子一吃多，过一天就开始生病了，怎么处理呢？

侯大夫：

"消除内热，防患于未然"：由于饮食、不良的生活习惯等原因引起的内热积聚，是反复上呼吸道感染的一个重要原因。

因此当孩子出现手心热、大便干、嘴唇红、尿黄等内热表现时，可以给孩子服用化积口服液等非处方药清除内热，调理身体。有的家长怕孩子积食，让孩子吃山楂片等山楂制品，酸酸甜甜的食物孩子很爱吃，往往会吃得比较多。酸性食品吃得太多容易引起内热积聚，从而为上呼吸道感染埋下隐患。

宝宝妈：

孩子发热，什么情况下需要立即就医呢？

侯大夫：

孩子出现这些情况请及时就医：

·不足半岁的宝宝发热；

·发热并发生了惊厥，或者宝宝曾经发生过惊厥，或家族中有人有高热惊厥史；

·宝宝高热，体温超过了39℃，精神异常；

·发热时间超过24小时，在采取了降温措施以后，依然没有好转；

·宝宝长期发热或发热原因不明时，无论低热、中等度热还是高热，都要及时去医院就诊。

温馨提示：

·一般孩子发热 24 小时后，血常规才能检测出是否有感染的情况，所以建议发热 24 小时后再进行血液检查。

·宝宝发热时若不出汗，手心和脚心都很凉时，说明体温还会上升。此刻可以给孩子洗洗热水澡，或者泡脚，帮助发汗退热。

·孩子缺水的时候可以导致高热反复不退，一般称为干烧，发热的孩子所需要的液体量大，所以要及时给孩子补充水分，帮助退热。

·发热是一个过程，一般会反复发热 3 ~ 5 天，所以家长不要太着急，真正需要做到细心观察并照顾孩子。

·自己摸着孩子发热可能不太靠谱，摸着不发热也不太靠谱，对于发热不发热还是让体温计说了算！

2.2.3　问咳嗽

咳嗽和发热一样，也是属于一种保护性反射，也就是在我们的咽喉、气管、支气管受到一些分泌物或异物刺激的时候，为了保护呼吸道通畅，就会引起咳嗽。

咳嗽是每个孩子常常患的病症，几乎见于每个年龄段，又几乎见于每个季节，但是仍然以秋、冬、春三季最多。孩子很容易咳嗽，而且，一旦咳嗽起来，很不容易好，反反复复，长久不愈。今天这个医生说是感冒，明天那个医生说是哮喘，还有说过敏性咳嗽、类百日咳综合征等，家长也无所适从，一方面孩子总是咳，一方面又总是吃药，令家长几近崩溃。甚至有家长因孩子总是咳嗽，经常受到责怪，几次想要出走了之，小儿咳嗽，牵着每个家长的心。

宝宝妈：

也有人说孩子咳嗽没什么，不算个病。侯大夫，孩子咳嗽是病吗?

侯大夫：

咳嗽在中医是一个病，中医本身就有咳嗽这个病名，在西医是许多科疾病的一个症状。比如气管炎会咳嗽，肺炎会咳嗽，哮喘也会咳嗽，喉炎、扁桃体炎、咽炎等均会不同程度地咳嗽。

在中医，咳嗽作为一个病，大体包括在现代医学上呼吸道感染、气管炎、支气管炎的范围内，所以我认为咳嗽既是中医的一种病，也是现代医学中许多疾病，尤其是呼吸系统疾病的一个症状。作为一种病的咳嗽，中医的疗法有着良好的效果，建议咳嗽多选用一些传统中医的治疗方法。

宝宝妈：

有一次孩子咳嗽，咳嗽得很厉害，持续很长时间也看不好，一个医生说是类百日咳综合征，不好治，我们家孩子是百日咳吗？

侯大夫：

中医的确有百日咳这个病，是个传染病，现在已经很少见了，这是基于我们国家良好的计划免疫工作。依我之见，这类很严重的咳嗽仍然属于中医的咳嗽。

有些孩子咳嗽得很严重，尤其夜晚咳嗽得厉害，孩子一咳嗽，持续几分钟，甚至数小时，咳嗽导致呕吐、无法睡眠，这种情况家长最为焦急。我们夜里接治的急诊患儿中有相当一部分就是这种严重的咳嗽。孩子咳嗽可能好几天了，但都不是很严重，某一天不知道什么原因，孩子咳嗽突然加重，而且越来越重，尤其像上面我说的咳嗽那样。总之，孩子就是咳嗽严重了，多数不是百日咳。

宝宝妈：

我们家孩子有一次咳嗽就是这样，说真的，我们也很纠结，孩子夜里咳嗽得很厉害，全家人跟着孩子一样无法睡眠，看急诊吧，半夜三更，天气又冷；不看吧，又怕耽误了孩子，反正最后我们还是折腾一夜看了急诊。侯大夫，遇到这种情况，我们到底该怎么办？

侯大夫：

是的，您说的我能理解，这里面要注意几个问题。如果孩子已经咳嗽好几天了，突然咳嗽加重，甚至越来越重，同时伴有发热、呼吸急促、呼吸困难，或者虽然没有发热，但孩子精神状态很差，那就应及时就诊，这就要排除一下是不是发展成肺炎了。

一般孩子的咳嗽多为上呼吸道的问题，而肺炎则不同了，属于下呼吸道的问题，这就要请专门的儿科医生给予诊断和治疗。如果孩子咳嗽虽然很重，但没有上面我说的这些症状，特别是孩子除因为咳嗽得厉害无法入睡之外，精神还好，我们可以用一些简单的方法，先让孩子咳嗽缓解缓解，等天亮后再看医生。我下面给您介绍一些简单的方法：

· 三叶足浴方 / 艾叶方 / 热水 + 生姜微汗方。
· 环境温度高时，泡全身热水浴。
· 生姜 + 白萝卜 + 红糖煎汤频服。

宝宝妈：

孩子咳嗽加重也不发热，好像经常这样，咳嗽时好时坏，轻轻重重，哪些原因会这样呢？

为什么孩子会莫名其妙地咳嗽厉害起来？

侯大夫：

有些时间孩子咳嗽加重，并不说明太大问题，许多原因都可导致孩子咳嗽加重，用用上面我说的一些方法，大多会缓解，前一两天只要不伴有发热、喘息这些症状，即使天亮也不一定要看医生，维持原来已有的治疗即可，不必再开一大堆药。若是一两天咳嗽不缓解，甚至更重，这就要看医生了。

通常情况下，孩子在平时有轻微的咳嗽，若是这一天吃的东西太多太杂，零食、干果、冷饮、肉食过量，均会因消化不良而引起咳嗽加重，或者是孩子又一次感受了风寒，尤其是因饮食不当而引起的咳嗽加重，除了上面教您的方法外，还要给孩子清淡饮食，节食肉类食物。可以在治疗咳嗽的基础上，加服消食类的药物，如化积口服液、乳酸菌素、乳酶生等助消化药物。对再次受凉引起的孩子咳嗽加重，上述方即可，也可用生姜、荆芥或紫苏叶水煎后给孩子泡浴。这些方法中医认为有疏风、散寒、解表的作用，正好适宜这类咳嗽的孩子。

宝宝妈：

有时候孩子白天基本不咳嗽，但晚上咳嗽，不过晚上咳嗽不像上面说得那么严重，孩子晚上时不时地咳嗽几声，或是醒的时候咳嗽几声，或是临睡前咳嗽一阵子，睡着了就没事了，这怎么办？

侯大夫：

在孩子的咳嗽中，白天的咳嗽不必用很多药物，注意饮食、生活、起居，尤其饮食节制，多数会慢慢恢复，但夜晚的咳嗽就必须治疗，无论轻与重。

宝宝妈：

很多时候，孩子白天、夜里都不咳嗽，可是早上起床后总是咳嗽一小阵，偶尔一大阵，这是怎么回事？需要治疗吗？

侯大夫：

你说的这种情况在咳嗽的恢复期最常见，是否治疗要看孩子的具体情况。如果是晨起后轻微的咳嗽，听咳嗽有少量的痰的感觉，这种轻微的咳嗽是因为在咳嗽恢复过程中，呼吸道仍有轻微的炎症没有好，经历一夜的炎性分泌物的积累（也就是我们认为的痰），早上醒了之后，这些分泌物就会慢慢地排出，到了咽喉部刺激到局部，引起咳嗽，孩子咳出来，或咽下胃中，无论怎样，这都是一种正常反应，可以让孩子起床后频繁少量喝些热水，利于稀释痰夜，减少咳嗽。这类咳嗽不必用药，尤其不要用止咳类的化学药品，否则会影响那些炎性分泌物的排出，反而不利于咳嗽的尽快恢复，切记！

但是，对于晨起较为频繁的干咳、喉痒、鼻塞、流清鼻涕，这种咳嗽还是应该治疗的。另外通常情况下，无痰的咳嗽变为有痰的咳嗽，这是咳嗽向好转的一种变化，而原来已经减轻的咳嗽忽然变为较重的干咳时，这是咳嗽向坏处的变化。

宝宝妈：

孩子经常这样咳嗽，整天吃药，我很担心，不会对孩子有什么影响吧？

侯大夫：

孩子经常咳嗽还是应该治疗的，对待孩子经常咳嗽，家长往往有几种反应：

一是过度紧张，引起过度治疗，反复看医生，经常吃药，尤其常吃化学药物，会造成许多不确定的药物不良反应，免疫功能更加紊乱。有一个1岁半的孩子，因为反复咳嗽、喘息，花了15万元的药物，最后孩子免疫功能完全失常，仍反复发作，孩子也没救活。其实，后期孩子的问题已经不是因疾病本身了，而是大量多种药物导致的不良反应。所以说对于孩子咳嗽，过度治疗是有害的。

二是过度不在乎，认为孩子咳嗽不耽误吃不耽误喝，经常咳嗽也无大碍，只是咳嗽严重时才治疗一下，对于反复发作无所谓。

给家长说说咳嗽，特别是反复经常咳嗽有哪些后果。

一是反复咳嗽，会进一步降低孩子的免疫力，造成越咳抵抗力越低，抵抗力越低越容易咳嗽，成了恶性循环。

二是长期咳嗽，会因慢性消耗而影响孩子的生长，有不少体重、身高不达标的孩子就是因为长期的反复咳嗽造成的。

三是反复咳嗽会引起哮喘，因呼吸道的反复咳嗽刺激问题，久而久之影响肺功能，最终成为典型的支气管哮喘。

四是长期咳嗽，还会因经常的腹压增加，从而引起脐疝、腹股沟疝、痔疮等并发症。

所以，长期咳嗽，我们还是应该进行系统治疗。

宝宝妈：

我们家宝宝从前身体还是很好的，去年秋天感冒发热之后，咳嗽很厉害，治疗了很长时间，咳嗽才好，从那以后，一有感冒就咳嗽，一咳嗽就没完没了，我们院里好几个孩子都是这样，这是怎么回事？

侯大夫：

这个问题还是很有代表性的，问得很好！我在门诊工作中发现类似的情况还真不算少。我认为是孩子在第一次咳嗽时因治疗不当、生活起居及护理不当引起的。比如最多见的是刚刚适龄第一次进入幼儿园的孩子，刚入园没几天咳嗽了一次，从那以后反复咳嗽，更甚者从那以后，孩子从未全勤过，总是因病在家，导致不敢去幼儿园，一去就病，一病就休。

宝宝妈：

我们咳嗽也总是找的儿科医生看呀，那为什么还看不好病呢？

侯大夫：

是的，既怨医生，也怨你们家长。

一是怨医生，因为许多医生过度使用抗生素，甚至一个简单的咳嗽，肯定不是肺炎，用2~3种抗生药物，再加上止咳类的，一个简单的咳嗽用4~5种药物，一是多种药物合用会增加药物的不良反应，进而伤及孩子的正气，抵抗力下降，下次很容易再次咳嗽。

二是怨家长，咳嗽以前身体很好，得了病，咳嗽了，家长又着急又心疼，看了医生开了药，还没吃2天，就觉得好得太慢，效果不好，马上看第二个医生、第三个医生，过度的治疗，也会影响孩子的身体状态。

还有一种情况是咳嗽好了，孩子食欲也恢复了，给孩子胡吃海喝，结果造成孩子咳嗽反反复复。

再有一种情况就是，孩子的咳嗽是着凉了，为此家长总怕孩子再着凉、再咳嗽，总是给孩子穿得比别的孩子厚，使孩子大门不出、二门不迈，久而久之，孩子抵抗力更低了，因此也更容易咳嗽了。

我们遇到一个家长就是这样，孩子2岁了，经常生病，找我调理时已经天气很热了，她还给孩子穿着毛衣，加外套，撩起衣服听诊，她还用衣服盖住，批评她们，还老大不乐意。像这个孩子的反复咳嗽，则完全是由于家长不正确的生活起居理念所造成的。类似的家长还真不少。

宝宝妈：

您说的还真是那样，我多多少少就有您说的现象，那您说孩子咳嗽了，我们该怎么给孩子看病？

侯大夫：

孩子咳嗽了，特别是孩子第一次有病咳嗽，家长不必太紧张，早起的咳嗽，多半是感冒之后的咳嗽，也就是说，这种咳嗽还在上呼吸道的范围内，只要不喘，排除下呼吸道的原因，不必要求医生开消炎药，更不必希望马上止住，可以给些止咳化痰的非处方药物（无须医生处方即可自行购买），多饮水，不要让孩子吃油腻、煎炸、干燥食物，有几天咳嗽会慢慢地好，应该最大限度调动孩子自身的抗病力量，不要过度治疗。感冒引起的咳嗽，治疗原则上抗生素不该作为首选，这也是提醒我们的同行。至于由于家长的原因，上面的情况已经说了，避免那些过度衣被、过度避风、不良饮食就会好很多。

宝宝妈：

侯大夫，再说说咳嗽的孩子，吃饭上注意些什么？

侯大夫：

咳嗽期间，包括咳嗽后期，孩子吃饭上注意几个事情：

·煎炸膨化食品少吃，如炸鱼、烤肉、薯条、小食品等。

·辛辣、有过多调味的食物少吃，如炸肉串、辣涮锅等。

·甜食、酸性食品，比如糖、酸奶、草莓等酸性水果，可以生热上炎，加重咳嗽，过甜食物，引起胃酸反流，刺激咽腔，从而引起咳嗽。

·过碱食物也易刺激咽喉部而引起咳嗽。

·不宜吃过多肉食，否则胃肠负担太重，从而引起咳嗽加重。饮食应清淡些，尤其是咳嗽刚刚好转，猛吃肉食很容易引起咳嗽加重。

·冷饮、冰激凌、多种碳酸饮料均会加重孩子的咳嗽。

宝宝妈：

我发现孩子一去幼儿园就爱咳嗽，在家就会好些，而且不少家长有同感。我们单位有一个同事孩子都 4 岁多了，很少去幼儿园，一学期下来，去的没有请假的时间长，就是一个老毛病，一去就咳嗽，这是怎么回事？

侯大夫：

是的，你说的现象虽然不是所有的孩子，但还是比较有代表性，主要原因有这几种情况：

·孩子抵抗力差，到了幼儿园，周围咳嗽的孩子总是不断，很容易传染上，特别是第一次入园，或者是过完暑假、寒假刚刚开学时，孩子由家庭环境忽然进入幼儿园的集体环境，生活环境的突然改变，易引起孩子咳嗽。

·因幼儿园环境中，孩子多，室内运动多，空气流通差，再加上孩子运动出汗时，老师无法都照顾到，孩子很容易咳嗽，所以，幼儿园室内应经常通风，保持适度温度及湿度会减少孩子咳嗽的发生。

·幼儿园孩子的饮食分配是统一的，无法根据孩子的不同体质状态、当时健康情况而调整。比如你说的那个同事的孩子，很可能是孩子咳嗽轻了，去了幼儿园，出汗不能及时增减衣服，加餐再吃些干燥的食品、酸奶，这就极有可能引发孩子的咳嗽反复发作。

宝宝妈：

　　我们家邻居孩子原来也很爱咳嗽，经过您的调理，现在咳嗽少了很多，我家孩子也想调理调理，调理孩子体质觉得挺有道理，我们做家长的很乐意。侯大夫，该怎么调理呢？

侯大夫：

　　调理孩子身体状态，预防咳嗽发生是我最为提倡的"治咳"方式，我们家长应该树立这种积极主动的理念。不少孩子家长总是为孩子老是咳嗽遍寻专家、名医，希望尽快治好孩子的咳嗽，要说这也没错，但是，很少想到找专家、名医让孩子少咳嗽。这实际是我们中医的"上工不治已病治未病"的理念，就是不要只想着治咳嗽，更要想着预防咳嗽，这就是最好的医生。说具体点就是在下面几种状态下要多调理孩子身体状态。

　　·对于早起轻微的咳嗽，家长注意些我上面讲的饮食禁忌，给些上面讲的简单方法，多数孩子咳嗽就会止住了。

　　·在咳嗽刚刚恢复时期，类似治咳的药物方法应该停止，让大夫给些调理康复的方法会有效减少孩子咳嗽反复发作的可能性。

　　·在咳嗽容易发生的季节，通过调理也会减少咳嗽的发生，比如：秋冬及早春季节，幼儿园开学的初期。

　　·容易咳嗽的孩子，到了更加干燥寒冷的地方，注意防护，减少咳嗽的发生。

宝宝妈：

因为孩子老是咳嗽，有医生说应该让孩子多锻炼、多运动，增强孩子的体质。又有医生说，孩子咳嗽应该限制运动。可是真的是孩子一运动，特别是剧烈运动之后，咳嗽就会变得厉害好一阵儿，咳嗽的时候应该运动吗？

侯大夫：

关于咳嗽和运动，应该从两个方面说，若是孩子正处在咳嗽期，或者是一运动就剧烈咳嗽，我们适度限制一下是利于咳嗽康复的。但是话又说回来了，也不能因为一动就咳而长时间限制孩子的运动，特别是户外运动，否则孩子户外运动太少，体质会更差，更容易咳嗽。所以，增加户外运动是增强孩子体质、减少咳嗽发生最积极的措施。

但是，这里面要注意几个事儿：一是户外运动要循序渐进，在孩子玩耍运动一小会儿后就及时减少衣服，别等满头大汗了再减，这很容易使孩子再次着凉。二是在避风的环境下运动，在孩子玩耍运动中及时多喝水。即使在寒冷的冬天，适度户外运动也是必要的。正在咳嗽的孩子，可以戴个口罩，使冷空气不直接进入呼吸道。在下雨、下雪天气，因为室外的空气清洁，反而鼓励大人多带孩子出门，只是要做好保暖，孩子的脖子、手脚不能太凉！

宝宝妈：

孩子老是咳嗽，有医生说孩子是哮喘，可是我们家孩子总咳嗽，但是并不喘呀，挺害怕的，像我们孩子这样的情况是哮喘吗？

侯大夫：

你说的是西医的一种诊断，这种以咳嗽为主，实际并不喘，但用抗哮喘药物治疗有效，把这种咳嗽叫"咳嗽变异性哮喘"。

这种咳嗽用抗哮喘药治疗有一定效果，但是，中医并不认为是哮喘，仍然列到咳嗽的范围，中医药方法治疗此类咳嗽，效果还是肯定的。我不鼓励按"咳嗽变异性哮喘"长期应用抗哮喘类药物，如顺耳宁、多种气雾剂等，一是只有部分患儿有效，二是疗效也不稳定，长期应用会大大增加孩子药物不良反应的风险。

宝宝妈：

很多时候，孩子咳嗽了，看医生后经常用些消炎药，有时候打针，有时候吃药，还有时候灌肠。孩子有 2 次咳嗽，医生给化验血，说是支原体感染，给开了阿奇霉素，什么是支原体感染？能经常吃阿奇霉素吗？

侯大夫：

若孩子眼下的咳嗽确定是支原体感染引起的，那么用适度的阿奇霉素也是可以的。问题是，真正意义上因为支原体或衣原体感染引起的咳嗽并不多见。（见"问支原体"）

宝宝妈：

可是我们 2 次血液化验支原体抗体都是阳性呀！

侯大夫：

尽管这样，血清支原体抗体检测阳性，也只能说明眼下血液中有支原体抗体，这可能是曾经有过支原体的侵入，使人体免疫系统产生了这种抗体，并不表示眼下的咳嗽与支原体相关。血液中支原体抗体检测敏感性很好，容易查出阳性。但是，正因为它的敏感性很高，所以，它的特异性并不高，仅仅作为临床上的参考，不宜以此作为使用阿奇霉素的唯一标准，尤其对孩子。至于有些医生还在开展的鼻咽分泌物的支原体抗体检测结果就更是一种参考了。

哦，原来这样呀。可为什么有时候吃阿奇霉素有一定效果呢？咳嗽还真是轻了些。

侯大夫：

这是因为阿奇霉素本身也是广谱抗生素，不光是针对支原体感染。另外，在给孩子治疗咳嗽的时候，也会开许多其他的止咳药物，很难说就是阿奇霉素的功劳。阿奇霉素对多数孩子的咳嗽是弊大于利的，我曾经谈过了，包括阿奇霉素的所有抗生素，对多数孩子的咳嗽是没有很明显效果的。

我有时也咳嗽，是宝宝传染我了吗？还有孩子爷爷经常咳嗽，对孩子有影响吗？

侯大夫：

咳嗽虽说是不传染性疾病，但在密切接触的家庭或幼儿园、学校，还是会相互传染的，无论是大人还是孩子，一方咳嗽是可以传染给对方的，甚至可以相互传染，尤其在免疫低下时更容易发生。

值得提醒的一点是，家里多人咳嗽，应该多人共同防治。不然，都不容易好，也会反复发生。这点就连一些医生也疏忽。有时候临床中发现治疗孩子咳嗽有效，但是反复、不彻底，究其原因就是家里咳嗽人多，互相交叉感染。前面谈的幼儿园容易咳嗽，就是这个原因。

我们家里还有一个小女儿才 3 个月大，儿子总爱去亲吻他的小妹妹，这会传染她吗？

侯大夫：

会的，大孩子咳嗽或是大人咳嗽，一定要预防传染给小孩子，因为咳嗽的传染往往通过空气完成，所以，应避免与孩子的接触，注意室内空气的新鲜、流通。若是母乳期的妈妈咳嗽，每次给孩子喂奶时应洗手、戴上口罩。提醒你注意的是：对于1岁以下，特别是6个月以内的孩子，一般不容易被传染为咳嗽，但是，一旦咳嗽很容易发展成严重的疾病，比如肺炎，这是很危险的。尤其是3个月以内孩子、早产儿，或是缺少母乳喂养的孩子更要小心。

宝宝妈：

孩子咳嗽了，家长有的推荐喝红梨水、川贝母、罗汉果水等很多，有时候有效，有时候没效，我们怎么选择？

侯大夫：

红梨具清热生津润肺的功能，孩子咳嗽、痰少、口渴、嘴干或秋季气候干燥，这类咳嗽用些红梨水是可以的，对咳嗽有一定的作用，有些家长还放些川贝母一起煮水给孩子喝。

但是并不是所有的咳嗽都能这样，比如说寒性的咳嗽，孩子大便不成形，胃肠功能不好的不宜长时间喝红梨水，尤其是川贝母，只限于热性咳嗽。即使热咳，使用川贝母也应注意川贝母的选择，川贝母应打碎，将红梨中间挖空，将川贝母放入，封口，再煮水频服。这样不会使川贝母的有效成分挥发。罗汉果，也属凉药，对于寒咳、阳虚之体孩子也当谨慎使用。这就是为什么有时有效，有时无效的原因。使用中药验方也应辨证。

咳嗽用些中医办法还挺好，我们这些年的咳嗽，也多是看中医，侯大夫，能给我讲些简单的区分孩子的咳嗽的方法，比如什么样是热咳，什么样是寒咳吗？听说，还有食积咳嗽，积食也会让孩子咳嗽吗？

侯大夫：

你的建议很好，国家已经开始重视对国民中医药健康素养的教育了，尽管是药都有一定的不良反应，但是相对中药来讲，只要辨证准确，相对还是会安全很多。中医辨证较复杂，家长们很难全面学习，我来给大家介绍一些简单的识别寒咳、热咳的方法，以便正确选择一些中成药。

寒咳：咳嗽早期，或有明显的受凉病史，孩子咳嗽厉害，喉咙痒（大孩子）流清鼻涕，鼻塞明显，不发热，大便不干。

热咳：咳嗽、痰多或见黄痰，鼻流黄涕，这会伴有发热，嗓子红，大便干。

如果既有寒咳症状，又有一些内热的症状，这时间是"外寒内热"的咳嗽。

至于"食积咳嗽"，在小儿的咳嗽中也确实有，食积咳嗽多指的是两种情况：

一种是因饮食不当而引起的咳嗽；二是在孩子咳嗽时伴随有许多积食的表现，比如：孩子咳嗽的同时还伴有口臭、舌苔厚、不好好吃饭、肚子胀、大便干。要治疗这种咳嗽，就必须注意节制饮食（前面已经讲了），用时加用些消食化积的药物。

有些孩子喂药很难，有没其他治疗咳嗽的方法？

侯大夫：

· 热奄包法（热盐袋）/ 电热风吹

· 三叶足浴方 / 茶饮方

配方：炙枇杷叶 6 克，炙款冬花 3 克，炙紫菀 3 克。

制作方法：三种药都剪碎，开水泡 10 分钟，如果在家，最好拿水煎个三五分钟，效果更好。

效果：让孩子少量频繁地服用，可以达到紧急缓解咳嗽的作用。

·足浴 / 全身浴

晚上咳得厉害，可以这样泡脚。

配方：艾叶 15 克，紫苏叶 10 克，枇杷叶 10 克。

制作方法：纱布或者孩子不穿的秋裤，剪下裤腿，两头一扎包起三味中药，煮个 10 分钟就行。

泡脚：水温大概在 38℃，水要没过孩子的踝关节，一次泡 10 ~ 15 分钟，或者发现孩子额头出汗了，就可以。每天泡一次，3 ~ 5 天为一个疗程。

·粥疗

脾胃虚弱的孩子，试试山药百合小米粥。

制作方法：

小米不要再用冷水泡，防止营养流失；山药切成薄片；如果是干百合先浸泡直接煮，鲜百合要等粥快好前 15 分钟放进去；可以再加一些胡萝卜，刺激肠道蠕动。

大火滚 15 分钟，小火再熬 15 分钟。熬粥时都可加一点小苏打（食用碱），利于熬出有效成分，促进孩子消化。一般来说，一家三口放黄豆大的小苏打即可。

内热咳嗽的孩子，试试山药杏仁糯米粥。

制作方法：三口之家一般 100 克糯米；生薏苡仁的量为糯米的 1/5，先用水泡 6 小时，捣碎；如果孩子太小，可以煮成水，用水再煮其他东西；甜杏仁、荸荠、山药切成碎末，如果没有荸荠，莲藕、莴笋代替也行；再来点小苏打，就好了。

宝宝妈：

中医治疗小儿久咳的方法是什么？

侯大夫：

"三位一体"法："三位"——咳嗽前、咳嗽时、咳嗽后。

"一体"——健、运、清、消。

健——健脾益气——强健肠胃功能，让功能强健。

运——运脾益气——让肠胃功能运行协调通畅。

清——清除 (肠胃) 内热——清除体内垃圾。

消——消食化积——清化肠胃中过度的食物，减轻肠胃负担。

咳嗽时处方原则：紫苏叶、桔梗、黄芩、姜半夏、蜜百部、桃仁、僵蚕、白前、紫菀、枳壳、炒牵牛子、生甘草。

家庭方法：

· 萝卜、生姜、红糖，喉痒者加蝉脱，重生姜；

· 热咳痰黄者，加川贝母，加冰糖；

· 蛋花水加芝麻油少量频服；

· 大孩子吸热水蒸气或热水浴、足浴。

预防：

· 冷面浴法。

· 足浴法。

身柱灸："小儿每月灸身柱、天枢，可保无病。"身柱穴属督脉。身柱，乃全身支柱之意，有通阳理气、祛风退热、清心宁志、降逆止嗽之功效，对小儿有强身保健作用，为小儿保健灸要穴。常用的为小儿身柱温和灸。

小儿身柱温和灸：取艾绒适量卷成香烟大小之艾卷，用温和灸法每次灸 10 ~ 15 分钟，隔日 1 次，每月最多灸 10 次。

艾灸：肺俞穴。

温熨法：热奄包法、电吹风法、肚兜法。

咳嗽前——调理小儿亚健康状态是预防咳嗽反复的重要策略！

调理亚健康状态：小验方

茯苓、炒扁豆、黄芩、生栀子、焦神曲、槟榔、炒牵牛子、苍术。

内热者加连翘、白茅根；便干者加大黄、枳壳；痰多者加炒紫苏子、陈皮。

小儿咳嗽，老用川贝母行吗？

侯大夫：

老人常言，咳嗽了，吃川贝母炖梨。川贝母虽是止咳化痰药，主要是针对热痰咳嗽，但对于咳嗽初期，孩子多属于风寒犯肺而致咳，故不宜使用川贝母。川贝母可用于咳嗽、黄痰、无发热恶寒等表证。

另外，众人熟知，红梨可以止咳，是不是可以经常使用？红梨适合热咳，起到滋阴润肺的作用，而经常使用会损及脾胃功能，小儿脾胃薄弱、不耐攻伐，此时若护理不当，母病及子、肺脾两伤，更易加重咳嗽。所以红梨不适合咳嗽兼脾胃虚弱的孩子以及长期服用。

那么孩子咳嗽了，究竟用什么好？我们可以选用萝卜水，萝卜理气清热化痰，对于咳嗽兼食积尤为适宜，理气止咳，消积导滞，气机调畅，咳嗽自止。

若属于风寒性咳嗽，症见咳嗽、白痰、喉痒、喷嚏、清涕等，少增两片生姜即可，表解咳止。

宝宝妈：

为什么孩子病好了，咳嗽却还不停？

侯大夫：

病好了但咳嗽仍不停，中医称余邪未清，迁延未愈。

常见的原因：

用药过重，关门留寇。中医治病讲究给邪气以出路，常用发汗、引吐、泻下的方法，引邪外出，将邪气从体内清除干净。

如果咳嗽初起就用大剂量或高级别的抗生素，或者使用清肺泻热力量较大的中药，就会出现病轻药重的情况，虽然消除了病灶炎症，但同时也会伤及机体正气，使孩子稚嫩的脏腑受伤，余邪被留在体内，引起咳嗽不停。这种情况以干咳为主。

这时，可以用1段葱白、2根香菜，加些调味品做碗热汤，孩子喝汤后微微出点儿汗，邪气透发出去就好了。

过早吃高营养食物，重伤脾胃。孩子刚刚病好，脾胃功能还维持在较低的水平，如果急于给他补充营养，让他吃高热量、高蛋白的食物，会加重脾胃的损伤，不仅不能补充营养，反而使病情反复，咳嗽不停。

中医把这叫作"食复"。

遇到这种情况，先要改吃清淡些、易消化的食物，再吃些助消化的食物，比如山楂片、果丹皮、酸奶等。

宝宝妈：

晚上咳嗽厉害怎么办？

侯大夫：

半夜或晚上咳嗽厉害的孩子，多是脾湿痰盛，因为痰多又不会把痰咳出来，所以孩子的呼吸声比较粗或痰声重，舌苔较厚。尤其是上床平卧之后，造成肺部的痰液堆积，刺激气管，引发剧烈咳嗽，影响睡眠。

如果孩子晚上咳得厉害，可以让他采用半卧的姿势睡觉。（叠一块小被或毯子呈坡形，放在孩子上半身下面，把头、肩、背部抬高，就像医院把床头稍稍摇起一样，这样可以缓解痰液对气管的刺激，让孩子睡得安稳些）

宝宝妈：

孩子咳得不多，但就是断不了根，怎么回事？

侯大夫：

体质虚弱，元气恢复缓慢。体质虚弱的孩子生病之后，因为脏腑受损，元气尚未恢复，所以会有咳嗽不断根的现象。这样的孩子需要适当增加营养，改善体质。

脾气急躁，肝火过旺。孩子情绪急躁、易怒，爱哭闹，通常是因为肝火过旺，孩子表现为面色发青，唇舌发红，需用一些清泻肝火的药物治疗，还要纠正爱急躁的脾气。

缓解咳嗽的辅助手法

在家里可以用一些简便的方法帮助孩子缓解咳嗽——拍背祛痰。让孩子稍微低头，家长用空掌轻拍孩子的后背，然后让孩子咳嗽几下。这个方法可以帮助排出痰液，减轻咳嗽。

按揉合谷：合谷穴在手背拇指和食指中间的虎口位置，并拢手指，虎口处肌肉最高处就是。按揉时微微向食指骨头方向用力就行，每次 2 ~ 3 分钟，每天 3 ~ 4 次，能缓解咳嗽。

姜汁揉背：滴 2 ~ 3 滴生姜汁在手心，或用生姜片在手心擦一小会儿，然后用手掌轻轻揉按孩子后背的中部，再顺着背脊方向上下按揉 7 次，孩子微微出汗或者背部皮肤微微泛红效果更好，可用于风寒引起的咳嗽。

> **预防咳嗽的育儿歌谣**
>
> 适应冷热常锻炼，暖冬严寒避感染；
> 食勿过度少生痰，汗便通畅热得散；
> 居处通风气清新，止咳化痰药用缓；
> 谨记在心践于行，常保儿安少病缠。

2.2.4 问肺炎

肺炎是一种常见病，以发热、喘、咳嗽、有痰为一般症状表现，儿童时期，严重危害儿童健康。一年四季均可发生，以冬春两季为多，是儿科住院患儿最常发的疾病。好发于婴幼儿，年龄越小，发病率越高，病情重者越多。

若治疗及时得当，一般预后良好；若是发生变证则病情危重。孩子一旦感冒、咳嗽，家长最担心的就是会不会转变成肺炎？如何区别感冒与肺炎？如何正确地治疗、护理肺炎？那么家长需要掌握下面这些肺炎的小常识，帮助宝宝识别肺炎、远离肺炎。

宝宝妈：

　　身边总听到谁家孩子肺炎住院啦，这肺炎到底是什么呀？我怎么知道孩子是不是得了肺炎呀？

侯大夫：

　　肺炎，中医称它为肺炎喘嗽，西医称它为肺炎。是由于病原体如细菌、病毒、真菌及寄生虫在下呼吸道引起的肺实质性炎症。肺炎的典型表现有发热、咳嗽、咳痰，尤其出现呼吸困难的时候，你就要小心了，最好赶紧带着孩子来医院。

宝宝妈：

　　经常听到大叶性肺炎、支原体肺炎、肺炎，它们之间有什么区别吗？

侯大夫：

给大家介绍几类常见的肺炎：

·肺炎球菌性肺炎即传统上称的大叶性肺炎。起病迅速，有寒战、高热、咳嗽、咯血痰或铁锈色痰。

·病毒性肺炎是由多种不同种类的病毒侵犯肺实质而引起的肺部炎症，通常由上呼吸道感染向下蔓延所致。

·支原体肺炎是由肺炎支原体引起的肺部炎症，绝大部分患者开始都有咽干、咽痛、畏寒、发热、头痛及全身酸痛等上呼吸道感染症状，刺激性干咳是突出症状。

宝宝妈：

　　侯大夫，说到这个我想问问您，有没有啥方法可以让我家孩子预防肺炎？

侯大夫：

　　其实对于疾病来说最好的办法就是预防了，就是我们中医上讲的未病先防。具体来讲，在你冬春季带孩子外出时要防止着凉，要避免孩子穿得太多或太少，衣服厚薄要适宜。在气候骤然变化时，及时增减衣服，防止感受寒气。当孩子感冒、出疹时要及时到医院治疗。另外，在平常的饮食上也要注意营养均衡，不要偏食嗜食，养成良好的饮食习惯。平常让孩子多运动运动，不要总是看电视或玩手机。

　　有些家长，孩子得了几次肺炎，家长紧张，总让孩子大门不出，二门不迈，孩子有个喷嚏就赶紧加衣服，弄得孩子像温室的花儿一样，不耐风寒，这样反而更容易有病。所以，越是孩子容易有病，越要让孩子多锻炼，多见风见雨。当然，这要循序渐进，不要操之过急。

宝宝妈：

　　您说得太对了，我家孩子就是老坐在那儿玩手机，要不就是看电视。而且这几年我家孩子也不知道是怎么了，总是感冒，肺炎，生病特别频繁，每次都要去住院。大夫，我家孩子老是生病这是怎么回事啊？

侯大夫：

　　这种情况，我们称为"反复呼吸道感染"，多见于6个月至6岁的小儿，1～3

岁的幼儿更常见。在冬春气候剧烈变化时易反复发病不已。我们中医认为病因有先天不足、喂养不当、调护失宜、少见风日、用药不当、正气虚弱等。根据现在家长们的说法来看，由于网络的普及，大多数孩子一放学就是玩手机、打游戏、看电视，基本不出家门，平常也不怎么运动，所以现在反复呼吸道感染的发病率有所上升，与这个原因有关。另外，由于有些家长缺乏医疗知识，孩子一生病就给孩子吃各种药物，导致孩子抵抗力越来越差，生病也越来越多。

宝宝妈：

　　侯大夫，也不是说我们不想来看医生，可是每次我家孩子感冒发热就诊断为肺炎，就让孩子住院，每次都是这样，您说说这住院有必要吗？

侯大夫：

　　如果确诊是肺炎的话，那么住院进行观察治疗还是很必要的，因为肺炎如果处理不好可能会发生严重的后果，比如心力衰竭就是肺炎的一种严重的并发症，另外还有脑水肿、中毒性脑病、感染性休克、呼吸衰竭等。但是经常生病的孩子应该树立调理身体的观念，让孩子少生病。

宝宝妈：

　　侯大夫，既然肺炎有可能造成这么严重的后果，要不要提前给孩子打个肺炎疫苗来预防？

侯大夫：

　　肺炎疫苗，对孩子在一定程度上有保护作用，不过这不是绝对的，并不是打了疫苗就不会患肺炎，肺炎的种类特别多，简单的疫苗不可能预防肺炎的发生。而我们中医上讲"正气存内，邪不可干"，只要让孩子勤加锻炼，营养充足，合理膳食，就可提高自身主动免疫力，就不容易得肺炎。

　　有一次我家孩子肺炎好了，出院了，我就想着孩子住了那么久的院该好好补补，孩子也说想吃点好吃的，我就带孩子去吃了一顿大餐，结果孩子肺炎就又犯了。孩子病刚好应该吃些什么呢？

侯大夫：

　　小孩肺炎虽然已经好了，但是机体还没有完全恢复，胃气尚虚。很容易复发，因此这一时期，应严格控制饮食，如下：

　　忌食多糖之物。 小儿肺炎患者多吃糖后，体内白细胞的杀菌作用会受到抑制，而且甜食助湿生痰，不利于肺炎康复。

　　忌高蛋白饮食。 瘦肉、鱼和鸡蛋的主要成分为蛋白质。孩子患肺炎之后，损伤脾胃功能，虚不受补，膏粱厚味之品，更加加重脾胃负担。

　　忌辛辣食物。 辛辣之品刺激大，易化热伤津，刺激发生咳嗽。

　　忌油腻厚味。 肺炎患儿消化功能较弱，若食油腻厚味，更加影响消化功能，脾虚失运，加之油腻之品易生痰生湿。

　　忌生冷食物。 若过多食西瓜、冰激凌、香蕉、梨等生冷食物，易产生刺激性咳嗽，损伤脾阳，助生痰湿，病情易加重，故应忌食。

　　忌滥用退热药。 刚发热就用过多的退热药，不仅对机体不利，而且还可能掩盖病情，延误治疗。

　　忌乱服用清热药。 金银花、青果、板蓝根颗粒等清热药对肺炎患儿有益，但不能较长时间服用，特别是对体质较弱者，勿轻易服用清热药。否则，会伤及人体正气，使原来的症状加剧。

　　忌用酸性药物和食品。 五味子、乌梅、维生素 C、酸豆、橘子、食醋等味酸能敛、能涩，有碍汗出解表，有碍痰液排出。

宝宝妈：

侯大夫，吃上需要注意的我们差不多心里有底了，您能不能再说说其他方面我们应该怎么做？

侯大夫：

孩子肺炎好后要注意保暖，但是这里有个误区就是家长们总是担心孩子病刚好，穿得太薄容易感冒，其实孩子穿衣和大人是一样的，甚至要比大人薄一些，如果过热会影响小孩出汗散热，进而受凉引起感冒。另外，在平时还要注意居住环境通风，温度最好保持在26℃左右，还要保持湿度。经常给家里消毒，尤其是小孩经常接触的东西。

幼儿园老师：

侯大夫，您说肺炎会传染吗？上次我们班上有个小朋友感冒咳嗽了，过了几天又有其他小朋友出现了咳嗽，肺炎会传染吗？

侯大夫：

一般情况下肺炎是不会传染的，但是肺炎也有分类，其中的支原体肺炎就有传染性。支原体肺炎的主要病原为肺炎支原体，这是一种比细菌小，比病毒大的病原体。支原体肺炎的传染源主要是支原体肺炎患者，它可由急性期患者的口、鼻分泌物经空气飞沫传播，进而引起受感染者的上呼吸道感染。咳嗽是肺炎支原体感染的突出症状，所以孩子咳嗽的时候家长要教育，不要直接对着其他人咳嗽，尽量用手、纸巾或口罩遮挡一下，同样这也是一种文明礼貌。

宝宝妈：

肺炎要如何预防？

侯大夫：

小儿肺炎是个常见病，并不可怕，预防的方法和预防呼吸道其他疾病一样，要做到增加户外运动，提高孩子免疫力，尤其是呼吸道的抗病能力。居室通风，保持室内空气新鲜，做到膳食均衡。流感流行期间，避免带孩子去公共场所。

宝宝妈：

肺炎和感冒的症状真的非常相似，应该如何区分小儿感冒和肺炎呢？又如何防治呢？

侯大夫：

一看：食欲

宝宝得肺炎食欲会显著下降，不爱吃东西，或一吃奶就哭闹不安。

二看：发热

儿童罹患肺炎时大多有发热症状，体温多在38℃以上，持续2天时间，即便使用退热药也只能使体温暂时下降，不久便又上升。

三看：精神

·如果宝宝在发热、咳嗽、喘的同时，精神很好、能玩、爱笑，则提示患肺炎的可能性很小。

·相反，宝宝精神状态不佳、频咳、口唇青紫，烦躁、哭闹，说明宝宝病得较严重，得肺炎的可能性较大。

·但是，宝宝在患肺炎初期既可能精神并无明显变化，也可能精神状态不佳。

四看：咳嗽和呼吸

1. 判断是否是肺炎还要看宝宝有无咳、喘和呼吸是否困难。

2. 感冒和支气管炎引起的咳喘多呈阵发性，一般不会出现呼吸困难。若咳喘较重，两侧鼻翼一张一张的，口唇发青或发紫，提示病情严重，不可拖延。

一听：胸部

由于儿童的胸壁薄，有时不用听诊器也能听到水泡音，所以细心的家长可以在宝宝冷静或睡着时听听他的胸部。

·听宝宝胸部时要求室温在18℃以上，脱去宝宝的上衣，将耳朵轻轻地贴在宝宝脊柱两侧的胸壁，仔细倾听。

·肺炎患儿在吸气时会听到"咕噜儿""咕噜儿"的声音，医生称为肺内湿啰音，这是肺部发炎的重要体征。

·同时仔细观察宝宝有无胸凹陷（在吸气时，两侧肋骨边缘处内陷，随呼吸起伏），如果出现此情况，说明已发生呼吸困难的表现，则需马上送宝宝去医院确诊以便及时治疗。

宝宝妈：

孩子发热好几天，发热不退是肺炎吗？

侯大夫：

发热是肺炎的最常见症状，但并不是发热就是肺炎。肺炎的症状还有咳嗽，开始为频繁的刺激性干咳，随之咽喉部出现痰鸣音，有时会呕吐，呼吸表浅增快，小宝宝还可能有鼻翼扇动，可伴有精神萎靡、烦躁不安、食欲不振、哆嗦等症状。一直高热不退的孩子，需要查明原因，服退热药只能起到临时的退热作用。

宝宝妈：

孩子不发热、不咳嗽也可能是肺炎吗？

侯大夫：

·一般小儿肺炎起病急，病情进展快，患儿会出现发热、咳嗽、呼吸困难、爱哭闹等大家都熟悉、常见的症状。

·而有的肺炎患儿可能不发热，但是咳嗽比较重，或是既不发热，也不咳嗽。这主要和肺炎的种类有关，比如衣原体肺炎、支原体肺炎就可以没有发热或是低烧的现象。

·所以单从发热并不能判断宝宝是否患了肺炎，还要结合其他方面症状判断。

宝宝妈：

孩子得了肺炎，有哪些护理方面的注意事项呢？

侯大夫：

要让患儿安静休息，以减轻呼吸困难： 应每隔 2 ~ 3 小时轻轻地为患儿翻一次身，使仰卧、左右侧卧交替，并轻轻拍打患儿背部，以免肺部一处长时间受压，有利于排痰及炎症的吸收。

勤开窗户，保证室内空气流通： 阳光充足，可减少空气中的致病细菌，阳光中的紫外线还有杀菌作用。同时，保持室内适宜的温度和湿度，室温以18 ~ 20℃为宜，相对湿度以 50% ~ 60% 为好。

患儿的衣物被褥不要太厚： 过热会使患儿烦躁，诱发呼吸急促，加重呼吸困难。若出现呼吸急促，可用枕头将背部垫高，以利于呼吸畅通。

要及时清除患儿鼻痂及鼻腔内的分泌物： 要让患儿咳出痰液，不会咳的要吸出痰液，以保持呼吸道的通畅。

宝宝妈：

得了肺炎应该怎么治疗呢？

侯大夫：

治疗小儿肺炎，最正确的做法就是及时到医院就诊，由专科医生分析后，在医生的指导下用药治疗，建议中西医并治。

首先，我们了解一下现代医学一般是如何治疗肺炎的。发热的需要退热，有炎症需要消炎，有喘需要治喘，有痰需要化痰。治疗周期有一周、二周甚至有更长的，会导致"伤敌一千，自损八百"。

中医认为肺组织就近的排异通路是呼吸道，而且主要是以痰的形式排出异己物质，于是发生了咳嗽、有痰，很显然这个排异的过程遇到了障碍。通过宣肺平喘、化痰、通利大小便，使肺组织中的异物在顺势利导的帮助下排出体外，症状很快便会缓解，痊愈指日可待。轻型肺炎通过中医中药的方法可以帮助痊愈，重型肺炎可以中西医结合治疗。

宝宝妈：

咳嗽一直不好，会得肺炎吗？

侯大夫：

这是一个错误观念，事实是咳嗽本身不会引发肺炎，相反是肺炎引起了咳嗽。咳嗽只是症状，它可以由很多原因导致，肺炎只是其中一个原因。通常情况下，咳嗽持续时间小于3周的咳嗽称为急性咳嗽；3～8周为亚急性咳嗽；大于8周称为慢性咳嗽。感冒引起的咳嗽通常是急性咳嗽。若咳嗽反复，发热反复，要警惕肺炎的发生。

宝宝妈：

感冒后为什么会咳嗽？

侯大夫：

感冒后的急性咳嗽，主要是病毒引起鼻子分泌物倒流进咽喉和病毒性上呼吸道感染产生的炎性物质作用于气管感觉末梢，引起咳嗽。这种咳嗽敏感性增高4周后才可能恢复正常。这也就是为什么感冒后，在受到轻度刺激后咳嗽反应较大的原因。所以要降低气管高反应性，就是要减少感冒的次数。

宝宝妈：

> 我家宝宝今年 4 岁了，平时就不好好吃饭，有些偏瘦，营养也跟不上。孩子经常会出现乏力、咳嗽、发热、厌食、怕冷等感冒现象。出现这些情况时，我们也积极对孩子进行药物治疗，但是这样经常出现的咳嗽会不会对孩子的肺部有所影响？家长多给孩子补充些营养，身体胖一些，孩子的咳嗽会不会好些？

侯大夫：

你说的这种现象，小孩可能属于易感儿，通俗些讲就是孩子比较容易感冒。但是，如你所说的小孩如果一直这样感冒和咳嗽，会很容易引起小儿肺炎的。所以，家长朋友们还是应该重视一下小儿的咳嗽问题。你所说的补给营养，使身体长胖这个问题，我建议适量补给营养，不要营养过剩，否则对小孩的健康发育是没有好处的。

医学上所讲的营养不良有"偏瘦型""小胖墩型""先天不足型"三种。这些都会引起小孩自身免疫力低下，从而引起肺炎。建议你综合考虑小孩自身身体状况，排除一些其他疾病外，给孩子合理膳食，保证孩子身体健康。

宝宝妈：

> 我家宝宝最近特别偏食，睡着的时候总是听见他嗓子有些奇怪的类似于呼呼的声音，也不看到孩子咳出什么东西。这样偏食会不会影响小孩子的肺部发育？

侯大夫：

小孩的饮食一直是家长特别关注的问题，孩子如果偏食当然会引起很多身体上的不健康问题，我这里就单说说，偏食对于孩子的肺部发育所带来的一些影响。小孩子如果过于喜欢过甜、过酸、过咸和油炸等食物，会导致食物在肠道里堆积生热。小孩子的体内痰和热就会增多，痰会阻碍气机的运行。偶尔孩子出去玩耍遇到冷空气或者出汗受凉，就会影响到肺气的宣降，这两者互为因果从而引发肺炎。纠正偏食，利于痰液的消除、吸收。

预防的话，家长要注意小孩的体质锻炼，增强体质，适当进行户外运动，呼吸新鲜的空气。注意饮食清淡，均衡营养，增强小孩的抗病防病能力。随温度变化而增减衣服，注意顺应大自然变化。

宝宝妈：

从中医上讲，小儿肺炎多是由什么原因引起来的？

侯大夫：

中医上讲，小儿肺炎一般有两种原因：一种是外因，一种是内因。

外因主要是因为小孩感受到了风邪，因为小孩的抵抗力弱，不能对冷暖做出自调而为病。

内因主要是因为小孩肺部发育不完善，小儿肺常虚，身体抵抗力弱或者后天喂养不当，得了病好久不能痊愈，导致体质下降，容易被病邪侵犯而得病。

因此，家长朋友们在冬春季节交换要注意小孩的衣物厚薄，饮食适宜，适当加强锻炼，避免邪气侵犯，影响孩子身体健康。

宝宝妈：

什么是小儿毛细支气管炎？

侯大夫：

小儿毛细支气管炎是一种常见的小儿急性下呼吸道感染，见于2岁以下儿童，1～6个月多发，严重者可进一步导致肺气肿、肺不张、哮喘等，一般将其视为一种特殊的肺炎，但事实上小儿毛细支气管炎与肺炎还是有一些区别的。

小儿毛细支气管炎多为病毒感染所致，一般情况下不给予消炎药或抗生素治疗。

宝宝妈:

小儿毛细支气管炎有什么样的特点?

侯大夫:

小儿毛细支气管炎一般反应为持续性干咳,同时喘息比较严重,喘息时无法吮奶及饮食,呼吸加速,颈部下方、两肩上还有肋骨之间会出现明显凹陷。

宝宝妈:

什么样的孩子易患小儿毛细支气管炎?应如何调理?

侯大夫:

按照中医学理论,共有三种体质的孩子易患小儿毛细支气管炎。

痰湿体质:通常是因为食多肥美而少运动造成的,一般有以下几个特点:

· 形体偏胖,肌肉松软;

· 面色白或苍白缺少光泽,表情较淡漠迟钝;

· 容易困倦;

· 多汗且汗出较黏;

· 痰多或口水较多;

· 皮肤易有湿疹;

· 食欲差,易腹胀;

· 大便烂且黏;

· 唇舌淡白,苔多滑腻。

阴虚体质:此类孩子多数好动,而吃饭又有不同程度的挑食,一般有以下几个特点:

· 易疲劳,气短,易外感;

· 形体偏瘦;

·手心、足心偏热；

·口燥咽干，鼻微干；

·大便干燥；

·出汗多。

·舌质淡红，边有齿痕，苔少或花剥苔。

高敏体质：顾名思义，高敏体质身体的反应本来就很敏感，在日常生活中呼吸道也容易受到刺激。

宝宝妈：

应该如何预防小儿毛细支气管炎？

侯大夫：

毛细支气管炎的治疗重在预防，反复毛细支气管炎的孩子容易患哮喘。

首先，小儿毛细支气管炎好发于晚秋至早春，在此期间尤其需要注意。

其次，小儿毛细支气管炎属于呼吸道疾病，要做好关于呼吸道疾病的种种预防工作，比如适时开窗通风、保持环境温度与湿度、少去人群密集的地方。

再次，要保证孩子生活环境的卫生，比如餐具的清洗消毒、勤洗澡等。

最后，要保证孩子自身的健壮，饮食合理得当、睡眠充足、注意保暖。

2.2.5　问嗓子

在孩子的成长过程中，难免会碰到孩子嗓子不舒服的情况。有些家长并不重视，认为是个小毛病，有的家长认为是有炎症，就乱用消炎药。

如果是孩子的嗓子哑了，引起的原因有很多，有可能是"上火"引起的，但也有可能是其他疾病即将到来了，所以，当家长听到孩子嗓子哑的时候，要分清楚孩子是什么情况，必要的时候带孩子去看医生，及早治疗好。

宝宝妈：

经常嗓子发炎是不是因为吃了上火的东西？

侯大夫：

这跟孩子饮食不注意，上火有关。有些小孩子喜欢吃零食或者快餐类的食品，可是，这些东西很容易给孩子的肠胃带来负担，而且火气太大了，火性炎上，火气往上走对孩子的喉咙自然不好。

宝宝妈：

孩子有一次晚上突然间嗓子嘶哑，说不出话来，医生说是急性喉炎，甚至窒息，有这么严重吗？

侯大夫：

夜间急诊经常有小孩子因为犬吠样咳嗽，伴有声音嘶哑，甚至说不出话而来，这属于急性喉炎，不属于普通的咳嗽。须立即予雾化吸入、抗炎，喉部是人体在呼吸系统中最狭窄的部位，小儿的喉部更为狭窄，一旦小儿发生急性喉炎，极易引起喉部水肿，加上小儿咳嗽功能弱、不能及时地把分泌物咳出来，从而引发小儿患呼吸困难，严重者可引起窒息而导致死亡。

宝宝妈：

急性喉炎怎么跟普通的感冒咳嗽鉴别呢？

侯大夫：

首先，急性喉炎可出现咳嗽，但这个咳嗽和普通的感冒、气管炎的咳嗽不同，它咳嗽的声音类似犬吠声，也叫犬吠样咳嗽（这是喉炎最典型的咳嗽声）。其次伴有声音嘶哑，严重的会出现呼吸急促、烦躁不安、面色苍白、口唇青紫等缺氧表现。

宝宝妈：

孩子肺炎之后，感觉嗓子里一直有痰，吼吼的，该怎么办呢？

侯大夫：

呼吸道感染以后，在机体正气抗邪斗争之后，会把坏死脱落的细胞，通过咳嗽排痰的形式排泄出去。咳嗽是一种对抗病菌的防御反应，通过咳嗽可以排除气管中的病菌、黏液和其他刺激物。但孩子往往不会通过咳嗽，把痰咳出来，喉中痰鸣常见。

中医认为肺系疾病后期，耗气伤阴，肺不能主气，肺气上逆作咳；或肺脾气虚不能布津而成痰，痰浊阻滞，肺气不降而上逆作咳。中医认为，肺为贮痰之器，脾为生痰之源，对于肺炎后期，建议用中药调理肺脾，减少生痰之源。

宝宝妈：

生活中如何护理有痰的宝宝？

侯大夫：

拍背法：让宝宝侧卧或抱起侧卧，家长一手五指微屈呈空拳状，从上而下、由外向内轻轻拍打宝宝的前胸以及侧胸背部，注意把握好力度。每次拍 3 ~ 5 分钟即可，每天 2 ~ 3 次。

多喝水：宝宝咳嗽有痰时多喝水可以使咽喉得到很好的滋润，从而有效稀释那些黏稠的分泌物，痰液变稀就容易咳出来了。喝水的话最好给宝宝喝白开水，少量多次，水温保持在 23℃左右为宜。

保持室内空气通畅：注意保持家中的空气通畅，定期打开窗户通风散气。家中的相对湿度保持在 60% ~ 65%，空气较为干燥的话可以在家中安放一台空气加湿器，或是常使用湿布拖地来增加空气中的湿度，使宝宝的呼吸道黏膜保持在湿润的状态下，这对促进宝宝痰液的排出较为有效。

宝宝妈：

我家孩子出生后开始咳嗽，不会吐痰，医生说是喉软骨发育不良，这是什么疾病？

侯大夫：

喉软骨构成喉的支架，包括单一的甲状软骨、环状软骨、会厌软骨和成对的杓状软骨、楔状软骨、小角软骨9块，当新生儿喉软骨发育不完善时，孩子会出现喉鸣音或伴有喘息，妈妈听孩子喉部会感觉到像是有痰液一样的呼噜噜的声音。

宝宝妈：

孩子的扁桃体一直都没有下去过，有大夫说是特异性的扁桃体大，而且孩子扁桃体特别容易发炎，该怎么办？

侯大夫：

咽喉部位的扁桃体具有抗细菌、抗病毒的防御功能，就好像是看守大门的卫士，是身体第一道免疫器官，积极抵制和消灭来自口鼻的细菌。宝宝的机体免疫功能还不健全，一般到12岁左右免疫系统才发育成熟。

扁桃体是呼吸道的门户，口鼻的细菌、病毒最先侵犯它。扁桃体是藏污纳垢之地，形成病灶后容易被反复感染。经常反复感染，会导致扁桃体变大，难以恢复至正常大小。

宝宝妈：

孩子嗓子红，里面还有疙疙瘩瘩的小泡，那是什么？

侯大夫：

这个属于咽后壁淋巴滤泡增生，很多儿童存在，当机体内热大的时候急性充血，会更明显。

咽部淋巴滤泡增生是一种常见的咽部疾病，很多咽部淋巴滤泡增生的患者常常有咽部刺痛的感觉，咽部淋巴滤泡增生，会引起嗓子不舒服感，"风吹草动"易引发嗓子发炎。

宝宝妈：

为什么孩子老清嗓子?

侯大夫：

最近我也感冒了一次，但是感冒好了就是老咳嗽，偶尔还会清嗓子，是那种不自觉的，自己也控制不了。好多家长会问孩子为什么最近老清嗓子。自己亲身经历之后，也是深有体会。有的孩子小不会表达，但有的孩子会说觉得嗓子痒，好像有什么东西，清一下会舒服一点，确实是这样。有时候喝点水会缓解，清嗓子从中医角度来说是内热大。原因有以下几点：

· 可能是因为感冒鼻塞严重，夜晚睡觉会张嘴呼吸，导致咽干，反复刺激咽喉部导致免疫力下降。

· 饮食方面，经常吃辛辣刺激或者工厂化食品（方便面、面包、饼干等，太干了容易伤津液）。

· 空气污染，空气不好对我们的呼吸不利，会刺激咽部。

· 对一些经常感冒发热，免疫力低下的孩子来说更容易发病了。

宝宝妈：

清嗓子就是抽动症吗?

侯大夫：

如果你上网查这个问题，或许很多人会认为这是抽动症。抽动症有运动性和发声性抽动。发声性抽动也分为简单发声性抽动和复杂发声性抽动。简单发声性抽动表现为快速地、无意义地、单调地重复，如不断地清嗓子、咳嗽、哼声、吼叫声、呱呱声、尖叫声等。

如果只是因为清嗓子，而仓促地诊断为抽动症也是不合理的，如果抽动症的嫌疑很大，需要另做讨论了。

宝宝妈：
孩子老清嗓子是慢性咽炎吗？

侯大夫：

也有人会认为这种现象是慢性咽炎或者是支气管炎，就用抗感染的药物治疗，效果非但不理想反而症状有进行性的加重趋势，到时候难免会延误病情。清嗓子并不复杂。不要偏听偏信，更不要自己吓自己，给宝宝调理脾胃，气机调顺则清嗓子自然消失。

宝宝妈：
遇到这种情况怎么办呢？

侯大夫：

孩子之所以老清嗓子归根结底还是自身免疫力低下，但是孩子属稚阴稚阳之体，病来得快，但细心调理也会好得很快。饮食方面，家长们都知道不能吃辛辣刺激的，不能吃工厂化食品，大家都知道的理儿，可认真做下来的有几个？或许是耐不住孩子的要求。最好以主食为主，饭后可以接着吃水果，但都要适度，要吃出来健康。

保持良好的睡眠习惯，最好9点半之前能睡觉，睡眠对于生病的孩子来说也是一种特殊的治疗方法，让身体器官休养生息，才能一鼓作气。让身体过于疲劳，容易造成抵抗力下降。家长要为孩子制造一个良好的睡眠环境，因为熬夜会耗伤津液，加重病情。如果严重的清嗓子，可以口服中药调理。关键还是要提高免疫力，调理好脾胃，吃得好，睡得香，玩得开，自然身体棒棒的。

2.2.6 问哮喘

哮喘是小儿最常见的一种反复发作的哮鸣气喘性疾病。反复发作是该病最明显的一个临床特点。因此哮喘难以根治，随着空气污染，孩子咳嗽长久不愈，哮喘患病率增加，一旦被诊断为哮喘，家长就紧张得不得了，孩子可能会带着"哮喘患者"的帽子过一辈子。

其实，关于哮喘，大部分人有很多认知上的误区，很多孩子可能因为这些误区，不能得到正确的治疗，从而影响终身。随着医学的不断发展，对哮喘定义的种类也越来越多，不同的大夫对哮喘的定义也不一样，有的大夫诊断标准比较低，所以各位宝妈不必过于慌张，需要正确辨识孩子是否真的属于哮喘。

宝宝妈：

孩子咳嗽时间久了一直不好，医生说是哮喘，我家孩子不喘啊，怎么会是哮喘呢？

侯大夫：

哮喘，又名支气管哮喘，是由多种细胞及细胞组分参与的慢性气管炎症，此种炎症常伴随引起气管反应性增高，导致反复发作的喘息、气促、胸闷和（或）咳嗽等症状，多在夜间和（或）凌晨发生。咳嗽只是哮喘的一种症状，咳嗽时间久，处于气管高反应的孩子，使用支气管舒张剂有效，也称咳嗽变异性哮喘，但我认为，咳嗽就是咳嗽，不用按照哮喘过度治疗。要调理咳嗽为主，控制咳嗽、预防反复咳嗽，就可以预防发展成哮喘。

宝宝妈：

久咳是不典型的哮喘吗？过敏性咳嗽属于哮喘吗？咳嗽变异性哮喘又是什么？

侯大夫：

小儿过敏性咳嗽，换季的时候多发，常常表现为迁延不愈的咳嗽，甚至还会喘，且反复发作，家长们有时候误认为是反复感冒，吃了许多感冒药，有的甚至打了不少消炎针，效果都不好。这可能属于高敏体质引起的咳嗽。过敏性咳嗽也就是大夫常说的咳嗽变异性哮喘，但是真的就是哮喘吗？我不建议这样诊断，只要积极治疗咳嗽，预防咳嗽的发生，减轻对气管的损伤，让气管得到充分的修复，机体免疫力恢复平衡协调，以后咳嗽就自然而然减少了。

宝宝妈：

我家孩子没有吃什么过敏的食物，也没有接触什么特殊的东西，为啥哮喘还是发作呀？这哮喘发作到底都受哪些因素影响呀？

侯大夫：

首先，家长要纠正哮喘和饮食关系的一个误区：哮喘不仅仅是吃了过敏的食物才发作，饮食不当也会诱发哮喘。现在的孩子个个都很宝贝，家长也都是想把最好的给孩子。所以在某些方面家长可能不太注意，比如说饮食方面，每个家长都希望孩子吃好，孩子想吃什么就尽量给什么，其实吃得过多也会诱发哮喘。食积会使孩子抵抗力下降，容易诱发各种疾病，不单是哮喘，感冒、咳嗽、发热、鼻炎都可能会找上门。而且，现在食物中添加剂、防腐剂甚至染色剂越来越多，所以，家长要更加注意孩子的饮食，正常吃饭，少吃工厂化食品。

除了饮食不当诱发哮喘之外，天气、运动对哮喘的发作也有一定的影响。天气变化太快，尤其是初春时节，昼夜温差大，孩子易感受外邪，哮喘的发作也就会频繁。

运动方面，有的孩子跑、跳后，就会有轻微哮喘发作的情况，对于这些孩子，家长要多注意，不能让孩子过度运动，但是也不能限制孩子运动。

总之，不要跟孩子过度强调哮喘这件事，如果孩子没有不舒服，就不要阻止他运动，让他觉得自己和别人不一样，这样对他身心健康都不利。反之，适当的运动能够增强孩子的免疫力，更利于孩子对抗哮喘和其他病邪。

宝宝妈：

大夫，孩子得了哮喘，我们专门给他做了"食物过敏原"的检查，说是对鸡蛋过敏，可我家孩子以前吃鸡蛋也没有啥反应，这鸡蛋到底能不能吃呀？

侯大夫：

关于这个"食物过敏原"的检查对哮喘的预防可以作为一个参考，但不能作为主要的抗哮喘的因素。这个检查只是反映了孩子当时的一个身体状况，比如孩子这几天内热大，可能对某些食物呈过敏反应，经过身体自身的调节，过几天可能对这种食物就不过敏了。如果孩子吃鸡蛋没有明显的反应，适当地给孩子吃一点儿，这样可以帮助纠正过敏体质。对于其他过敏的食物也要让孩子主动接触，一开始，稍微给一点儿，如果没有明显的过敏反应就再加一点儿量，慢慢地让孩子适应。如果孩子吃完反应特别大，那就先不要吃了。

宝宝妈：

　　大夫，我这孩子得了哮喘，之前很多朋友和医生都告诉我吃饭上要让孩子忌口，不能吃这不能吃那，可小孩子对啥都好奇，都想吃，就是再小心，也不能处处都防护到，而且我一直有听说有些哮喘小孩吃了容易过敏的东西，也没啥事啊，您说这鱼虾等容易过敏的东西，能不能吃呢？

侯大夫：

　　可怜天下父母心啊！为了孩子，父母们可是没少操心啊，你这种情况好多家长也都给我说过，作为家长，相信你们也没少查相关的资料，而且关于哮喘的防护常识也记得滚瓜烂熟。

患儿家属：

　　大夫您说得对，我知道得了哮喘，吃饭上要很注意，我平时给孩子吃的东西都很小心，一点儿都不犯忌。家里人也都不许在家抽烟喝酒，以免影响孩子。

宝宝妈：

　　就是这样啊，大夫，之前我给孩子做过敏原检测，人家医生给我说很多东西都是过敏原，要是碰了这些很容易发病，让孩子千万不要接触。我用本子都记了下来，一直都严格遵守，也就一直没让孩子吃过鱼虾。

侯大夫：

　　你说的这些，尤其是做过敏原检测，好多家长给我反映过，很多家长也都像你一样做。我提一下我个人的建议：过敏原的检测只是哮喘诊断的一个辅助和参考，而不是说查到了对啥过敏，接触了这个东西就一定会发病。打个比方，比如电视台经常放的天气预报，说哪里哪里有雷雨天气，发生滑坡泥石流风险特别大，最后那地方一定就发生泥石流了吗？不一定吧，过敏原检测就像雷雨天气一样只是一个辅助因素，最终发不发生泥石流，还是取决于土质的疏松情况，植物的覆盖情况。这就像你之前说的有的孩子就是吃了鱼虾等过敏物也没有事，道理都是一样的，关键在于孩子自身的体质是否强壮，免疫力是否平衡。

对于过敏原，我建议要让孩子去主动接触，而不是被动地逃避，慢慢地让身体适应，时间一长，身体就不再过敏了。

宝宝妈：

那照您这么说，我孩子可以吃鱼虾等容易过敏的东西了？

侯大夫：

你要正确看待我的观点和建议，不能盲目乐观，心存侥幸，认为别人孩子吃了没事，我孩子也会吃了没事，你看了这么多大夫，有谁打保票式地给你说能或者不能吃吗？大都是建议最好不吃。我不太认同他们的观点，主动去适应过敏原，你可以刚开始稍微让孩子接触一点，比如做饭的时候放少许虾，看看孩子吃完后的反应，如果特别严重，医生再次警告绝对不要再碰这种食物，那只能说，孩子与虾确实无缘，他确实不能吃。如果反应并不明显，或者没有过敏反应，那我们就可以慢慢尝试一点一点地加大接触量，直到孩子身体完全适应，我说的前提就是这种情况。对于其他过敏物的主动接触，也是按照这种方法慢慢来。而且这期间一定要注意增强孩子的体质，强身健体，重建免疫平衡。

宝宝妈：

嗯，大夫您的建议我记下了，刚刚您说要注意增强孩子体质，强身健体，是不是说要让孩子多运动？可是哮喘的孩子不是不能运动吗？

侯大夫：

过分剧烈的运动和不适宜的运动，比如参加马拉松、长跑、蹦极，大冬天光着头，穿得又薄去大雪地里玩等，这些当然会引发甚至加重哮喘。可是这并不能说不能运动了，只是我们需要针对孩子个体的病情，在医生指导下做好一定的防护措施，确立正确合理的运动方式。比如，可以做一些相对和缓的运动：游游泳，打打太极拳，做一些耐寒锻炼，像晨跑，不过也要注意气候，太冷了，或者雾霾太严重，平常人都有些受不了，孩子就更不用说了，那就不要跑了。如果环境不是特别糟，家长可以给孩子穿舒适保暖一些，或者戴个口罩，也可以让孩子在相对温暖一些，空气清新一些的室内适当运动。其他的还有慢跑、体操等也可以看个人情况适当地运动。适当的个体化的锻炼对于增强体质、恢复免疫平衡都是有很大帮助的。

宝宝妈：

大夫，听您这么说，我觉得明白了很多，知道该咋做了，不像以前一样只知道防这个，防那个，现在是既知道"防守"又知道"主动进攻"啦！

侯大夫：

对！跟病魔斗争就像打仗一样，就是要又能防又能主动出击。总之，对于哮喘的防治，尤其是过敏原的问题，我的主张就是要积极地去适应，不要总是一味地被动逃避，重在增强孩子体质，恢复免疫平衡，最终让身体适应，哮喘也就很好控制了。这个道理很简单，大家都很容易懂，和养花很像，我们大家可能都养过花，出于偏爱总把一些觉着好看的细细照看，甚至挪到盆里放在屋里，怕太阳晒了，风雨刮了，还每天特别注意浇水施肥的时间和数量，可是最后呢，这些花不是死了，就是病快快的，还特别脆弱，稍微放到外边晒晒太阳，淋淋雨，就蔫了。而外边那些我们看不上、没有刻意照料的花反而开得很茂盛，长得也很好。人其实和自然界的事物都一样，只有积极接触，适应大自然，经历日晒雨淋，自身体质壮实了，才能更好地茁壮成长。

宝宝妈：

　　除了您上面说的天气、运动，那空气里的粉尘、动物的皮毛对哮喘发作有影响吗？

侯大夫：

　　至于粉尘、动物皮毛，这些都是我们生活中不可避免的，还是那句话，如果孩子接触之后没有特别大的过敏反应，或者哮喘没有立马发作，家长不需要过度保护。

宝宝妈：

　　我家孩子为啥会得哮喘呀？是和体质有关吗？中医上对哮喘是怎么理解的呀？

侯大夫：

　　中医认为哮喘的发生，主要是宿痰伏于肺，复加外感、饮食、情志、劳累等因素而诱发。这宿痰内伏的原因就和孩子的体质有一定关系了，比如痰湿体质、热盛体质、过敏体质等。这类孩子抵抗力不强，比健康的孩子更容易感受外邪，既而发病。就好比庄稼，如果本来就缺少灌溉，再闹虫灾，庄稼的收成一定不会乐观。不过，家长也不必过于担心，孩子的体质只是孩子某个时间段身体的反应，肥甘厚腻吃多了，这段时间孩子就更容易痰积，经过纠正饮食、中药调理可以帮助改善。

宝宝妈：

那哮喘和孩子免疫功能有关系吗？怎样才能提高孩子的免疫力？

侯大夫：

我认为孩子得哮喘就是免疫功能不足的一种表现。不仅仅是哮喘，孩子生病，多多少少都和孩子免疫力下降有关。免疫力下降，正邪相争，邪气处于上风，孩子就会生病。那么，如何提高免疫力呢？可以总结为三个方面：

第一，脾胃功能。正所谓"四季脾旺不受邪"。饮食不合理，比如，饮食过甜或过酸。过甜、过酸都会影响孩子胃肠的消化吸收，形成积滞，从而导致抵抗力下降，感受外邪或诱发疾病（如哮喘、咳嗽等）。除此之外，中医讲，脾有运化水湿的作用，脾胃功能正常，对改善孩子痰湿体质也有很大的帮助，一定程度上会减少哮喘的发作。

第二，运动。天气适宜时，要适当进行户外运动，鼓励孩子参加一些有氧活动，比如骑自行车、慢跑等。但运动要循序渐进，不可过量。家长可以给孩子制订一个运动计划，坚持锻炼。

第三，养成良好的生活习惯。在日常生活中，家长要有计划、有目的、有意识地培养孩子养成良好的生活习惯，比如何时起床、何时吃饭、何时睡觉等。这样让孩子的生物钟在规律的作息时间里尽早形成，并且更加有理有序，这有利于增强孩子身体素质，提高孩子的免疫力。

宝宝妈：

侯大夫，都说哮喘得了就是一辈子，孩子一得这病，我们心都揪着，孩子得了哮喘到底还能好吗？该怎么治呀？

侯大夫：

我们现在具体说一下，中医治疗哮喘的四个步骤：

·哮喘发作期，即已病之人，治疗应当以西医为主，中医为辅。所谓急则治其标，缓则治其本。在哮喘发作期，喘息症状明显，最重要的是缓解患儿的不适。

·哮喘缓解期，即病后之人，此时应以中药为主，扶助正气，防止复发。

·无病期，即未病之人，此时应以中药为主，调理其亚健康状态。根据自身情况服用中药，改善这一状况，简单的就是增强抵抗力，就好比打仗之前巩固兵防，这样敌人才打不进来。

·哮喘发作前期，即欲病之人，在这一阶段，中医中药自然要胜过西医一大截儿了。就相当于在敌人攻城的路上，就将其阻断消灭，避免了"守城"正气与"进犯"邪气的斗争，以保证人体的安康。

由此可见，哮喘并不是终生的疾病。只要遵循早发现、早治疗，并且正确治疗调护的原则，随着年龄的增长，哮喘大都可以治愈。但若失于防治，喘息持续或反复发作，迁延不愈，就可能延及成年甚至遗患终生。

宝宝妈：

侯大夫，现在特别火的"冬病夏治，冬病冬治"这原理到底是什么？贴一下膏药可以治病吗？

侯大夫：

这个也是很多家长都提到过。其实大多数家长对"冬病夏治，冬病冬治"的认识存在着很大的误区。

所谓"冬病夏治"是指发于冬季，或在冬季加重的疾病，夏天有所缓解，在此期间辨证施治，内服或外用，有效地预防或减轻其症状的一种治疗方法。"冬病冬治"是指根据辛散温通的药物驱寒温阳的特性，在三九期间，对特定穴位进行贴敷，以治疗寒证，扶正祛邪，调补阴阳的治疗方法。

但冬病夏治不能等同于贴膏药，这必须要辨证地看待。简单地说，贴膏药只是一种方法，但并不是唯一的方法。举个例子来说，有的小孩儿皮肤过敏，也必须要贴膏药吗？这显然是不科学的。像内服、拔罐、推拿、按摩等，这些手段都可以达到冬病夏治的效果。

小儿冬季最常患的反复性咳嗽、气管炎、鼻炎、扁桃体炎等这些疾病不是贴膏药能一了百了的。夏天我们的抗病能力强，阳气强盛，再加上整体气温高，所以这时候治疗能达到事半功倍的效果，再加上新陈代谢也比较旺盛，利用这段时间增强体质，很大程度上降低冬天患病的概率，这就是我们的目的。

宝宝妈：

既然"冬病夏治"这么有用，那孩子冬天是不是就不会犯病了？贴敷时需要注意些什么呢？

侯大夫：

这种想法也是不对的。冬病夏治并不是说就忽视冬病冬治，也不是说在夏天进行穴位贴敷，冬季疾病就不会复发。冬天治疗也要重视，冬治和夏治结合起来，才能逐渐改变患者的体质。

·贴敷时，微热微痒属于正常，出现明显红肿痛痒时及时停止使用，禁止抓挠。若有水疱，应及时到医院就诊！

·贴敷部位有皮肤创伤、溃疡、感染等，对贴敷药物过敏者，瘢痕体质者，咯浓黄痰、血者，不宜使用！

·忌食辛辣、油腻、生冷食物，治疗时应注意保暖，避免冷风吹到贴敷部位！

"冬病夏治"有什么具体的做法呢？

侯大夫：

除了穴位贴敷等外治方法属于冬病夏治的范畴，饮食、药食、游泳、走路等也是冬病夏治的一部分。保证孩子合理饮食，也可以做一些药食，这些都是家长能够在家操作的。夏天要多游泳（如果有条件的话，冬天也可以进行），游泳运动能很大程度上促进胃和肠道的蠕动，对肺的功能也能起到锻炼作用。

最重要的是，适应凉水的过程能起到提高抵抗力的作用。但是一次时间不能太长，一般在半小时左右就可以了。多走路，尤其是快走的效果比跑步更好。病情较严重的患者，每天10分钟。因为走路是非常好的有氧运动，运动得好，在冬天哮喘就会少发作。

宝宝妈：

谢谢大夫，以后我们在孩子的饮食上就不用那么犯愁了。我还听别的家长说，您在生活上有很多好的建议，对哮喘的防治很有效，可以讲一下吗？

侯大夫：

首先家长对孩子的照顾也需要有个度。在每个家长心里自己家的孩子都是个宝，孩子得了哮喘，生了病就更是捧在手心了。家长小心照顾是应该的，我们的确需要更加注意孩子的饮食、起居、穿衣等，但是小心照顾也需要有个度。

有些家长发现孩子患上哮喘，就重视得不得了，不让孩子跑，不让孩子跳，上个幼儿园，心整天悬着，搞得孩子累，家长更累。

其实，家长对孩子的这种保护会成为孩子康复的障碍，也会对孩子的精神心理造成一定的影响，会使他们觉得自己和别人不一样，不利于孩子融入集体，还有可能把孩子养成"小皇帝"或者是"小公主"。人对自然界有很强的适应能力，尤其是孩子。他们需要时间去感受去适应，这个过程也是抵抗力增强的过程。温室里的花朵固然好看，可离开了温室又能活多久呢？

其次，要注意孩子生活中的一些小细节。

第一，冷水浴面。对冬天喜欢感冒的小孩儿（易诱发哮喘的孩子）来说，从夏天就开始用冷水洗脸，一直到冬天，每次洗完之后按摩迎香穴（嘴唇上部，鼻翼两侧），对增强抵抗力，预防感冒（哮喘）有很好的作用，尤其适用于那些容易鼻塞、流鼻涕的孩子。但是洗脚一定要用热水。

第二，慎对空调。室外温度很高的话，是可以让孩子吹空调的，但要注意温度的控制，不能随着大人的喜好把温度调到很低。在空调屋可以让孩子穿合适的衣服，禁止睡凉席。如果从空调屋到室外，要有一个过渡的过程，防止温差过大带来不适反应。

第三，勤洗热水澡。很多家长认为，孩子生病时很虚弱，不宜洗澡。这是一个误区，孩子生病，需要洗热水澡，一则清除细菌；二则热水能刺激汗腺，清洗毛孔，将体内的毒素、垃圾排出来。

宝宝妈：

大夫，我们发现孩子到海边，哮喘就会好转，我们可以不可以去海边住一段时间？这对哮喘治疗有利吗？

侯大夫：

去海边住不是不可以的，问题是你能保证一辈子住在海边吗？寒冷干燥的地方，尤其是北方西部地区，确实哮喘的发病率高，南方、海边或者是山里这些空气清新潮湿的地方，哮喘的发病率会低一点儿，但也不是不发病。去海边住，空气好，肯定能减少哮喘的发作，对孩子也是有利的。但是总有一天还是要回来，回到我们现在住的这个大环境中来，孩子终究要适应的还是这个环境。问题的关键并不是怎样的环境对孩子的哮喘有利，而是在同样的环境里让孩子哮喘不发作，归根结底，还是孩子自身抵抗力差的问题，提高孩子的身体素质，重建孩子的免疫平衡才是战胜哮喘的关键。

那怎样的家庭环境才是对孩子有利的？怎样才能减少孩子的发病？

侯大夫：

首先要保证居住的环境不潮湿，虽然说空气湿点儿对孩子哮喘有利，但也不能潮湿到霉变的地步。霉菌对呼吸道的刺激是非常大的，远远超过粉尘、动物皮毛对孩子的刺激。一定要保证孩子居住的地方干燥、通风、向阳。幼儿园也要做到经常通风、向阳。如果家里边空气太干燥，比如开空调时间太久，可以考虑在屋里放盆水或是放湿衣服，或者使用空气加湿器，多拖地等。

现在市场上各种各样的抗哮喘药物，孩子哮喘一发作，医生更是开一堆西药，这吃了对孩子有什么影响吗？会不会有啥不良反应？

侯大夫，可不可以简单地说一下这些药物的不良反应，也好让我们有个心理准备，不至于那么慌张？

侯大夫：

哮喘发作期，使用西药是正常的，急性期控制发作为主。西药多多少少都有些不良反应的，后期可以配合中药调理。现在市面上抗哮喘的药物大致分为三类：抗炎平喘药、支气管扩张药、抗过敏平喘药。

抗炎平喘药是通过消除气管的炎症来平喘。像我们平常所见的辅舒酮、普米克都保粉剂、普米克立舒、泼尼松等。这类药物吸入常用量一般不会产生不良反应，但吸入过多时，药物会沉积到咽部并吞咽到胃肠道，产生咽部或全身的反应：声音嘶哑、咽部念球菌感染、水肿等。

支气管扩张药主要是通过松弛支气管平滑肌来缓解和消除支气管痉挛和气管狭窄进而平喘。会有以下不良反应：上腹部疼痛、恶心、呕吐、胃食管反流、食欲减退等，中枢兴奋，甚至急性中毒等。

抗过敏平喘药主要是通过抗过敏和轻度抗炎作用来平喘。像我们常见的顺尔宁，不良反应有轻度头痛、咽炎、鼻炎、胃肠道及转氨酶升高，停药后可恢复。

宝宝妈：

谢谢大夫，知道了这些，以后我们再遇到就不会慌了。说到西药的不良反应，那抗生素到底能不能用？

侯大夫：

抗生素的使用是很多家长关心的问题。我个人主张抗生素尽量少用，不到万不得已尽量不用。抗生素的不良反应，即使现在看不出来，可是之后呢？人一旦生病或是老了之后，这些不良反应就会慢慢显出来了。举个很简单的例子，过度使用某种抗生素，身体就会对这种抗生素产生耐药性，如果有一天生病了，必须使用这种抗生素，到时候就只有认命了。就像一栋大楼，本来可以抗8级地震，人们住进去之后，这儿改改，那儿动动，虽然这栋楼仍然可以居住，那以后还能不能抗8级地震就不得而知了。抗生素和其他西药一样，都是为了快速缓解患者痛苦，主要用在疾病发作期，是为了给中药发挥药效或中药调理，重建孩子的免疫平衡争取时间。如果哮喘发作伴有呼吸道感染，尤其是细菌感染，那就必须要用抗生素治疗了。总之，抗生素在必须用的时候一定要用，在不确定病症或不必要的情况下使用，反而会影响孩子的免疫力，不利于康复。

宝宝妈：

我家孩子老是感染支原体，每次哮喘去医院检查大夫都说是支原体阳性，这阿奇霉素还非得用，抗生素避免不了呀。

侯大夫：

如果确定是支原体感染，阿奇霉素使用是可以的。不过，支原体的检查只能作为有没有感染支原体的一个参考，不能作为一个确定因素。支原体阳性，只能说明你身体里有这种抗体，说明你曾经接触过支原体，但是现在是不是支原体感染，还需要进一步确定。我个人是反对随意用抗生素的，尤其是年龄小一点儿的孩子。还是那句话，抗生素的使用一定要谨慎。

宝宝妈：

我家孩子生病太频繁了，是不是抵抗力太差了？我们可不可以吃一些冬虫夏草、胎盘或者是阿胶补一补？

侯大夫：

孩子为什么生病频繁？仅仅是抵抗力差的原因吗？也有很大一部分是家长的责任，孩子哮喘一发作，家长就过度紧张，马上去医院给孩子开一大堆药，还有的家长吃了一次这个医生开的药，感觉没什么效果，马上又去找另一个医生看，最后给孩子吃了各种药。这些药，尤其是化学药品，作用在孩子身上反而打破了孩子自身的免疫平衡。过度诊疗会让孩子的抵抗力越来越低。

这个问题，家长一定要引起注意。至于冬虫夏草类的补药，我不建议随便使用。如果孩子气虚体弱得很明显，调补脾胃，不建议私自给孩子吃很多补品。孩子本就是纯阳之体，很少有那种特别虚的体质，乱用补药还会让孩子上火，完全没那个必要。但是从中医上讲，还是要辨证论治，如果孩子是因为脾胃功能不好引起的血虚，那只要补脾健胃，孩子血虚的情况自然就会缓解，单纯使用阿胶，反而增加脾胃负担。所以说，补药不可盲目使用。

2.3 问传染病

春天来了，草长莺飞。在这万物复苏的季节，各种细菌、病毒也渐渐"复苏"了。由于早晚温差比较大，春季冷暖空气频繁交汇，气温变化较大，儿童抵抗力相对较弱，稍不注意孩子就容易患上感冒、咳嗽等上呼吸道疾病。麻疹、风疹、流行性腮腺炎、水痘等常见传染病极易在这个季节传播，而且传染病的最初症状与感冒非常类似，假如不注意分辨，会延误病情。那么，我们该怎样识别和预防传染病呢？

2.3.1 问手足口病

宝宝妈：

孩子平时容易患呼吸道疾病，手足口病跟普通感冒都有相似症状，那么如何与手足口病相鉴别呢？

侯大夫：

手足口病是由多种肠道病毒引起的一种儿童常见急性传染病，以婴幼儿发病为主，全年均可发病，以春夏季高发。大多数手足口病患儿是突然发病，首先是发高热，体温多在38℃以上，反复不退，同时伴有头痛、咳嗽、流涕等症状。发热1～2天后，口腔黏膜、唇内出现疱疹，疱疹破溃后形成溃疡，疼痛明显，此时患儿常表现出烦躁、哭闹、流涎、纳差等不适。口腔疱疹1～2天后可在患儿手足心及臀部看到皮肤疱疹，以足心部最多，疱疹呈圆形或椭圆形，扁平不一，小至米粒，大至豌豆，质硬并内有浑浊液体。较少在躯干及面部出疹，一般1周左右自行消退，无色素沉着或瘢痕。

宝宝妈：

孩子本身好好的，怎么突然间就得手足口病了呢？

侯大夫：

中医认为手足口病是由于感受时令之邪，但与孩子的抵抗力密切相关，"湿热邪毒"，两邪相搏于气分，湿热困脾，发于肌表，热毒郁而为疹，湿气聚而成疱，故见手心足心、臀部丘疹、疱疹，又因脾主四肢、开窍于口，上熏口舌发为口腔疱疹、溃疡。

现代医学则认为，手足口病是由于感受了肠道病毒 71 型和柯萨奇 A16 型引起的常见传染病。

宝宝妈：

手足口病是如何传播的呢？接触什么容易感染？

侯大夫：

手足口病，主要是通过三种途径传播：呼吸道传播、消化道传播以及接触性传播，其中接触性传播最多见。并且人是唯一的传染源，发病后 1 周内传染力最强，主要是通过接触患者的粪便、疱疹液和呼吸道分泌物 (如打喷嚏喷的飞沫等) 及被污染的手、毛巾、手绢、牙杯、玩具、餐具、奶瓶、床上用品等而感染。

宝宝妈：

一听到传染病，大家都很害怕，尤其是前些年报道的严重手足口病，更令人恐慌。手足口病愈后怎么样呢？

侯大夫：

手足口病不可怕，小儿手足口病是一种病情较轻的自愈性疾病，绝大部分患儿愈后较好，家长不必"小病大怪"。但极少数患儿病情较重，可并发脑炎、脑膜炎、心肌炎、肺炎等。

因此，劝诫家长不必对此盲目紧张，但也不可掉以轻心，正确的做法是细心观察孩子的日常体温、精神状况，有无抽搐现象等，若出现这些情况应及时就诊。若孩子只有手足口病的轻微症状，应稳定孩子的病情，3 ~ 5 天孩子的病情稳定，一般可自愈，否则应及时送诊就医。

如果孩子得了手足口病，应该注意些什么呢？应该如何护理呢？

侯大夫：

首先注意不让患儿接触其他孩子。患儿的唾液、痰液等分泌物要用卫生纸包好丢到垃圾箱，孩子的粪便要收集好、倒入消毒液消毒后丢入厕所，不能随意丢弃，同时要用含氯的消毒剂(84消毒液)按使用说明每天清洗消毒便盆，看护人接触孩子前、替换尿布后或处理孩子粪便后都要正规洗手；患病孩子的衣物、玩具、餐具、枕头被褥等要用50℃以上的热水浸泡30分钟或者煮沸3分钟进行消毒、保持卫生，要勤开窗通风。若上幼儿园的小朋友得病，应及早报告，自行隔离。若隔离期间出现病情不稳，应及时就医，以便评估病情。

宝宝妈：

流行病高发期间，在家里我们采取什么方法可以预防手足口病呢？

侯大夫：

预防手足口病的关键是注意卫生，防止"病从口入"。儿童饭前便后、外出后要用肥皂或洗手液洗手；不喝生水、不吃生冷的食物；保持家庭环境卫生、居室经常通风；衣被要勤洗、勤换、勤晒。

流行期间不带孩子到人群密集、空气流通差的公共场所，避免接触患病儿童。流行期每天晨起检查孩子皮肤(主要是手心、足心)和口腔有没有异常，注意孩子体温的变化。预防手段虽简单，"效果却是不一般"！

对于轻微的手足口病，可不可以推荐一些药茶来预防和治疗？

侯大夫：

如果孩子有接触周边类似的患儿，除避免上述情况外，我们可以用中药药茶来预防，蝉蜕 10 克，薏苡仁 20 克，加少许冰糖，让孩子频喝，做预防（同其他传染病）。

另如果孩子感染上了，在病情轻的阶段可以采用下列方法：

藿香 10 克，桔梗 10 克，黄芩 10 克，姜半夏 9 克，柴胡 10 克，青蒿 10 克，槟榔 10 克，生大黄 5 克，枳实 10 克，连翘 10 克，生甘草 8 克。取 3 ~ 5 剂。每剂煎 5 分钟后离火，闷 20 分钟后服用，每天煎 3 次，熬一次喝一次，让孩子少量频服。6 个月到 3 岁孩子，每次 10 ~ 30 毫升。3 岁以上孩子每次 30 ~ 60 毫升。另外，注意饮食护理，饮食清淡，以米粥自养，多食蔬菜，少食肉、蛋、奶。（参考"问疱疹性咽峡炎"）

2.3.2 问疱疹性咽峡炎

宝宝妈：

宝宝体温一直在 38.5℃ 左右徘徊，退热药药效一过，体温又猛升。又是物理降温，又是退热药的，但体温始终降不下来。医生检查口腔，说是疱疹性咽峡炎，这是种什么疾病呢？

侯大夫：

疱疹性咽峡炎是一种特殊类型的上呼吸道感染，其特点为咽腔疱疹性溃疡性黏膜损害，常见于婴幼儿。

发病两天内患儿口腔黏膜出现少数灰白色疱疹，周围绕以红晕，多见于扁桃体前部，但也可位于软腭、扁桃体、悬雍垂、舌部等，接下来两三天内水疱破溃变为浅溃疡。孩子嗓子疼，会表现为哭闹，流口水，进食加重。症状多表现为起病急，主要是由 A 组柯萨奇病毒，偶尔也由其他肠道病毒所引起。

宝宝妈：

疱疹性咽峡炎，由于发病症状和手足口病相似，又有"隐形手足口病"之称，容易混淆。如何区别手足口病和疱疹性咽峡炎？

侯大夫：

疱疹性咽峡炎和手足口病最大的区别，就是疱疹性咽峡炎的疱疹仅仅出现在口腔内，而患手足口病的大多数孩子先是嗓子里有疱疹，后发展到手心、足心，少见于长在手背、足背，并伴有发热。出的疹子一般如小米粒或绿豆大小，周围有发红的灰白色小疱疹或红色丘疹，不痛、不痒、不结痂。

另一个重要区别就是，疱疹性咽峡炎虽然可能合并细菌感染，但一般不会出现重症、发生生命危险，较手足口病病情相对轻一点。

宝宝妈：

疱疹性咽峡炎如何进行传播？

侯大夫：

·疱疹性咽峡炎主要以粪—口或肠道为主要传播途径，夏秋季为高发季节。疱疹性咽峡炎的感染性较强，传播快，传播形式呈散发或流行。

·疱疹性咽峡炎还会以呼吸道进行传播。每年夏秋季节高发，因为夏秋季节气温高、雨水较多、空气流通不畅，容易导致细菌和病毒急剧繁殖，进入呼吸道而引发疾病，且多发在 3 ~ 5 岁的幼儿。

·疱疹性咽峡炎还会通过虫媒传播。

·如果大人身上携带致病病毒，通过亲吻孩子确实有可能造成疱疹性咽峡炎的传染。

2.3.3 问麻疹

宝宝妈：

　　孩子一旦高热几天，又出现皮疹了，就害怕是传染病，如何鉴别是不是麻疹呢？

侯大夫：

　　麻疹是由麻疹病毒引起最常见的急性呼吸道传染病之一，其传染性强，易感率高。麻疹发病多为 5 岁以下儿童，尤以 1～2 岁最多。现在患麻疹者大多是 8 个月以内婴儿和 7 岁以上学龄儿童，成人偶有发病。

　　辨证要点

　　·一般发病前 10～14 天有麻疹接触史，但接种过麻疹疫苗者可延长至 3～4 周之前。

　　·病初有发热、鼻塞、流涕、流泪、畏光、咳嗽等上呼吸道其他症状。

　　·发热 3～4 天出现皮疹，先见于耳后、发际，渐波及面、颈、躯干及四肢。3～5 天出齐，出疹时全身症状加重，体温持续不退，咳嗽加剧，可出现并发症。

　　·皮疹出齐后按出疹顺序消退，随皮疹消退热渐退，并留有色素沉着，可有脱屑。

宝宝妈：

　　宝宝发现麻疹，家长应该怎么办？

侯大夫：

　　卧床休息，房内保持适当的温度和湿度，常通风保持空气新鲜。有畏光症状时房内光线要柔和；给予容易消化的富有营养的食物，补充足量水分；保持皮肤、黏膜清洁，口腔应保持湿润清洁，可用盐水漱口，每天重复几次。一旦发现手心、足心有疹子出现，说明疹子已经出全，患者进入恢复期。密切观察病情，出现并发症等其他症状需立即就诊。

> **宝宝妈：**
>
> 麻疹是传染病，该如何隔离呢？

侯大夫：

要做到早期发现，早期隔离。

一般患者隔离至出疹后 5 天，合并肺炎者延长至 10 天。接触麻疹的易感者应检疫观察 3 周。患者衣物应在阳光下暴晒，患者曾住房间宜通风并用紫外线照射，流行季节中做好宣传工作，易感儿尽量少去公共场所。

2.3.4 问水痘

> **宝宝妈：**
>
> 什么是水痘呢？孩子患水痘应该怎样治疗呢？

侯大夫：

水痘是由水痘 - 带状疱疹病毒初次感染引起的急性传染病，传染性强。大多见于 1 ~ 10 岁的儿童，人类是该病毒唯一宿主，患者为唯一传染源，传播途径主要是呼吸道飞沫或直接接触传染。

辨证要点

·多见于婴幼儿和学龄前儿童，冬春季发病较多，可获终身免疫，潜伏期为 11 ~ 24 天。

·前驱症状：发热、头痛、食欲不振和不适感。

·皮疹特征：在发热当天即出现皮疹，为向心性分布，以躯干、头部及腰多见，四肢稀少。皮疹初为丘疹或红色小丘疹，数小时或 1 天后转为椭圆形疱疹逐渐变干，中心微有凹陷，最后结痂，再经 1 ~ 3 周脱落，不遗留瘢痕。

上述皮疹在病程中陆续分批分期出现，在同一皮区可见丘疹、疱疹、痂盖等三种不同形态的皮疹同时存在，这是水痘的典型特征。

治疗

患儿应早期隔离，直到全部皮疹结痂为止。与水痘接触过的儿童，应隔离观察3周。该病无特效治疗，主要是对症处理至预防皮肤继发感染，保持清洁避免瘙痒。加强护理，防止继发感染。积极隔离患者，防止传染。

早期隔离至皮疹完全结痂干燥为止。局部治疗以止痒和防止感染为主，可外搽炉甘石洗剂，疱疹破溃或继发感染者可外用1%甲紫或抗生素软膏。继发感染全身症状严重时，可用抗生素。

预防

首先应避免接触水痘患儿；对已接触的易感儿，应观察3周，尽量在家休息，避免到公共场合活动；注意保暖，避免受凉。

2.3.5 问猩红热

宝宝妈：

什么是猩红热？这种病又是怎样预防和治疗的呢？

侯大夫：

猩红热为A组溶血性链球菌感染引起的急性呼吸道传染病。本病一年四季都有发生，尤以冬春之季发病为多。

辨证要点

·2～10岁年龄组儿童发病率最高，主要通过飞沫直接传染。潜伏期为2～5天。

·发热：患儿均有发热，体温不定，可伴头痛、咽痛、恶心、呕吐等症状，多在1周内退热。

·皮疹：多在发热后24小时出现皮疹，首先于耳后及颈部，继之蔓延至躯干及四肢，24小时内遍及全身。皮疹形态为弥漫性针尖大小红点，似寒冷时的"鸡皮疙瘩"，抚摸有砂纸感，压之可褪色。腋下、腹股沟、肘部及臀部皮疹形成横线状疹(称帕氏征)。脸部可见口周苍白区。病后1周可见脱屑。

·舌象特点：初期舌面可见灰白色苔，边缘充血浮肿，舌刺突起呈白色，称"白草莓舌"，出疹后3~4天，舌苔脱落，露出牛肉样舌面。舌刺红肿，又似成熟的草莓。

治疗

·隔离，卧床休息，防止继发感染。

·应至医院正规治疗。

·高热可用美林、布洛芬等退热剂，或用物理降温等方法。年长儿咽痛，可用生理盐水漱口等。

预防

·通风和消毒：患儿居室要经常开窗通风换气，每天不少于3次，每次15分钟。患儿使用的餐具应煮沸消毒；用过的手绢等要用开水煮烫。患儿痊愈后，要进行一次彻底消毒，玩具、家具要用肥皂水或来苏水擦洗一遍，不能擦洗的，可在户外暴晒1~2小时。

·及时就医：在高发季节，尤其是周围出现猩红热患者时，家长要密切关注儿童的身体状况，一旦发觉儿童出现发热或皮疹，应及时送往医院进行诊断和治疗。

2.3.6 问幼儿急疹

宝宝妈：

幼儿急疹又是什么样的传染病呢？

侯大夫：

幼儿急疹，是婴幼儿常见的急性发热出疹性疾病。病原体为人类疱疹病毒6型,无症状的成人患者是本病的传染源,经呼吸道飞沫传播。本病多见于6~18

个月小儿，3岁后少见，春、秋雨季发病较多，无男女性别差异。

辨证要点

· 本病的潜伏期为 7 ~ 17 天，平均 10 天左右。起病急，发热 39 ~ 40℃，高热早期可能伴有惊厥，患儿可有轻微流涕、咳嗽、眼睑浮肿、眼结膜炎，在发热期间有食欲较差、恶心、呕吐、轻泻或便秘等症状，咽部轻度充血，枕部、颈部及耳后淋巴结肿大。

· 体温持续 3 ~ 5 天后骤退，热退时出现大小不一的淡红色斑疹或斑丘疹，压之退色，初起于躯干，很快波及全身，腰部和臀部较多，皮疹在 1 ~ 2 天消退，无色素沉着或脱屑。

治疗及护理

· 让患儿休息，病室内要安静，空气要新鲜，被子不能盖得太厚太多。

· 要保持皮肤的清洁卫生，经常给孩子擦去身上的汗渍，以免着凉。

· 给孩子多喝些白开水，以利出汗和排尿，促进毒物排出。

· 吃流质或半流质饮食。

· 体温超过 39℃时，可予美林、布洛芬口服或用温水为孩子擦身，防止孩子因高热引起惊厥。

预防

· 避开公共场合；

· 多通风，但应避免受凉；

· 幼儿饮食宜清淡，容易消化，多喝白开水；

· 如遇高热，及时散热。

2.3.7 问风疹

宝宝妈：

孩子是怎么感染风疹的呢？

侯大夫：

风疹是由风疹病毒引起的急性出疹性传染疾病。由于风疹的疹子来得快，去得也快，如一阵风似的，"风疹"也因此得名。一般病情较轻，病程短，预后良好。患者是风疹唯一的传染源。

辨证要点

· 该病潜伏期为 14 ~ 21 天。幼儿患者前驱期症状常较轻微，或无前驱期症状；在青少年和成人患者则较显著，可持续 5 ~ 6 天，表现有低热或中度发热、头痛、食欲减退、疲倦、乏力及咳嗽、打喷嚏、流涕、咽痛、结膜充血等轻微上呼吸道症状，偶有呕吐、腹泻等。

· 通常于发热 12 ~ 24 小时后出现皮疹，皮疹初见于面颈部，迅速扩展躯干四肢，1 天内布满全身，但手掌、足底大都无疹。皮疹初起呈细点状淡红色斑疹、斑丘疹或丘疹，直径 2 ~ 3 毫米。面部、四肢远端皮疹较稀疏。出疹期常有低热、轻度上呼吸道炎症、脾肿大及全身浅表淋巴结肿大，尤以耳后、枕部、颈后淋巴结肿大最为明显。疹退不留色素，无脱屑。

· 部分风疹患者只有发热、上呼吸道炎、淋巴结肿痛而无皮疹。

预防及护理

· 发现风疹患儿，应立即隔离，隔离至出疹后 5 天。

· 风疹流行期间，不带易感儿童去公共场所，避免与风疹患儿接触。

· 患儿应卧床休息，避免直接吹风，加重病情。发热期间，多饮水。饮食宜清淡和容易消化，不吃煎炸与油腻之物。

· 防止搔破皮肤，引起感染。

2.3.8 问川崎病

宝宝妈：

什么是川崎病？川崎病是怎么感染的呢？

侯大夫：

川崎病是一种血管炎综合征，病因尚未明确。临床表现有发热、皮疹等，推测与感染有关。

辨证要点

· 不明原因的发热，且为高热，多在 39℃以上，持续 5 天或更久；

· 双眼充血；

· 口腔及咽部黏膜弥漫充血，唇发红及干裂，并呈杨梅舌；

· 发病初期手足肿胀发红，以及恢复期指趾端出现膜状脱皮；

· 躯干部多形红斑，但无水疱及结痂；

· 颈淋巴结的非化脓性肿胀，其直径达 1.5 厘米或更大。

治疗

可疑该病的应立即至医院就诊，以免延误病情。

预防

绝大多数患儿预后良好，呈自限性经过，适当治疗可以逐渐康复。但川崎病患儿要警惕发生冠状动脉瘤的可能性。

2.3.9　问流行性腮腺炎

宝宝妈：

什么是流行性腮腺炎？

候大夫：

流行性腮腺炎俗称"抱耳风"，中医又名"痄腮"，是腮腺炎病毒引起的急性呼吸道传染病。主要发生于儿童或青少年。

临床主要表现为发热和腮腺肿痛。除侵犯腮腺外，也可侵犯其他器官，引起脑膜炎、睾丸炎、卵巢炎、胰腺炎等。

宝宝妈：

流行性腮腺炎有什么临床症状？

侯大夫：

流行性腮腺炎的潜伏期为 8～30 天，大多数起病较急，有发热、畏寒、头痛、咽痛等全身不适症状。患儿先觉一侧耳下腮腺肿大、疼痛，咀嚼时更痛。2～3 天后，另一侧腮腺也肿痛，肿块以耳垂为中心，边缘界限不清。表面发热，手压时有弹性感和压痛。4～5 天逐渐消退。少数患儿有时可有颌下腺和舌下腺肿胀疼痛。

宝宝妈：

流行性腮腺炎是怎样传播的？

侯大夫：

流行性腮腺炎传染源为患者和隐性感染者。一般认为潜伏期末至腺肿消退均有传染性，为 7～10 天，主要传播方式是通过空气飞沫传染，被唾液所污染的餐具、玩具等在短时间内接触儿童的口腔也能引起感染。

宝宝妈：

痄腮与其他传染病相比，有什么注意的地方吗？

侯大夫：

·发现流行性腮腺炎患儿后应及时隔离患儿，直到腮肿消退 5 天后为止。

·患儿应注意休息，禁食酸辣等刺激性食物，注意口腔卫生，多喝开水。

·腮腺炎其病虽不可怕，然而其并发症却十分可怕。较大儿童及体弱儿童易并发睾丸炎，还有极少数患儿并发脊髓炎、心肌炎、乳腺炎、胰腺炎、听神经炎、面神经炎、嗅神经炎等。

关于传染病，怎么进行预防呢？

侯大夫：

· 教育孩子从小养成良好的卫生习惯，减少传染机会。

· 冬春季节是儿童传染病的多发季节，因此，家长对孩子的护理要更加用心，包括及时增减衣物，饮食适度，少去公共场所，以减少感染的机会。

· 发现别的孩子患传染病，要迅速与其隔离，同时及时消毒接触过的衣物。必要时对一些易感儿可在传染病流行季节服用一些清热解毒药物，比如板蓝根颗粒、清热解毒口服液、抗病毒口服液、柴胡口服液等中成药。推荐一个小验方：大青叶 8 克，金银花 10 克，连翘 8 克，蝉蜕 6 克，板蓝根 10 克（1 岁为准），水开后煎 5 分钟即可。

· 小儿传染病的潜伏期一般在 3 周内。由于大多传染病初期极似感冒，家长要密切注意，若发现孩子出现传染病的先兆时，比如发热、吃饭不好、精神不振等，应迅速到医院诊断治疗。

宝宝妈：

如果孩子得了传染病，如何调护呢？

侯大夫：

传染病护理注意事项：

· 对患儿使用过的衣物、用具及玩具，应采用暴晒、蒸煮、紫外线灯照射等措施进行消毒；居室用醋加水熏蒸，进行空气消毒，家人也要十分注意用肥皂洗手和消毒，必要时戴口罩。

· 多开窗，保持空气流通，但要避免直接吹风受寒和过强阳光刺激。

·让孩子多休息、饮食清淡、多喝水。饮食宜清淡，吃易消化、流质或半流质食物，忌吃爆炒、煎炸食物。保持眼、鼻、皮肤与口腔清洁。

·建议孩子多吃一些香菜、荆芥，具有解表透疹的作用，恢复期，没有传染力时应多让孩子进行户外运动。

小儿传染病，群防群控是重点，搞好卫生是关键，管好垃圾和粪便，加强宣传教育。最后，让我们一起努力，远离传染病。

2.4 问化验异常

每次拿到新的化验单，上下箭头高高低低的数字常常让人一头雾水。现在给大家简单讲解下三大常规有哪些项目、检查的意义以及检查前需要注意哪些事项。

2.4.1 问大便常规

宝宝的大便问题，是很多宝妈关心和担心的问题，婴幼儿大便的次数和质地常常反映其消化功能状况，家长若能重视对婴幼儿大便的质地、颜色和次数的观察，正确地识别正常和异常的大便，有助于早期发现宝宝消化道的异常，为诊断疾病提供有价值的线索。

宝宝妈：
宝宝出现哪些大便症状需要及时送到医院化验呢？

侯大夫：

当大便中出现黏液，脓血便次数增多，大便稀薄如水，说明宝宝可能吃了不卫生或变质食物，有可能是患了肠炎、痢疾等肠道疾病，需要加倍警惕了，家长们应留取新鲜大便立即送医院检查。一般常规检查时间要求 2 小时内。

如果我们发现宝宝的便便发散，不成形，也不要过于紧张，这要考虑是否添加辅食量过多或辅食不够软烂，影响了宝宝消化吸收。

大便检验有哪些基本要求呢？

侯大夫：

大便检验的基本要求：

一般送检大便标本，我们要求使用一次性、无渗漏、有盖、无污染物的干净容器，且大小适宜。

粪便检验标本采集及送检正确与否，直接影响到检验结果的准确性。如便盆或坐厕中的粪便混有尿液、消毒剂及污水等，灌肠或服用油类泻剂后的粪便常因过稀且混有油滴等，都是不合格标本，影响检验结果。

所以大便标本我们要求应新鲜，选择含异常成分粪便，如黏液或脓血等部分，外观颜色无异常的粪便则必须从其表面、深处及末端等多处采集。一般要求取 3 ~ 5 克粪便送来检验科检查。

需要做隐血实验的患儿，实验前 3 天停止服用干扰检测的药物如维生素 C、铁剂、阿司匹林等，并禁食动物血、肉、鱼、肝脏和大量含过氧化物酶的蔬菜。

如何读懂大便常规呢？

侯大夫：

通常我们化验大便常规一般包括颜色、性状、白细胞、红细胞、上皮细胞、寄生虫、细菌等。报告单中常出现的异常结果的临床意义，细胞数量与炎症程度及部位有关。

白细胞：肠炎，白细胞增多不明显，一般 <15 个 /HP；细菌性痢疾、溃疡性结肠炎，可见大量白细胞或成堆出现的脓细胞；肠道寄生虫感染，粪便中出

现较多的嗜酸性粒细胞。

红细胞：健康人粪便无红细胞，比如痢疾、溃疡性结肠炎、痔疮等粪便镜检中会出现红细胞。有些上消化道出血 <5 毫升，粪便中无可见的血液，且红细胞被破坏，显微镜下也未找到红细胞，需要用化学法或免疫法才能证实的出血，称为隐血。隐血实验也是大便中检验报告单上常见的项目。

粪便中柱状上皮细胞：增多见于结肠炎、伪膜性肠炎。

细菌或真菌：一般通过培养的方法检查，但有些细菌也可以直接镜检来检查，比如霍乱弧菌等。真菌感染常见于长期使用抗生素、激素、免疫制剂等。

宝宝妈：

不一样形状的大便有什么意义，或者暗含哪些问题呢？

侯大夫：

大便颜色太淡，或近于白色：可能是胆道阻塞，此时除了大便异常外，同时宝宝的眼睛与皮肤可能有点发黄。

大便黑色：可能是宝宝的胃肠道上部分出血。

大便红色：可能是宝宝的胃肠道下部分出血。

大便红色果冻状：可能是宝宝出现了肠套叠或阿米巴痢疾。

大便呈豆腐渣样：可能是宝宝患了霉菌性肠炎。

大便呈赤豆汤样伴恶臭：可能是出现出血性坏死性肠炎。

大便呈蛋花样水样或黏液便：可能是出现肠炎。

宝爸宝妈们要对这些异常的信号敏感，但也不要过于疑心，宝妈们要结合大便的异常表现和其他现象综合考虑。

2.4.2 问血常规

血常规是临床上最基本的血液检验，项目包括红细胞、白细胞、血红蛋白及血小板数量等，通过观察数量变化及形态分布，判断疾病。血常规检查是医生诊断病情的常用辅助检查手段之一。

宝宝感冒了，发热时带宝宝到医院去，大夫就会先让验一下血。为什么要验血呢？

侯大夫：

因为人在生病时，血液中各种细胞的数量会发生变化。

比如贫血时，红细胞的数量或血红蛋白的含量就会产生变化；身体发生炎症时，白细胞的数量就会增加。看血常规的化验单，我们需要重点看三个方面：红细胞计数和血红蛋白测定、白细胞计数和白细胞分类计数、血小板计数。

如何学会看血常规呢？

侯大夫：

我们一般最先关注的是五种指标，分别为白细胞、淋巴细胞、中性粒细胞、血红蛋白、血小板。小儿正常白细胞在宝宝不同年龄阶段正常值是不同的，在新生儿期，白细胞总数可在 20×10^9/升；在婴儿时期，白细胞总数在（$11 \sim 12$）$\times 10^9$/升左右；在儿童时期，白细胞总数在（$8 \sim 10$）$\times 10^9$/升左右。

对于儿科，发热的宝宝白细胞和细胞分类值常反映感染性炎症，也常作为鉴别细菌性或非细菌性感染的首要指标。

血常规主要几项指标所代表的意义

·中性粒细胞：宝宝出生时，中性粒细胞比重较高，占60%～65%，淋巴细胞占30%～35%。出生后4～6天淋巴细胞和中性粒细胞约相等，曲线第一次交叉，以后在整个婴儿期均是淋巴细胞占优势，约占 60%，中性粒细胞约占 30%，学龄前其中性粒细胞逐渐增加，4 ~ 6 岁时两者又约相等，形成第二次交叉。6 岁后中性粒细胞继续增多，淋巴细胞减少，逐渐达成人值，粒细胞约占 65% 左右。

·细菌性感染：通常表现为白细胞总数和中性粒细胞绝对值和百分比明显升高。

·病毒性感染：白细胞计数可以正常或者明显减低，淋巴细胞比例增加。

·儿科血常规检验的认识误区：在没有专科儿科医生的地方可能会以成人白细胞总数和分类的正常值来判断小儿的化验值。

·血小板：新生儿期血小板波动较大，出生后 48 小时内数量较低，约 $150 \times 10^9/$升，2 周后可达 $300 \times 10^9/$升。出生后 6 个月血小板计数即与成人相同，（150 ~ 350）$\times 10^9/$升。

小儿时期贫血的主要指标

血红蛋白和红细胞、血细胞比容：这是主要判断小儿时期贫血的主要指标。贫血可根据血红蛋白和红细胞的数量分为轻（90 ~ 110 克 / 升）、中 (60 ~ 90 克 / 升)、重 (30 ~ 60 克 / 升) 和极重 (<30 克 / 升) 四度。

但要注意的是，由于宝宝在出生后 2 ~ 3 个月有"生理性贫血期"（这是因为红细胞增生减低以及胎儿红细胞生存期短，出生后逐渐破坏，出生后 3 个月内体重增长最快等因素所导致）。应注意和"病理性贫血"相鉴别，"生理性贫血"是在婴儿生长发育过程中出现的，无须治疗，但应注意在饮食中必须有富含造血需要的物质，对于早产儿尤需及时添加含维生素 E 和叶酸等的食物。若血红蛋白下降 <70 克 / 升或合并其他疾病，应住院积极治疗。

血常规只能作为疾病最基本的检查项目，也不能单凭一张血常规检查单就百分之百断定宝宝是哪种类型的感染。

什么时候做血常规化验结果比较准确呢？

侯大夫：

检查白细胞及其细胞分类是确定感染原因的最为准确快速的方法。

通常急性高热主要由感染所致，但在发热 24 小时内进行血液检查不易判断感染的性质。有时，孩子刚发热几小时就查血，并不易察觉白细胞的增高。白细胞增高是人体对细菌侵犯的一种反应。那么，既然是"反应"，自然需要一定时间才能被察觉。这种"察觉"多指白细胞超过 10×10^9 / 升，白细胞的参考值为（4 ~ 10）$\times 10^9$ / 升。

由于每个人白细胞的正常基线不同，只有当白细胞超过 10×10^9 / 升才能达到共识的"察觉"水平。每个人的白细胞达到此水平的时间不同，所以感染后（一般指发热后）至少 24 小时检查白细胞对确定病毒或细菌感染才更有帮助。

宝宝妈：

在宝宝采血前应该注意哪些问题？

侯大夫：

一般在采血前应让宝宝处于静止状态，避免有剧烈运动，比如跑、跳等。激烈的运动后，应该静止 15 ~ 20 分钟再采血。另外在天气比较寒冷的时候要注意保温，保证末梢的血液循环比较通畅，这样也有利于采血。

宝宝妈：

如果化验单上白细胞总数增多，是否就该给宝宝使用抗生素？

侯大夫：

仅凭借一个白细胞数目增多不够准确，有些病毒感染白细胞数目也会升高。比如一些中医认为的食积感冒发热，也会出现白细胞的升高，我不建议根据白细胞就决定用不用抗生素，食积内热也会出现白细胞升高，消食清热就可以降白细胞了。

宝宝妈：

化验单上有标注箭头的项目，都表示超标了吗？

侯大夫：

小儿的参考值不同于成人，小儿是在不断地生长发育，每个阶段的参考值不同，有别于成人。而血常规化验单上，很多医院的参考值都是成人标准参考值，所以，家长看到有些指标不在参考值内，不代表真正超标。现在医院化验单上均以成人参考值为标准，以此标准值去判断不同年龄患儿，这是一个很大的误区。

2.4.3 问尿常规

在化验单上宝妈们经常会看到"–""±""+"这样的符号，它们在化验单上代表的是化验结果。

"–"代表正常；

"±"表示可疑；

"+"表示检查结果为阳性，即异常。

如果"+"不止一个，则从一个到"++++"分别代表不同的严重程度。

尿常规检查需要关注以下几项：

红细胞：大于或等于3个/Hp为镜下血尿。

白细胞：大于或等于5个/Hp为尿路感染。

蛋白质：大于50毫克/（千克·天）为肾病范围的蛋白尿。正常尿中无蛋白，但发热、剧烈运动时也会偶然出现少量尿蛋白。

尿常规中出现红细胞、白细胞、蛋白尿均提示肾脏泌尿系统存在疾病可能。

宝妈们拿到宝宝化验单如发现有异常或者出现红细胞、白细胞、蛋白尿应该及时咨询专家并带宝宝就诊！

宝宝妈：

在家应该怎么收集宝宝尿液呢？

侯大夫：

盛器应清洁、干燥。将尿液标本 2 ～ 5 毫升留取于清洁容器中，对女婴或不配合的婴幼儿应清洁外阴，以避免污染 (尤其避免粪便混入)，应尽快进行送检，如放置室温中可使细胞溶解。若不能及时检查，应将所取尿标本冷藏。

三大常规检查注意事项

宝宝妈：

到医院检查血、小便、大便，要注意什么？

侯大夫：

抽血：清晨空腹最好，空腹血是指清晨未进餐前，距前一餐 12 ～ 14 小时所抽取的静脉血。

由于此时胃肠的消化与吸收活动已基本完毕，血液中的各种成分比较恒定，故测得的各种数值能较真实地反映机体的变化，有助于疾病的诊断。

验尿：采用新鲜晨尿送检最好，检查前一天的晚餐应避免大鱼大肉，晚上不宜喝太多水。

尿常规检查留取尿液标本应尽量采用新鲜晨尿，因为夜间饮水较少，肾脏排到尿液中的多种成分都储存在膀胱内并进行浓缩，易于查到。留尿时最好留取中段尿，应避免粪便、阴道分泌物等的污染，尿量最好在 20 毫升以上。尽量用医院提供的一次性洁净容器留尿，防止尿液放置时间过长或使用不清洁的容器而影响检查结果。

验大便：若大便有黏液或血液要专门送检。检验大便前 2 周不要吃含铋剂的药，不要服用大量的维生素 C，检前 1 ~ 2 天不能吃含动物血的食物，如猪血等。

大便留取后应在 30 分钟内送检，装大便的容器应洁净干燥，如大便有黏液或血液，应选取黏液及血液部分送检查。

最后检查的结果应该尽量到同一家医院检查，这样比较有参照性。

2.4.4　问生化

问肝功能

宝宝妈：

什么是肝功能？

侯大夫：

肝脏的生理功能包括蛋白质、糖类、脂类、维生素等物质的代谢，以及激素、药物等物质的转化与解毒，另外作为重要的消化器官，肝脏还参与胆汁的分泌。肝功能检测能够反映肝脏的生理功能是否异常，并对判断引起肝功能异常的病因有一定指导作用。很多宝妈感冒或者黄疸后上写着"转氨酶升高"，这就提示可能存在肝功能异常，需要到专科进一步诊治。

宝宝妈：

发现肝功能异常该怎么办？

侯大夫：

轻度的肝功能异常一般不会引起不适，很多宝宝是在体检时发现转氨酶升高的。寻找引起升高的原因，排除不相干的疾病。需要再次复查就诊时，应尽量空腹，并选择上午就诊，因为体检一般只对谷丙转氨酶（ALT）、谷草转氨酶（AST）等几项主要指标进行检测，出现异常后需要对完整的肝脏功能进行全面评估，从而明确肝功能异常的原因。

宝宝妈：

哪些原因会引起肝功能异常？

侯大夫：

转氨酶升高只是疾病的表现，原因多种多样，有感染方面的原因，也有非感染方面的原因。感染方面的原因常见的有病毒感染，其他病毒如巨细胞病毒、EB 病毒、肠道病毒等病毒也可导致转氨酶升高，还有非感染性疾病、自身免疫性疾病等。一些药物包括中成药、草药、西药都有可能导致转氨酶升高，所以宝宝不要乱吃药。

宝宝妈：

肝功能异常会传染吗？

侯大夫：

很多患者发现自己肝功能出现问题后都怕传染给家里其他人，开始与家人分餐，并忧心忡忡，以为自己得了"传染病"。有的家长认为肝功能异常就是肝炎，其实不然，造成肝功能异常的原因很多，其中只有病毒性肝炎有传染性，其他病因引起的肝炎并不会传染给其他人，所以，发现肝功能异常大可不必谈"肝"色变。

宝宝妈：

出现肝功能异常时，生活起居上需要注意什么？

侯大夫：

·勿过度劳累，减少过度运动，少熬夜。中医认为"人卧血归于肝"，平躺休息时，气血归于肝脏，起到滋养肝脏、帮助肝脏修复的作用。

·饮食均衡，低糖、低脂肪饮食则是为了减轻肝脏代谢负担，调理脾胃功能，"见肝之病，知肝传脾，当先实脾"。

·慎用易引起肝损伤药物：常见的容易损伤肝脏的药物有非甾体类抗炎药，包括平时较常用到的止痛药、退热药。切记：药物的使用都应该经过专业人员的诊治，不可盲目服用。

问心肌酶

宝宝妈：

孩子得了疱疹性咽峡炎之后，发现心肌酶增高，这是心肌炎吗？

侯大夫：

心肌酶升高不等于心肌炎。婴幼儿由于细胞代谢活跃，正常心肌酶水平可高于成人，而且静脉取血时的束缚以及孩子的反抗均可造成非特异性心肌酶的升高。另外，还有检测方法的敏感性和准确性问题。

心肌酶升高是小儿心肌炎诊断的重要依据之一，但并非心肌酶谱中任何一项升高都支持心肌炎诊断。心肌酶谱中最有诊断价值的一项是肌酸激酶同工酶，即 CK-MB，因为它主要来自损伤的心肌细胞，具有心肌特异性。

那么什么是心肌炎呢？

侯大夫：

心肌炎是由各种感染或其他原因引起的心肌间质炎症细胞浸润和邻近的心肌细胞坏死或变性，导致心功能障碍和其他系统损害的疾病。

心肌炎的诊断是综合临床症状体征和心肌酶、心电图、心脏超声等检查后做出的，应按照儿童心肌炎诊断标准进行诊断，不能将非特异心肌酶的升高诊为心肌炎，造成心肌炎诊断过滥。另一方面，由于心肌炎临床表现无特异性且轻重悬殊，也不能漏诊，尤其不能漏诊重症心肌炎，以免造成严重后果。

2.4.5 问支原体

如今支原体感染被叫得很多，如果你留意一下，有些医院门诊，甚至是所谓的三甲医院，化验很夸张，十个孩子，九个都是阳性。如果儿科医生自己不思考，不结合孩子的真实情况，只被化验单牵着鼻子走，那么，相当一部分孩子是被误诊和过度治疗了。

有资料表明，人体感染支原体后，其免疫球蛋白 M（IgM）抗体可在血中持续 6 个月至 1 年，所以 IgM 的消失并不是判断疗效的指标。反之，医院的阳性化验，也不一定代表孩子有近期感染。

宝宝妈：

什么是支原体？

侯大夫：

支原体是一类无细胞壁，迄今所知的能在无生命培养基上生长繁殖的最小的原核细胞微生物。肺炎支原体是儿童社区获得性肺炎的重要病原之一。

近年来，支原体肺炎患者逐渐增多，以秋末和冬初为发病高峰季节，主要通过呼吸道飞沫或气溶胶传播，感染后主要表现为上呼吸道、鼻咽炎、支气管炎及肺炎。

宝宝妈：

那么支原体肺炎和普通咳嗽有什么区别吗？

侯大夫：

儿童肺炎支原体肺炎病初有全身不适、乏力、头痛，2～3天后出现发热，体温常达39℃，持续1～3周，可伴有咽痛和肌肉酸痛。咳嗽为本病突出表现，初期为干咳，后转为顽固性剧烈咳嗽，无痰或伴有少量黏痰，肺部啰音不明显，甚至完全听不到，故肺部啰音与剧咳及发热等症状不相符，为本病的特点之一。婴幼儿可表现为呼吸困难、喘憋等。部分患儿可有皮疹、心肌炎、溶血性贫血等表现。

宝宝妈：

每次宝宝感冒咳嗽，一查都是支原体感染，小儿肺炎支原体抗体阳性怎么办？

侯大夫：

肺炎支原体IgM抗体尽管是感染以后出现的早期抗体，但一般感染后4～5天才出现，持续1～3个月甚至更长，婴幼儿由于免疫功能不完善、产生抗体的能力较低，可能出现假阳性或低滴度的抗体，因此评价结果时需要结合患儿的病程及年龄综合考虑。此类检查只是个参考，不作为抗支原体用药应用指征。

阿奇霉素吃很长时间了，还是阳性，怎么办？

侯大夫：

　　若小儿没有发热和呼吸道症状，家长要求或医生常规普查的肺炎支原体阳性，我认为暂时不需要治疗。不能单靠化验结果盲目用药。同时感染肺炎支原体后阳性会持续很长时间，没有症状不要频繁自行复查、反复治疗，从而导致大环内酯抗生素的滥用产生副作用，长期应用阿奇霉素问题很多，影响孩子肠胃功能，影响孩子免疫力。应从整体调理孩子免疫功能。

宝宝妈：

孩子得了肺炎支原体肺炎怎么办？

侯大夫：

　　儿童得了肺炎支原体肺炎应及早治疗。在生病期间，家长要让孩子多休息，卧室内要保持空气流通，注意孩子的饮食和营养，鼓励孩子多饮水。当肺炎支原体感染患者打喷嚏时，肺炎支原体就会随飞沫而出，进入被感染的宝宝呼吸道。家长要教育孩子在咳嗽时用手帕或纸捂嘴，使痰飞沫勿向周围喷射，不随地吐痰，防止病菌污染空气而传染他人。易患呼吸道感染的孩子，应减少至人群聚集处。

宝宝妈：

支原体肺炎可以用中药治疗吗？

侯大夫：

当然可以，无论哪一种咳嗽或肺炎，轻者可以采用中药治疗，祛邪兼顾扶正，对后期机体免疫功能恢复有重要意义，急性期比较严重的时候可以选择中西医配合治疗。

宝宝妈：

长期服用大环内酯类抗生素有什么副作用呢？

侯大夫：

支原体感染后，许多家长知道用青霉素或头孢类抗生素是无效的，要用红霉素或阿奇霉素等。可是许多家长包括个别医生不知道，大环内酯类抗生素还有个作用是类激素样作用，所以它也有平喘的作用，只是作用较激素类轻微。过敏体质的孩子常常长期咳嗽，气管非常敏感，无论什么性质的感染，很多时候，咳嗽会表现得很剧烈，如果忽略过敏因素，忽略过敏的治疗，一味盲目迷信抗生素的作用，这也是家长们最常出现的情况，很多门诊患儿家长对我说，孩子每次感染后出现咳嗽，用啥药都不行，就用阿奇霉素，特别有效果。但乱用不好，不能从根本上解决孩子咳嗽的问题。应注重中医调理，从孩子的免疫功能上解决问题。

2.5 问小儿亚健康

中医认为小儿脏腑娇嫩，形气未充。机体脏腑功能等各个方面尚不够成熟、不够完善。随着愈演愈烈的环境污染、原生态食物的大幅减少、工厂化食品的增加以及药物滥用等因素的影响，使相当一部分儿童极易处于"亚健康"状态，稍有不慎，就会引起疾病发生。

当我们谈到健康时，想到的可能就是身体健康，其实儿童的健康不仅仅局限于身体，心理、心灵等也都是关系孩子健康成长的重要因素，而且密不可分。这需要父母跳脱单一学科的认知局限，去认识儿童的丰富生命。亚健康与疾病互为因果，越是亚健康越有病，越有病越是亚健康。

什么是小儿亚健康状态？

侯大夫：

亚健康是介于疾病与健康之间的一种状态，小儿也有亚健康，其与成人不同的是小儿亚健康更接近疾病状态。

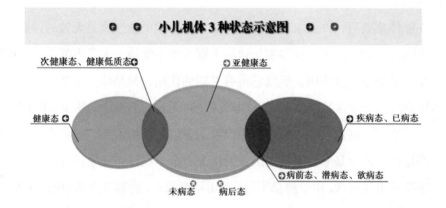

小儿亚健康常常影响孩子生长发育和免疫功能，从而使孩子变消瘦，身高体重不达标，还会使孩子很容易感冒，比如长期的咳嗽、反复的扁桃体炎、哮喘的反复发作、反复湿疹、荨麻疹等免疫功能紊乱的现象。

侯大夫，小儿亚健康状态有哪些表现呢？

侯大夫：

小儿亚健康有以下临床表现：纳呆、口臭、大便不正常、磨牙、腹痛、叹息乏力、口涎、夜眠不安、夜惊、小便黄、哭闹易怒、多喷嚏、鼻塞、鼻鼾、浊涕等现象。

反复呼吸道感染临床体征：面色萎黄或白斑、黑眼圈、头发不润滑、腹胀、口唇发红、牙齿生长不好、手足心热及脱皮、多汗、皮肤粗糙或瘙痒、指甲白斑脆薄、消瘦、皮肤的高敏反应、舌红舌苔厚、地图舌（这是重要的病前期信号，引起重视及早干预）、消瘦、生长滞后，反复感冒、咳嗽、扁桃体炎，反复生病的情况。

宝宝妈：

什么原因容易引起小儿亚健康状态？

侯大夫：

小儿亚健康状态跟孩子的健康素养密切相关，不正确的生活习惯容易引起宝宝的亚健康。小儿亚健康状态的核心病机：脾胃不和——肠胃功能不好、心脾积热——内热大、体内"垃圾"多。

饮食因素

饮食因素大多是我们家长的造成的，要给小孩儿养成良好的饮食习惯。

过食、油腻、甜食、饮食不规律——造成肠胃功能紊乱，进而产生上面所说的一些亚健康症状。

就餐时间不宜过长，30分钟左右。早起20分钟后再吃，刚运动完不易吃饭。就餐环境要安静愉悦，不要勉强孩子吃饭。

·**两个办法：**①什么都吃点儿；②饥不择食。

宝宝吃饭叫不到跟前，就一句话——饿得轻。中餐不吃，就等晚餐，晚餐不吃，就到第二天，他保准一早就坐到餐桌前了。有的小孩就爱吃肉，上来就要吃肉，上菜时先上菜，只有菜，或上饭时给讲好规矩：夹出两块儿肉是你的，只能吃两块儿，以素食为主。不要陷入"越瘦——越吃肉——消化越不好——身体越差"的恶性循环。

·两个避免：①吃到肚里都是本儿；②七个太过：过细、过好、过甜、过杂、过偏、过酸、过凉。

甜食吃多了容易缓滞脾胃，减缓肠胃蠕动，减弱消化道的作用，久了容易积食，积食久了容易生热，生热了就容易生火。

酸奶：不要常喝酸奶等酸性食物，比如橘子、草莓、番茄等吃多了，过酸会改变胃肠酸碱平衡，反而影响孩子消化不好。

另外过酸的吃久了会生热，上火的时候如果经常吃清热泻火的药，比如板蓝根颗粒、夏桑菊等，会伤脾胃。

病后初愈

有时候孩子得了病，从那之后孩子就特别容易生病。这是因为病后缺乏调理康复的过程，中医叫病后调理。

经常、持续、大量、多种抗生素使用

比如有的孩子连续40天使用抗生素，会伤及肠胃，引起免疫功能下降。

反复呼吸道感染与过度治疗：很多小孩儿的亚健康状态是由于过度诊疗造成的。

西医与中医的治疗规则不同。西医是看人患的病，中医是看患病的因素。比如感冒，西医的方法是不管是老的少的，看病的方法都是一样。中医是考虑你是年老体弱还是孩子以及季节、自身所处的状态等。

体质：呵护太多导致平时体质较弱，脾胃虚弱易发积食。

亚健康有哪些不好：亚健康特别容易引起发热、咳嗽、哮喘等疾病。如果给亚健康阶段解决好了，宝宝的疾病状态就会明显减少。

宝宝妈：

小儿亚健康需要处理吗？不治疗的话有哪些危害呢？

侯大夫：

·小儿亚健康状态更临界非健康状态。如果自身不能调节或调治不当极易发展为疾病状态，或形成发热、咳嗽等呼吸系统疾病。

·脾胃不和的进一步加重而发展为泄泻、呕吐、厌食、积滞等消化系统疾病。

·可成为新的病因而引起反复的气虚感冒、阴虚感冒（反复上呼吸道感染），反复感冒又反过来使患儿经常处于亚健康状态，二者互为因果。

宝宝妈：
小儿亚健康状态的怎样调治？

侯大夫：

学会管理宝宝的健康，给孩子调理身体，所谓调理，就是调整、理顺、纠错的意思，而调理体质则指调整人体最佳状态，是中医治未病的理念。

中医"上工治未病"是调治小儿亚健康状态的思想基础。即所谓"圣人不治已病治未病，不治已乱治未乱"（《素问·四气调神大论》）。小儿亚健康的中医病机是"脾胃不和""心脾积热"。治疗上首当以"调脾和胃"为主，可适当清解内热。中医讲"四季脾旺不受邪"。就是说脾胃功能好才能做到一年四季健康少病。所以调治小儿亚健康状态应从以下方面着手：

饮食调护

节制饮食，不宜大量食用高蛋白高脂肪饮食，可适当让孩子吃些易消化的清淡流质或软食，比如米粥、软米、糊面等，不宜油腻、煎炸、甜食、冷食。多饮水，适当吃些水果。保持患儿足够的睡眠时间，清淡饮食、充足水分。若能做到这些，许多患儿可恢复健康状态。

中药调治

治疗的原则：治法应遵循"脾宜升则健，胃宜降则和"的原则。调脾和胃、消食清热。

药物的选择：茯苓 10 克，炒白扁豆 10 克，槟榔 6 克，牵牛子 6 克，生栀子 10 克，黄芩 10 克。

加减：纳呆重者加焦神曲；腹胀甚者加莱菔子；已显外感症者加桔梗、炙杏仁；便干、手足心热者加胡黄连。

用法：上方可水煎为汤剂。小婴儿宜散剂或免煎剂，便于服用。年长患儿宜为汤剂。

成药：婴儿健脾止泻散、化积口服液、王氏保赤丸等。我不鼓励孩子积食时吃消食片、山楂片、山楂丸、王氏保赤丸等主要成分是山楂的药，山楂多了会内热，反而会生病。

宝宝妈：

什么时候给孩子进行调理呢？

侯大夫：

· 在孩子体质较弱时，包括消瘦、营养不良、胆怯体弱等。

· 病前期，或潜病期、亚健康状态——阻止疾病的发生——针对"欲病之人"。

· 在易感人群、易感时段、易感环境——预防疾病发生——针对"未病之人"。

· 季节交替，或气候异常情况下。

· 居住环境的改变。

· 进入幼儿园的初期。

· 学习紧张期，如高考前期。

· 在疾病状态下也应调理——利于疾病的恢复——是针对"已病之人"。

· 疾病后期的调理——利于康复，减少复发——属中医"瘥后防复"的理念。

· 某些危险因素暴露之后——通过调理可减轻伤害，防病于未然。如某次暴饮暴食、接触传染病源之后。

· 拮抗药物副作用，针对长期使用某些对人体有一定不良反应的药物。

比如宝宝发热了，一个医生治病效果好，两天就不发热了，另一个可能要1周才好，不能简单地通过把疾病压下去的时间来判断，要看哪个医生对孩子的持续健康有帮助。

平时护理孩子时作为家长我们应该怎么注意呢？有什么好的建议？

侯大夫：

· 建立良好的生活方式（吃、玩、睡）。

· 注意监测孩子的健康状态信息。

· 选择调理时机，不定期、定期对孩子进行体质维护。

· 避免滥用药物。

· 在感冒潜病期（轻感冒），多饮水，饮食清淡，口服维生素 C，洗热水澡，睡眠充足。

· 在积食初期，限制饮食，口服复合维生素 B 片、乳酶生片、酵母片、王氏保赤丸、婴儿素、化积口服液等。

最后，我们能给的能让宝宝未来受益良久的，只有两条：好身体、好习惯。与其让孩子在上学之前会背上百首唐诗，钢琴十级，不如培养孩子有个好身体、养成良好的习惯，包括为人处世、生活、健康等方方面面。就像对动物一样，不是给它点食物放到跟前，而是教会它如何找吃的，哪些东西能吃，哪些不能吃。人的身体也像汽车一样，要定期做保养、检修。不要等到车子坏了再保养，要在车子还好的时候就定期做保养。找个好医生给孩子看病，不如找个好医生让孩子少生病。

附：小儿常见的 8 种偏颇体质

· **气虚体：** 以肺脾气虚为主要表现的一组亚健康状态，症见咳嗽，气喘，咯痰，乏力，汗多，食少，便溏，面色萎黄等。

· **阳虚体：** 以脾阳虚或脾肾阳虚为主要表现的一组亚健康状态，症见怕冷，手足不温，冻疮，小便量少或夜尿多，大便多（清稀、色绿或完谷不化），腹胀，肠鸣漉漉，面色苍白，发不荣，舌质淡等。

· 痰湿体：以痰湿致病为主要表现的一组亚健康状态，症见身体肥胖，汗出如油，反复湿疹，易疲劳，痰多，嗜睡，鼻鼾，呼吸音粗，大便黏腻，口涎，舌苔白腻等。

· 积滞体：以易伤乳食，从而表现为消化不良的一组亚健康状态，症见纳差。偏食，嗜食异物，口腔异味（口臭、口气酸腐等），呕吐或干呕，腹胀，时腹痛，大便酸臭或干结，磨牙，夜啼，夜眠不安，舌苔厚等。

· 肝火体：以肝火上炎，肝阳偏亢为主要表现的一组非健康倾向，症见喜冷饮，多动、抽动倾向，急躁易怒，哭闹，暴力倾向，口苦，面赤，多梦，眼屎多，舌红，脉数等。

· 热盛体：以实热内盛为主要表现的一组小儿亚健康状态，症见手足心热（红赤、脱皮），口唇红赤或潮红，口疮，乳蛾，舌质红，大便干结，多汗，鼻衄，尿黄，尿频，痈肿脓疡，喜冷饮等。

· 高敏体：以好发过敏性疾病为主要表现的一组亚健康状态，症见鼻塞，鼻痒，喷嚏，湿疹，荨麻疹，皮肤高敏、瘙痒、粗糙、抓痕，对多种物质过敏等。

· 怯弱体：以胆小、易惊为主要表现的一组亚健康状态，症见少言，不主动交流，多静少动，双目少神，筋萎不长，胆小，惊啼，精神萎靡，受到批评易哭，多梦，热惊，纳差，四肢肌肉瘦削，形体瘦小，骨弱，早产儿、出生低体重儿多见。

保健小茶方及药方

· 气虚体质的孩子

体弱茶饮方：益气健脾、消食清热。

太子参 6 克，炒白扁豆 10 克，生栀子 10 克，焦神曲 10 克，槟榔 10 克，炒牵牛子 6 克。

制作方法：药配好后用凉水泡 15～30 分钟，冬天时间长一点，夏天时间短一点，泡好后连同水一起加入煎锅后烧开，烧开后转小火，煮好后焖一会儿。

服用方法：一般中药最好煎 2 次，完了混到一起喝。也可以喝一次煎一次，3 岁以上，每顿喝 60～80 毫升，2 岁左右 30～40 毫升，1 岁以下 10～20 毫升，每天 2～3 次。

这种调理的药方不用天天喝，可以在宝宝发生亚健康状态时 1 周喝 4 ~ 5 天，休息 2 ~ 3 天。

不要用铝锅、铜锅、铁锅煎。可用不锈钢锅、砂锅或玻璃锅。

· 热盛体质的孩子

判断内热的方法：手足心发热，严重会脱皮、大便干结、多汗（多汗不一定是缺钙，补钙多了会更内热）、舌质红、尿黄（早上第一泡尿除外）、眼屎多。

内热清解咳嗽茶饮方：

白茅根 15 克，炒牛蒡子 10 克，生大黄 3 克（块茎较大的夹碎），车前子 15 克（用纱布包起来，不要包太紧），生栀子 10 克。

浸泡 10 分钟，开锅后煎煮 15 分钟，再浸泡一会儿。

· 积滞体质的孩子

积食较轻的宝宝可以用揉腹法，由慢到快，由轻到重。顺时针为泻法，咳嗽、便秘、腹胀、积滞可用。逆时针是补法，比如拉肚子。

积食重一些就要配上食积消化茶饮方：

茯苓 10 克，生栀子 8 克，槟榔 10 克，炒牵牛子 6 克，炒麦芽 10 克，枳壳 6 克。1 剂药 1 天煎 3 次、喝 3 次。

针对容易积食、咳嗽、哮喘、口臭、腹胀、晚上睡觉翻腾、频繁磨牙、大便黏腻。

· 三叶足浴方

组成：艾叶 30 克，紫苏叶 10 克，枇杷叶 10 克。

方法：切碎包好煎煮 10 分钟即可。

主治：喉痒咳嗽较重者，晚上咳嗽一整夜，睡不好觉，用此方，加上服用中药，可缓解。

容量：泡脚时水超过踝关节，水温 38 ~ 40℃，泡 10 分钟左右，以额头微微出汗为准，不可大汗淋漓，注意防风受凉，多补水。连泡 3 ~ 5 天 1 个疗程，忌寒凉食物。

· 山药百合小米粥——健脾养胃

组成：山药、百合、胡萝卜、小米，加适量小苏打。

山药：补脾养胃、生津益肺，补肾。证属脾虚、肺虚、肾虚。山药性平，可常吃。

百合：养阴润肺、清心安神。

胡萝卜：肠胃不适、便秘、夜盲、小儿营养不良。

小米：补虚损、开肠胃，补脾胃作用强。最好买好一点的，不要用水淘。

小苏打：可使汤煮的更黏稠，利于有效成分发挥作用。粥煮好之后，保持微碱性的状态对宝宝的肠道更适合。一般3口人的量加入黄豆大小的量。

此方适合各个年龄段脾胃虚弱的人吃，并且可以每日服用。

· 山药荸荠糯米粥——痰黄、痰稠、内热大

组成：山药，荸荠/莲藕/莴笋，生薏苡仁，糯米，加适量小苏打。

荸荠：清肺热，生津润肺，利尿通淋，化痰通肠。

莲藕：清热、生津、凉血、散瘀、补脾、开胃、止泻。

生薏苡仁：健脾渗湿、除痹止泻。

糯米：补脾胃、益肺气。

所有材料都等水开后再加，幼儿可给材料打成汁，水开后加入煮制。薏苡仁不要作为主料，泡泡捣碎，煮进去，口感会好一些。

· 止咳茶饮方

组成：炙款冬花3克，炙紫菀3克，炙枇杷叶6克。

作用：款冬花、紫菀是姊妹药，温性，对白痰寒痰比较适合，对咳嗽有预防治疗作用。

服法：剪碎泡10分钟，煎3～5分钟即可，也可开水泡10分钟。每天频服。这三味药是蜜炙的，加强了宣肺止咳的作用，药是甜甜的，口感比较好，孩子很爱喝。

2.6 问脾胃疾病

2.6.1 问腹泻

腹泻，即"拉肚子"，中医又称"泄泻"，是以大便次数增多，粪质稀薄或如水样为特征，呈淡黄色，如蛋花汤样，或黄绿稀溏，或色褐而臭，可有少量黏液，或伴有恶心、呕吐、腹痛、发热、口渴等症。

宝宝消化系统发育不成熟，孩子容易腹泻，可能是病毒感染，也可能是细菌感染，而更多的轻微腹泻是由消化不良、肚子受凉、不能耐受乳糖，对食物过敏引起的。腹泻和感冒一样，是孩子生长过程中经常遇到的困扰。

如何有效防范儿童肠道疾病？孩子得了肠道疾病父母应该怎么科学配合治疗？年轻的父母们需要转变传统理念当中的一些诊疗误区，全面了解小儿肠道疾病的预防和保健知识。

宝宝妈：

孩子经常容易腹泻，有时有未消化的东西，怎么办？

侯大夫：

宝宝容易腹泻，或者稍微饮食不节就出现腹泻，这跟孩子的"脾常不足"的生理特点相关，现代医学的肠道微生态环境尚未完全建立。需要调理脾胃功能，运脾化湿，并配合调理肠道菌群。建议平时温敷肚子，多喝热粥，粥内不放豆类和大枣，放些山药、薏苡仁、莲子、白扁豆等健脾食材。腹泻若不及时治疗，久则极易转为慢性腹泻，影响孩子的生长发育。

宝宝妈：

宝宝夏季为什么容易腹泻呢？

侯大夫：

每当夏季到了，各种生活不注意，会导致孩子出现腹泻的概率开始增加。夏季小儿腹泻的三大诱因，吹空调、吃生冷和饮食不洁。

小儿腹泻三大诱因：消化不良、空调温度过低、细菌感染。

夏季是各种瓜果上市的季节，孩子不可避免地会增加摄入量。瓜果本身会加重胃肠消化负担，同时瓜果表面残留的农药也会刺激胃肠黏膜，影响胃肠的消化功能。加上一些孩子饮食不规律、食过多油腻食物，都会加重肠道负担，出现消化不良，进而导致腹泻；另外，长时间在空调屋内活动或休息的孩子，因为过低的温度使胃肠中各种消化酶的分泌受限，无法正常完成消化任务，也会出现腹泻；夏季气温高，细菌活动旺盛，孩子在玩耍时，细菌很容易由口进入体内感染肠道，夏季孩子的奶制品极易变质，孩子一旦食用，也会引发腹泻。

宝宝妈：

宝宝腹泻，应该如何区分属于什么类型的腹泻呢？

侯大夫：

根据孩子的大便可以判断是什么原因引起的腹泻。若大便中含有没有消化的食物残渣，并伴有明显的酸臭味，有的还出现腹胀、口臭、呕吐、食欲减退等，这是消化不良的表现；腹部受凉引起的腹泻具有突发性，排泄物呈水样，并可能伴有肠鸣，严重时会有发热症状；感染性腹泻患儿常伴有腹痛，便中有黏液，严重者可能带有脓血，出现痢疾的症状。

宝宝妈：

您能分别讲讲如何治疗吗？

侯大夫：

消化不良引起的腹泻：要注意饮食卫生，瓜果要洗净，最好让孩子在饭后食用，同时限制油腻食物的摄入，使肠道"作息有度"。可以用口服婴儿素、化积口服液、健胃消食片等非处方药，按照使用说明对孩子进行治疗。让孩子适当多洗热水澡，然后顺时针轻揉孩子腹部，每次大约10分钟，每天坚持2次。

腹部着凉引起的腹泻：注意孩子腹部的保暖，控制孩子吃冷饮，空调温度最好控制在28℃左右，多喝热粥，如小米粥、大米粥、面汤等。还可以取大青盐大约500克，用布包裹加热后（家长可以先对大青盐温度进行测试，温度以不烫脸为宜）。以孩子肚脐为中心热敷，每天热敷2次。如果孩子症状比较严重，应及时到医院就诊。

感染性腹泻：感染性腹泻除了在孩子饮食、起居方面做到前两种情况的注意事项外，还需在医生指导下适当使用抗生素治疗。如果在不合并感染的情况下使用抗生素，更容易引起肠道菌群失调。

宝宝妈：

该如何护理腹泻的宝宝呢？

侯大夫：

宝宝得腹泻以后，做好护理才是关键。

给宝宝补充足够的水：由于腹泻，会导致宝宝脱水，所以，要给宝宝补充足够的水，来预防宝宝脱水，对于小宝宝来说，一定要继续母乳喂养，6个月以上的宝宝可以喂些茶汤、米汤。需要宝妈注意的是，一定不要给宝宝喝高糖饮料等饮品，那样会使腹泻加重。

给宝宝易消化的食物：宝宝在腹泻期间，要给宝宝一些清淡易消化的食物，比如米汤、菜汤、米粥，而且要遵循少量多餐的原则，不要给宝宝生、冷、油腻的食物。

要护理好宝宝的小屁股：宝宝发生腹泻以后，由于宝宝的皮肤比较娇嫩，而且腹泻时排出的大便一般酸性较强，会对宝宝小屁股的皮肤造成伤害。所以，在宝宝每次排便后，宝妈都要用温水先清洗会阴及周围皮肤，然后再清洗肛门，最后用软布擦干。

温馨提示

宝宝腹泻时尽量不要用纸尿裤，要给宝宝用柔软清洁的棉尿布，这样对宝宝的皮肤刺激比较小。但是，使用布尿布一定注意勤洗、勤换，而且要用开水烫洗、阳光暴晒，做好消毒。宝妈换尿布之后，一定要及时清洗双手，以免引起反复感染。如果宝宝臀部肛门处的皮肤，出现了皮肤破溃，在给宝宝洗干净小屁股后，可以在破溃处涂些思密达（蒙脱石散），这样可以帮助宝宝皮肤破溃处尽快恢复。

对宝宝要密切观察

·观察大便形状与次数：如果宝宝大便中带有血丝，或血水样便或脓血样便，就应该带宝宝立即就诊。如果宝宝腹泻次数多，排便量大，要及时就诊输液，防止发生酸中毒。

·观察精神状态：如果宝宝在腹泻中出现精神萎靡、嗜睡、抽搐、昏迷等症状，要马上去医院就诊。

·观察体温：如果宝宝的体温在39℃以上，宝妈要引起高度重视，及时处理。

·观察药物效果与反应：宝宝出现中、重度腹泻后，宝妈不要自行买药给宝宝治疗，要遵医嘱给宝宝服用，如果药物在2天内没有起到疗效效果，或者出现药物不良反应，应该立即停药就诊。

·观察有无并发症：如果宝宝出现喷射状呕吐、尿量减少、呼吸不好，或者宝宝皮肤出现皮疹、瘀斑等症状，其实这些都是并发症的早期表现，宝妈一定仔细观察，出现症状后要及时就诊。

> **宝宝妈：**
>
> 腹泻了是不是需要止泻呢？

侯大夫：

不要一上来就吃止泻药，小儿腹泻前 3 天一定不能用止泻药物，原因是止泻药会抑制体内毒素的排出，可能会闭门留寇，加重病情。在艾灸、推拿的辅助下，要相信宝宝身体的自愈力。如果腹泻频繁、持续时间长，且出现脱水症状，可遵医嘱使用。此外，患儿也不易交替更换医院、更换药物，腹泻恢复期为 1 周，家长不必为孩子前 3 天未止泻而过分担忧。

宝宝妈：

腹泻的时候肚子疼，可以使用止痛药吗？

侯大夫：

别滥用止痛药，这不同于拿布遮羞，用霜遮瑕，使用止痛药可能会掩盖或加重病情。大部分腹痛，大青盐热敷，艾灸腹部都能缓解，如果没有艾条可以用热水袋热敷。

宝宝妈：

腹泻要不要禁食呢？生活中还有那些误区呢？

侯大夫：

我认为，腹泻是小毛病，自己吃药就行。腹泻如治疗不当，将导致慢性腹泻、营养不良。宝宝患腹泻未被病菌影响的部分肠道，并未丧失消化能力，这时可吃些热量高又容易消化的食物，例如可以在煮烂的粥里放点碱，如果完全禁食可能会不利于康复。

腹泻需要输盐水补液吗？

侯大夫：

腹泻不一定要输盐水。按照病情，一般腹泻症状只需口服补充水分，而输液只针对出现脱水症状的患儿，目的也不是止泻，而是补充水分。小儿用药量按体重算出，专业的儿科医生用药应根据小儿的年龄、体重计算出用量多少和次数。家长偏听偏信，且频繁盲目地用药，比如给孩子吃的药是从广告获得，家长间推荐获得，民间偏方获得等。小儿腹泻用药一定要空腹，也就是要在两餐之间；服用思密达（蒙脱石散）可适当加量，但一定要按 1 包兑水 250 毫升服用。否则疗效递减，无法补充机体所需电解质。

宝宝妈：

腹泻发病时，配合饮食辅助治疗，是不是效果更好？那么，吃哪些食物有助于止泻呢？

侯大夫：

· 焦米糊：取小米适量，研成粉末，放置锅内用文火炒至微黄，食用时将焦米糊加适量的水和糖煮成糊状，稍冷后服下，每日 2 ～ 3 次。焦米糊具有吸附肠腔内腐败物质的作用，故有去毒止泻的功效。

· 胡萝卜泥：取新鲜胡萝卜适量，洗净切碎，加水煮烂或蒸烂，然后取出胡萝卜，用调羹捣成糊状，然后掺入少量煮胡萝卜的水即可。煮胡萝卜的水要留作备用，胡萝卜泥中不能加食糖，以免加重腹泻。食用时，每 100 毫升胡萝卜的水加 5 ～ 10 克胡萝卜泥。此法辅助治疗婴幼儿腹泻，效果显著。

· 熟苹果：生吃新鲜水果是有通便作用的，而有良好止泻作用的应是煮熟的苹果。用时取苹果 1 只，连皮带核切成小块，置温水中煮 3 ~ 5 分钟，待温后食用，每日 2 ~ 3 次，每次 30 ~ 50 克。苹果为碱性食物，内含果胶和鞣酸，具有收敛、止泻之力。值得注意的是，在食用煮熟的苹果时，不宜加蔗糖调味，可能会加重腹泻。

宝宝妈：

　　腹泻多是吃出来的，如何把吃出来的疾病吃回去呢？关于腹泻的饮食需要注意什么呢？

侯大夫：

急性腹泻

·急性期禁食：一吃就加重腹泻，或呕吐严重者，急性水泻期需暂时禁食，使肠道休息。必要时由静脉输液，以防失水过多而脱水。

·清淡流质饮食：不需禁食者，发病初宜给清淡流质饮食。比如米汤、薄面汤等。早期禁牛奶、蔗糖等易产气的流质饮食。有些患儿对牛奶不适应，服牛奶后常加重腹泻。

·根据病情调整饮食：排便次数减少，症状缓解后改为低脂流质饮食，或低脂少渣、细软易消化的半流质饮食，比如大米粥、藕粉、烂面条、面片等。

·饮食选择：急性腹泻或呕吐缓解，可供给低脂少渣半流质饮食或软食。少量多餐，以利于消化，如面条、粥、馒头、烂米饭等。仍应适当限制含粗纤维多的蔬菜水果等，以后逐渐过渡到普食。

·补充维生素：注意复合维生素 B 和维生素 C 补充。

·饮食禁忌：忌肥肉，坚硬及含粗纤维多的蔬菜、生冷瓜果，油脂多的点心及冷饮等。

慢性腹泻

腹泻在调不在止。

·饮食调控：过多不易消化的食物会加重胃肠道负担，刺激胃肠蠕动加重腹泻。故植物油也应限制，并注意烹调方法，以蒸、煮为主，禁用煎炸、爆炒、滑溜等。注意少渣，粗纤维多的食物能刺激肠蠕动，使腹泻加重，当腹泻次数多时最好暂时不吃或尽量少吃蔬菜和水果，少渣饮食可减少肠蠕动、减轻腹泻，故宜进食细挂面、粥、烂饭等。

·调理脾胃功能：慢性腹泻病程长，常反复发作，影响食物消化吸收，应调理脾胃功能，调理肠道菌群。

·禁忌食物：比如粗粮、生冷瓜果、冷拌菜等，含粗纤维多的韭菜、芹菜、榨菜等；坚硬不易消化的肉类，比如火腿、香肠、腌肉等；刺激性食物，比如辣椒、烈酒、芥末、辣椒粉，以及肥肉、油酥点心等高脂肪食物。

宝宝妈：

宝宝肺炎期间，服用了抗生素，出现了腹泻，是不是因为药呢？

侯大夫：

如果使用抗生素后，出现腹泻样表现，可以给孩子添加益生菌制剂，停用抗生素。如果必须使用抗生素时，可以添加益生菌预防抗生素相关腹泻的发生。益生菌制剂服用时间要与抗生素间隔1小时以上，否则影响益生菌疗效。

宝宝妈：

孩子出现什么情况时需要及时去医院呢？

侯大夫：

·腹泻持续在1周以上。

·大便里能明显看到混有血迹，像柏油或果酱。

·有脱水的表现，如小便少或无、哭时没泪、眼窝下陷等脱水表现。

·宝宝精神萎靡不振、嗜睡，尽管大便次数不多也不发热，也需立即送医院就诊。

小儿秋季腹泻

秋季腹泻主要由于轮状病毒感染，临床为大便次数多、量多、水分多，黄色水样或蛋花样便带少量黏液，无腥臭味。由于患儿频繁腹泻与呕吐，进食少，容易出现脱水症状。因常发于秋冬季节称为小儿秋季腹泻，多发于6个月至3岁的小儿，其中6~11月龄婴幼儿发病率最高。营养不良、佝偻病、体弱多病和贫血的婴幼儿更容易患病，而且病情严重，病程较长。

宝宝妈：

秋季腹泻和普通腹泻有什么区别吗？如何去区分呢？

侯大夫：

小儿腹泻临床多见以下几种类型，其症状也常见于此，宝妈们可以参考：

秋季腹泻：秋季常见的，多由进食生冷或不清洁食物造成的，表现以大便稀水样为主，每日大便数次，甚至十余次，发病急，轮状病毒导致的腹泻，一般以2岁以下的小宝宝为主，病程持续时间长，一般持续5~7天，很容易脱水。

食积腹泻：饮食不节制造成的，孩子腹部胀满，大便质干、酸臭如坏鸡蛋，口干、小便黄少，口里有秽味。

脾虚腹泻：肠胃功能低下，一般病程长，大便时干时稀，夹有不消化物，少吃油腻或寒凉食物即可，孩子食欲不振、消瘦。

宝宝妈：

秋季腹泻期间如何治疗？如何饮食？需要彻底禁食吗？

侯大夫：

小儿发现秋季腹泻后，首先应及时口服足够的液体以预防脱水。家长可喂小儿服用米汤加盐溶液、糖盐水或者口服补液盐来预防患儿出现脱水症状。纠正脱水并且继续正常的饮食，以免出现营养不良。合理用药，小儿秋季腹泻是由轮状病毒所引起，抗生素对其无能为力，所以不要滥用抗生素治疗。注重使用微生物调节制剂调理肠道菌群，并用肠黏膜保护剂类药物进行药物治疗。

宝宝妈：

关于秋季腹泻家长应该如何预防呢？

侯大夫：

· 讲究饮食卫生，饭前便后要洗手，小儿的餐具要消毒。

· 注意气候变化，及时为小儿增减衣被，避免中暑或着凉。

· 做好腹泻患儿的隔离治疗及粪便消毒。

· 避免长期滥用抗生素，防止菌群失调而导致的肠炎。

· 病室空气新鲜流通，温度要适宜。

· 对感染性腹泻患儿要注意消毒隔离。

· 控制饮食，适当减少乳食，频繁呕吐者应禁食4～6小时，待呕吐稳定后稍添流质食物，随病情好转，逐渐恢复少量易消化的食物。初愈后应注意调摄饮食。

宝宝妈：

宝宝腹泻期间家长可以做些什么，帮助宝宝更快恢复呢？

侯大夫：

在小儿腹泻期间及痊愈后家长也应该做好护理工作。

· 患儿家长平时应该仔细地把孩子大便的时间、形状、多少等记录在一起，可以拍大便照片，这样才能更加方便地让医生给您制订一份适合患儿的治疗方案。

· 要时刻保持患儿的肠胃是舒畅的，平常尽量吃易消化的食物以及有营养的食物。

· 腹泻后一定要时刻注意孩子腹部的冷暖度，这样才能够及时进行增加衣物的保暖工作。如果腹部再次遇冷，会使原本就没有痊愈的病情恶化。

· 腹泻常常伴随而来的就是脱水现象。所以在腹泻期间，一定要足量补充水分，促进血液循环的正常运行和大肠蠕动。

· 要对肛门及肛门周围进行悉心的护理，大便完后，一定要保证肛门部位的卫生，如果肛门有变红的现象，可以用蒙脱石保护黏膜。

· 秋天也是很多病菌传播的好时机，一定要注意个人卫生和家庭卫生，及时将患儿用过的东西进行杀菌消毒，营造一个无菌、无污染、无传播的好环境。

· 家长应充分了解此病的病因、病程、预后、护理要点，培养良好的卫生习惯，提倡母乳喂养，适度添加辅食，加强营养，增强体质。

· 卫生消毒，小儿奶瓶及餐具要彻底消毒，要求煮沸 30 分钟，仅用开水烫一烫达不到消毒目的。患儿饭前要用肥皂洗手，家长多用肥皂洗手。

儿童腹泻的中医处理

中成药

婴儿健脾散：以调节脾胃为基础，治疗因脾胃虚弱、脾虚生湿、食积化热而导致的消化不良、乳食不进、腹胀、腹泻等症，既健脾消食，又涩肠止泻。

参苓白术颗粒：具有健脾益气的功效，对于因脾胃虚弱导致的腹泻有较好的疗效。

小儿功劳止泻颗粒：主要用于大肠湿热所致的腹泻，常伴随有大便色黄而臭、肛门灼热、小便短黄、口渴、舌红、苔黄腻等表现。

小儿腹泻外敷散：主要作用是温中散寒、止痛止泻。用于脾胃虚寒所致的泄泻，症见大便溏泻、脘腹疼痛、喜温喜按。用食醋调成糊状，敷于脐部，2岁以下一次 1/4 瓶，2 岁以上一次 1/3 瓶；大便每日超过 20 次者，加敷涌泉穴，用量为 1/4 瓶，每 24 小时换药一次。

复方黄连素片：主要作用是清热燥湿，行气止痛，止痢止泻。用于大肠湿热，赤白下痢，里急后重或暴注下泄，肛门灼热；肠炎、痢疾见上述证候者。

小儿推拿：中医穴位具有双向调节作用，所以不管是腹泻虚证还是实证，只要手法正确，都可以适用。向大家介绍下小儿推拿治疗婴幼儿腹泻的几个常用穴位及准确定位：

脾土、大肠、足三里、脐、腹、七节骨、龟尾。

具体操作方法如下：先保持房间里温度适中，以免受凉。然后准备推拿介质（凡士林、BB油、痱子粉等），操作的时候涂抹在施术部位，起到润滑的作用，以免损伤宝宝皮肤。一个家长操作时，最好另一家长在旁边逗小孩，以防宝宝不配合而影响疗效。进行推拿治疗时要充分暴露推拿的部位，然后按上面所说的穴位顺序进行操作。

·家长抱着宝宝坐在操作者的对面（有利于消除紧张心理）：①补脾土100次。将宝宝拇指屈曲，循拇指桡侧边缘由远端向掌根方向直推，可以起到健脾胃、补气血的作用。②补大肠100次。由食指端直推向虎口，有利于涩肠固脱、温中止泻。③揉按足三里50次。用拇指腹面边揉边按，可以起到健脾和胃、调中理气的作用。

·宝宝平躺于床上：①揉脐部100次：家长掌根放在宝宝脐周部位，力量稍大，力度内透，不能使掌根与皮肤之间出现移动和摩擦，以宝宝皮肤潮红为度。②摩腹100次。家长整个手掌放于宝宝腹部，逆时针方向揉，要点与揉脐相同。

·宝宝趴在床上：①推上七节骨50下。操作者用拇指桡侧面或食、中二指腹面自下而上在七节骨区域做直线推动，以宝宝皮肤微红为度，可以起到止泻的功效。②揉龟尾100次。用拇指端或中指端揉，有利于通调督脉之经气，调节大肠功能。

以上整个操作过程7～10分钟，每天治疗2次，3～5天为1个疗程。

2.6.2 问腹胀

小儿腹胀多以胀气为主。一般肠道内气体主要来源于咽下的气体，及消化道内产生的气体（特别是细菌的作用）。肠道内液体的来源有唾液、胃液、胆汁、胰液、小肠液等，健康人这些气体经正常消化过程均能正常吸收或部分排出。

宝宝腹胀，总会给初为人父人母的宝爸宝妈们带来很大的困扰，而且这还是个大概率事件，但并非不可避免，其实只要宝妈们找准原因，对症下药，就能帮宝宝"消消气"。

在日常生活中，哪些疾病能引起小儿腹胀呢？那么宝宝腹胀了怎么办？

宝宝妈：

我家宝宝经常腹胀，是不是因为便秘呢？

侯大夫：

宝宝腹胀不都是便秘。宝宝小肚子圆鼓鼓的，不停地哭闹，家长应引起重视，不能只想到是便秘呀！腹胀是小儿时期常见的一种症状，它是由很多因素引起的。

宝宝妈：

宝宝为什么会腹胀呢？

侯大夫：

宝妈们需要了解，宝宝腹胀大多是由以下原因引起的：

1. 生理特性

宝宝的腹壁肌肉发育不成熟，但也要容纳和成人同样多的内脏器官，因此腹部出现问题的概率比成人要高一些。

2. 吃得太快

宝宝进食吸吮得太急促而使腹中吸入了空气，从而腹胀。

3. 奶嘴不合适

奶瓶的奶嘴孔大小不合适，空气会通过奶嘴的缝隙进入宝宝体内，引发腹胀。

4.宝宝哭闹

宝宝哭闹时会吸入大量的空气，容易引起腹胀。

宝宝妈：

宝宝腹胀了怎么办？

侯大夫：

当宝宝因为胀气而腹胀的时候，宝妈们不要着急，这时候我们能帮助宝宝做的事情有很多。

·如果是哭闹引起的胀气，宝妈应该多给予安慰，或拥抱宝宝，通过调整宝宝的情绪来避免腹胀的程度加重。从情绪上解决宝宝腹胀。

·不要让宝宝饿得太久，这样宝宝就不会吃得太急，就不会因吸入大量空气而腹胀。

·多给宝宝的腹部进行按摩，这样有助于肠胃蠕动和气体排出，可以改善消化吸收的情况，避免腹胀。

·喂奶时，应当注意让奶水充满奶瓶嘴的前端，不要有斜面，以免让宝宝吸入空气。

附：小儿腹胀的按摩方法

按摩方法一：①患儿仰卧位，家长用中指端揉膻中穴50次，然后用掌根直推膻中50次，再分腹阴阳30次。②患儿仰卧，摩中脘5分钟，点揉水分穴1分钟。③按揉足三里穴2分钟。

按摩方法二：①患儿仰卧，家长用拇指运内八卦100次，推板门200次。②患儿仰卧，家长用大鱼际顺时针摩中脘5分钟，然后分腹阴阳50次。③按揉天枢、脾俞、足三里穴各1分钟。

小儿腹胀食疗方法

白萝卜粥

材料：白萝卜1个，大米50克，盐适量。

做法：白萝卜洗净去皮，切成小片；大米淘洗干净，沥干水分待用。砂锅放置在火上，放入白萝卜片，加入适量的清水，煲煮30分钟后，再加入大米一同煮，煮至米烂汤稠时，加适量的盐调味即可。

功效：开胸顺气，健胃，对小儿消化不良、腹胀有不错的疗效。

2.6.3 问腹痛

小儿脏腑娇嫩，易实易虚，加上饮食不能自节，当宝宝饮食过多、过杂，或者吃一些不易消化、寒凉之类的食物时，常常引起宝宝腹痛。

年龄小的孩子无法准确说出腹痛的部位及疼痛的程度，只是一味地哭闹，常常让父母手足无措，有时会认为孩子在发脾气而延误了就诊时机。

家长们了解小儿腹痛的一些基本常识，对于疾病的诊断和治疗有所帮助，也能识别何种情况需要及时就诊。

宝宝妈：

宝宝有时候出现腹痛，家长就不知道怎么办了。哪些疾病会引起小儿腹痛，如何鉴别呢？

侯大夫：

宝宝腹痛常见以下原因：

·肠痉挛：一般发生在3岁左右，疼痛剧烈，宝宝哭闹不止，但送到医院后疼痛往往消失了，又开始活蹦乱跳了（痉挛一旦解除，疼痛立即缓解），但父母分不清以上情况时，建议带孩子就诊，不要随便给孩子使用止痛药，否则会掩盖发病症状。

·蛔虫病：一般发生于学龄前儿童，孩子腹痛以脐周最为严重，面色苍白，出冷汗，哭闹，常伴有呕吐，腹痛可自行缓解至消失，完全恢复后可以照常玩耍，每次疼痛发作数分钟，可隔天发作，也可每天发作数次。预防蛔虫病平时要注意饮食卫生，建议 3 周岁以上的孩子过一年可以给孩子打下虫，预防虫证。可以选左旋咪唑等，在医生的指导下服用这类药。

·阑尾炎：孩子患阑尾炎时，开始感觉脐周痛，数小时后转为右下腹部疼痛，拒按，孩子哭闹，恶心，呕吐，后出现发热，可达 39℃左右。

·肠套叠：临床上最常见的是急性肠套叠，多见于 4 ~ 10 月大的婴儿，在我国占婴儿肠梗阻的首位。常见哭闹、呕吐、腹部包块、果酱样血便等。

·小儿胃肠生长痛：表现为阵发性腹痛，检查时往往找不到原因，其发生与多种因素有关，受凉、暴食冷食、喂乳过多等均可导致腹痛。这种疼痛属于功能性疼痛，无须治疗，可渐渐自愈，平时注意科学饮食可以降低小儿胃肠生长痛发生的频率。

宝宝妈：

孩子三四天不大便，会出现腹痛，腹痛跟不大便有关系吗？

侯大夫：

孩子腹痛时，常伴有大便异常。辨大便识病，常从大便的性质入手，推测和认识疾病。

宋·钱乙《小儿药证直诀》指出："五脏六腑，成而未全，全而未壮。"小儿脾胃受纳运化功能稚弱，易饥易饱，大便不调，饮食稍有不当，易患呕吐、泄泻、积滞等消化系统疾病，胃肠气机不通畅，不通则会出现腹痛。

宝宝妈：

宝宝还不到 1 岁，这两天一直哭闹，喂奶也不吃，怎么回事呢？

侯大夫：

宝宝哭闹不止，警惕宝宝腹痛。儿科是众所周知的"哑科"，年龄越小的患儿越是不能准确表达腹痛的部位，更不能准确描述腹痛的性质，尤其是新生儿，除了哭闹还是哭闹，所以，在小月龄的患儿诊断中出现哭闹原因待查，哭闹严重不能缓解时，可以查一下腹部彩超。

宝宝妈：

宝宝腹痛的时候还有哪些表现呢？

侯大夫：

小婴儿尖叫号哭可能是剧痛的表现，但如果抱起后号哭会立即停止，则可能并非腹痛所致或腹痛并不剧烈；年长儿如自诉有腹痛而又能玩耍如常，腹部触诊（压痛、反跳痛等检查）时无面色改变或甚会笑者，多可认为压痛、反跳痛阴性或腹痛并不严重；如果患儿始终表现为双手捧腹或双腿蜷曲、表情痛苦或面色苍白等则提示腹痛严重。一般来说，腹痛的部位离脐部越远，则器质性疾病的可能性越大，而且右侧腹痛者外科性的疾病可能性更大。

但这并非绝对，比如急性阑尾炎，腹痛部位刚开始可能会出现在脐周或上腹部，之后转移至右下腹；反之，一旦发现有转移性右下腹疼痛者都应高度警惕阑尾炎，不管当时检查的项目是否有阳性结果。

宝宝妈：

我家孩子腹痛，去做彩超检查，提示肠系膜淋巴结炎，这是一个什么疾病呢？

侯大夫：

肠系膜淋巴结炎是指由于上呼吸道感染引起的回肠及结肠、直肠区急性肠系膜淋巴结炎，又名咽喉病毒感染伴肠系膜及腹膜后淋巴结炎。呼吸道病毒或其他病毒感染后，由于远端回肠的淋巴引流十分丰富，回肠及结肠、直肠淋巴结多，病毒及其毒素沿血液循环到达该区域淋巴结，引起肠系膜或腹膜后淋巴结炎。

宝宝妈：

那么需要用消炎药吗？如何治疗呢？

侯大夫：

肠系膜淋巴结肿大多由于病毒感染，病毒感染目前没有西药特效药，也没有必要使用抗生素。随着人们物质生活水平的提高，小儿腹痛的绝大多数是由于长时间积食，肠内有蓄食所致。给予健脾理气消食后，患儿腹痛很快痊愈。

肠系膜淋巴结炎，与孩子平时饮食不节、积食日久有关。其病机为脾胃受损，运化失常，气机阻滞，日久气滞痰凝，壅结于腹，即中医所谓的"不通则痛"。

首先，减少宝宝的进食量，不宜食用工厂化食品，以减轻脾胃负担。其次，内服中药调理。

宝宝妈：

孩子经常肚子疼，痛得不厉害，时间也不长，十几分钟，经常在饭后疼，孩子老说是肚脐部痛，也做了相应检查，找不到原因，怎么办？

侯大夫：

若孩子在 4 岁左右，开始经常肚子痛，当排除各种可能性的急性疾病和蛔虫后，找不到原因的各种反复性腹痛，可能是习惯性腹痛。这种病虽然没有列入一般的教科书中，但在幼儿中是确实存在的，推测是因为孩子的内脏过于敏感，把胃肠的蠕动误当作腹痛，也可能是由于便秘，因为有很多孩子在排大便后腹痛就消失了。

2.6.4　问呕吐

中医所谓的呕吐是指胃失和降，导致胃气上逆，从而使胃中乳食由胃中逆行往上经口而出的病症。呕吐的发生没有年龄和季节的限制，但是因为婴幼儿本身生理结构和脾胃功能不成熟等原因，所以发生呕吐的概率高。孩子吃多了，或对吃的东西过敏、不耐受，或者病毒、细菌感染等都可能引发呕吐。

宝宝妈：

小孩子为什么总容易出现呕吐？是因为什么原因呢？

侯大夫：

小儿不知饱胀，饮食不知节制，不会辨别对自己有害或有益的食物，那些颜色鲜艳、外形可爱、口感酸甜的零食往往是他们的最爱，而恰恰这些食物，比如膨化食品，加入大量防腐剂的饮料、果冻、糖果等，一旦过量摄入，零食变成了主食，就会对宝宝们的脾胃功能造成不小的损害；因为小儿偏食等原因，喜好肥甘厚味，滋腻碍脾，也成了导致宝宝呕吐的一个因素；脾胃受寒，运化失常而致呕吐；宝宝突然受到惊吓，导致气机逆乱，肝胃不和，也会导致呕吐。

宝宝妈：

宝宝呕吐该怎么办？

侯大夫：

宝宝若是轻微呕吐，休息后能有所缓解，则不需要太担心，也不需要禁食。若大量呕吐时，可以暂时禁食 4 ~ 6 小时，并为宝宝补充液体，以防止脱水。

建议宝宝停止呕吐 2 小时以后，可以每半小时到 1 小时给宝宝口服淡盐水。连续 4 次口服不出现呕吐，再补喂 1 次，隔半小时后再喂 30 毫升母乳（或配方奶）和 30 毫升补液的混合液。吃 2 次混合液未发生呕吐，则可以转为母乳或者配方奶粉了；12 小时都没有呕吐发生，则可以转为正常饮食。

宝宝妈：

宝宝呕吐什么情况下需要就医呢？

侯大夫：

宝宝出现以下情况请及时就医：

·婴幼儿剧烈呕吐，吃下的食物几乎全部吐出。

·宝宝反复呕吐、上吐下泻，并伴有 38℃ 以上的高热。

·出现脱水的症状，如排尿减少、嘴唇和口腔干燥、哭但不流眼泪、眼睛下陷、过度困倦以及宝宝囟门凹陷。

·宝宝从高处摔倒落地或者发热后，出现喷射性呕吐，精神状态差。

·呕吐物里含有粪渣、血液或咖啡渣样物，呕吐物看起来呈黄绿色或者闻起来有大便的臭味。

·呕吐之外，肚子发胀、发硬，因为疼痛不让人碰。

温馨提示

·宝宝呕吐物可以拍照保存，带给医生看。

·宝宝呕吐时，应让他的头偏向一侧，以免吐出来的东西反流到气管里去。

宝宝妈：

对于喂食引起的呕吐，怎么治疗呢？

侯大夫：

喂奶后多给宝宝拍嗝，每次喂的量少一点。另外，在宝宝进食后半小时内，不要让他剧烈活动，帮助他保持身体竖直，以帮助消化。你可以竖抱着宝宝，如果家里有婴儿汽车座椅或后背式婴儿背包，也可以让宝宝坐在里面。

宝宝妈：

宝宝刚出生1个月，每次吃完东西马上就吐，怎么回事呢？

侯大夫：

可能是胃食管反流。因为宝宝的食管和胃之间的肌肉没有正常发挥作用，使胃里的食物向上反涌到咽喉处，就造成胃食管反流。这个问题很可能到宝宝周岁时，就会自动消失，因为那时候宝宝胃食管部位的肌肉已经发育得更强壮有力了。

宝宝妈：

宝宝感冒发热了，第3天还吐了，呕吐了类似痰一样的东西，是不是胃又不舒服了？

侯大夫：

感冒或其他呼吸道感染也可能引起呕吐，因为宝宝容易被鼻涕堵塞产生恶心的感觉，或者宝宝不会吐痰，将痰液吞入到胃里面，量多的时候会出现呕吐。平时清除宝宝的鼻涕，尽量不要在宝宝鼻腔里积存黏液，配合积极治疗感冒就可以了。

宝宝妈：

如果孩子不注意误食了有毒物质，怎么办？

侯大夫：

宝宝也可能因为吞下了某些药物、有毒的植物、草药或化学物质等而呕吐。如果你怀疑你的宝宝误食了有毒物质，你应该立刻带宝宝去医院，记住一定要同时带上可疑食物或药物、药瓶，并告知医生，以便医生能够及时确定有毒物质的性质，对宝宝给予正确的处理。

2.6.5 问乳蛾

扁桃体是位于口咽部上皮下的淋巴组织团块，包括腭扁桃体、咽扁桃体和舌扁桃体。扁桃体位于消化道和呼吸道之间，在小儿时期，是个活跃的免疫器官，能抑制和消灭自口鼻进入的致病菌和病毒。

当病毒侵入而自身免疫力不足时易引起扁桃体炎症，3～10岁小儿因抵抗力不足更容易出现。扁桃体发炎对儿童的日常生活造成困扰，严重时更会对嗓子造成损伤，因此要细心地呵护。

宝宝妈：

孩子扁桃体为什么总发炎，反反复复不易痊愈？

侯大夫：

扁桃体作为呼吸道及消化道的"门户"，当细菌病毒来临时，扁桃体首当其冲，一旦人的抵抗力下降，细菌病毒就会在此大量繁殖，扁桃体就会发炎。发炎的扁桃体充血、肿胀、化脓。

宝宝妈：

孩子的扁桃体有的是过一段时间就会发炎，有的是感觉一直都在发炎，这是怎么回事？

侯大夫：

扁桃体炎分为急性和慢性。

急性扁桃体炎：小儿扁桃体发炎时全身的感染症状很明显，宝宝表现为：高热可达 39 ~ 40℃，同时伴有寒战、全身乏力、头痛及全身痛、食欲不振、恶心和呕吐。检查咽部时发现扁桃体上有脓。

慢性扁桃体炎：慢性扁桃体炎引起的扁桃体肥大可造成呼吸困难，特别是睡眠时，因舌头松弛后倒，致使鼾声如雷，天长日久会慢性缺氧而影响生长发育，慢性缺氧还会使宝宝的智力发育受到影响。

宝宝妈：

为什么有的孩子总是扁桃体发炎？

侯大夫：

一般来说扁桃体的发炎多与内热大有关，很多非专业人士有时候判断不出来什么是内热大，可以从大便来观察，大便经常干，或者好几天才解一次。饮食的因素也跟扁桃体经常发炎有关，现在工厂化食品特别多，由于溺爱孩子，零食没有节制。久而久之就会造成孩子内热大，经常扁桃体发炎的问题。而且处在守门位置的扁桃体，任何从口鼻进来的病原体最先碰到的就是它。当扁桃体奋力抵抗病原体的侵袭时，可能就会发生急性扁桃体炎。

宝宝妈：

如何预防扁桃体发炎呢？

侯大夫：

小儿扁桃体炎重在预防，为预防扁桃体炎的发生，建议平时生活应注意饮食清淡，营养均衡，多喝温开水，这样体内才会呈现一种动态平衡的健康状态；

同时注意口腔卫生,每天早晚刷牙、饭后清水漱口,避免食物残渣留存在口腔中。

保证孩子充足的休息是关键的要素,让孩子多喝些水,促进体内毒素排泄;日常饮食宜清淡,不要吃刺激性食物;保持室内空气流通,减少再度感染的机会;随天气变化增减衣物,锻炼身体,提高免疫力。可以通过中医调理,改变孩子经常内热的体质状态,扁桃体发炎化脓的问题就会随之解决。

宝宝妈:

孩子的扁桃体经常发炎,现在扁桃体很大,晚上睡觉还打呼噜,要不要摘除呢?

侯大夫:

扁桃体的两面性:卫士和破坏者。

扁桃体作为人体的免疫器官,是身体的一部分,不建议摘除。经常红肿,多是跟孩子体质有关,比如积滞、热盛状态,应改善孩子的体质状态。减少感染次数,随着年龄增长,扁桃体会逐步萎缩。

宝宝妈:

扁桃体发炎的时候饮食上需要怎么注意呢?

侯大夫:

·发热、喉咙痛时可吃适量的梨,梨有清热、润喉、止痛的作用,可减轻症状。

·扁桃体发炎应该注意忌吃干燥、辛辣、煎炸等刺激性食物,比如姜、辣椒、大蒜、油条等。在扁桃体炎的急性期饮食宜清淡,宜吃含水分多又易吸收的食物,比如稀米汤加盐、甘蔗水、马蹄水粉、绿豆汤等。

·慢性期宜吃新鲜蔬菜、水果、豆类及滋润的食物,如梨、冰糖、蜂蜜、百合汤等。

当孩子发生急性扁桃体炎时，怎么处理？

侯大夫：

可以针对症状进行相应的处理。如果孩子发热，可以根据发热的情况，适当给予退热药降温。如果孩子咽痛较重，影响喂养，可适量给孩子吃些冷软的食物。宝宝脏腑娇嫩，形气未充，容易感受风寒，这是外因；宝宝脾胃虚弱，消化能力不足，再加上宝爸宝妈们不懂喂养，容易造成食积，久而化热，形成内因，这是扁桃体化脓的基础。内外相合，就容易发生扁桃体化脓；而退热药、抗生素，多为寒凉之品，容易伤及脾胃，造成运化功能不足，加重食积；食积后气血生化不足，身体抵抗力不足，又容易感受风寒，如此形成恶性循环。所以发作期的治疗，主要以解表散寒清热为主，兼消食化积；而当热退后，进入缓解期的治疗：消食化积，健脾和胃，生活调护，增强机体抵抗力。

宝宝妈：

什么是腺样体呢？肿大会有什么影响呢？

侯大夫：

它和扁桃体是难兄难弟，一个在幕后一个在台前。其实人有两对扁桃体，平时张大嘴巴可以看到的扁桃体其实叫腭扁桃体，而腺样体又叫咽扁桃体，位于鼻咽部顶部与咽后壁处，躲在人们看不到的地方。腺样体和扁桃体一样属于淋巴组织，出生后随着年龄的增长而逐渐长大，10岁以后逐渐萎缩。因此腺样体肿大在3~5岁是高发期，特别是刚上幼儿园的宝宝，天天受病菌攻击，特别容易感冒，腺样体就像人的门卫一样，帮宝宝们抵挡病菌，挡着挡着自己也受伤了，但是因为它躲在人们看不到的地方，常常被忽视了。

扁桃体和腺样体有什么区别呢？

侯大夫：

我们常说的扁桃体，在医学上的学名叫作腭扁桃体，是咽部最大的淋巴组织，也是个重要的免疫器官，当受到外界炎症刺激后，能对付侵入机体的微生物，起到抗病作用，被称为人体的"健康卫士"。腺样体也是咽部的淋巴组织，又称咽扁桃体，作用相对次要一些。当扁桃体不发炎时，对身体是有积极意义的，但若总是发炎，形成病灶，窝藏细菌，甚至引起全身并发症，则对人体有害而无益了。这个时候原本的卫士就成了细菌窝藏地。

腺样体看不到，怎么判断是腺样体肥大呢？

侯大夫：

小儿打鼾常被家长忽视，长期打鼾一定要查找原因。打鼾是腺样体肿大的典型症状之一。睡眠时，患儿仰卧时打鼾明显，严重时可能会出现呼吸暂停。小儿腺样体肥大症状多表现为打鼾、张口呼吸、睡眠憋气、鼻塞、流涕、听力下降、注意力不集中、学习成绩下降等。

腺样体会导致面容改变吗？什么是腺样体面容？

侯大夫：

因气管变窄，长期慢性缺氧不仅是增加心肺负担，影响心、肺功能，人体的组织为了千方百计地为机体提供喘气呼吸的空间，牙床会往前突，变成"天包地"，甚至发呆、木讷，形成特殊的面容，也就是"腺样体面容"。还有一些宝宝会表现出过度的闹腾，通过活动大口喘气，增加血液循环，让肿大的腺样体消除一些，其实这都是机体为了适应气管狭窄的一种表现，腺样体肥大较严重时才可能出现面容改变，家长不用太担心。

2.6.6　问积食

积食，也叫食积、积滞。我们可以通俗地理解为胃肠道消化功能不良所引起的一系列身体的异常反应。通俗地说，急性状态下的积食就是你昨天晚上给宝宝多吃了，然后他第二天清晨起床就觉得肚子痛，并感觉恶心、难受，甚则呕吐。慢性状态最常见的症状是挑食、偏食、食欲差，并多数伴有身体消瘦、面色发黄或者发白，也特别爱感冒发热。

想必有不少宝妈都曾经或正在为自己的宝宝不能像别人家的孩子一样愉快地吃饭而苦恼。有时候你会觉得这像个魔咒一般，你总也逃不过它的魔掌。你不止一次地想，为什么别人家的孩子胖乎乎的，而我家的孩子却面黄肌瘦？为什么别人家的孩子很少生病，而我的孩子却三天两头地生病？

宝宝妈：

宝宝积食有哪些表现呢？

侯大夫：

宝宝积食，普遍有以下几种症状：

宝宝在睡眠中身子不停翻动，有时还会咬牙。所谓食不好则睡不安。

宝宝最近大开的胃口又缩小了，食欲明显不振。

宝宝常说自己说肚子胀，肚子痛，舌苔白且厚。还能闻到呼出的口气中有酸腐味。

如果你的宝宝有上述症状，那就是积食的表现了。

积食会引起恶心、呕吐、食欲不振、厌食、腹胀腹痛、口臭、皮色发黄、精神萎靡、大便干燥或酸臭、睡眠不安和手心脚心发热等症状。

严重者甚至引起孩子发热、咳嗽等，长期积食会诱发孩子营养不良，甚至影响生长发育。

宝宝妈：

积食有哪些危害呢？

侯大夫：

积食带给孩子的危害，远不只是影响食欲！积食常发生在婴幼儿，因为孩子还小并不知道饥饱，家长监管上放松，孩子在饮食上没有自控能力，只要见到自己喜欢吃的东西就会停不住口，尤其逢年过节，面对美味佳肴，管住自己的小嘴是很难的，小肚子常常吃得鼓了起来。如果积食不及时清除，导致孩子脾胃发育受到抑制，形成顽固性消化不良——疳积，孩子骨瘦如柴却肚子很大。

积食不是小问题，它不仅增加宝宝肠、胃、肾脏的负担，还可能给这些脏器带来疾病。因此，需要父母们引起足够的重视。

宝宝妈：

宝宝经常喝夜奶，是不是对身体不好呢？为什么不让宝宝吃夜奶啊？

侯大夫：

要想宝宝胃肠好，晚上不要吃太饱。"预防积食，要从饮食入手。"首先，给孩子安排一日三餐要定时定量，不能饥一顿饱一顿，这会打乱胃肠道生物钟，影响消化功能正常运转。肠胃和人一样，该休息时休息，该工作时工作，饮食无度就会出问题。孩子白天活动量大，吃东西能消化，但晚上胃蠕动慢了，就容易积食。因此，晚上吃饭别太饱，应避免夜奶习惯养成。

吃饭的学问好大，早上和中午吃饭有什么需要注意的吗？

侯大夫：

早上或中午孩子刚睡醒时，1 小时内（至少 30 分钟）也不要进食，因为胃肠等内脏从低运转恢复正常需要一点时间，否则，匆忙地吃饭，胃可能还没有做好准备工作呢，也无益于消化和吸收。

宝宝妈：

宝宝多吃点，怎么会吃出亚健康来呢？

侯大夫：

孩子的病多半是吃出来的。生活条件好了，孩子吃得过于精细不说，家长还会想方设法让孩子吃得方便，已经三四岁了，还把粥用豆浆机打成糊状喂孩子。有的家长说"吃到肚里都是赚的"，不分时间，完全忘了"要想小儿安，三分饥和寒"的老话。

家长的过度关爱，让孩子养成了挑食的坏毛病，有的宝宝不吃青菜，有的宝宝不吃肉。还有些家长，为了让孩子多吃点，经常让孩子吃健胃消食片，甚至把它当成了孩子的零食，每天都要吃几片。

常吃消积药，孩子更易生内热。一些"有经验"的家长，一看到孩子出现厌食、积食等现象，就会自作主张给孩子吃保和丸、消食片、肥儿丸等非处方药物，认为反正是中药，也不会有什么副作用。但从中医角度上讲，消食药多含山楂，吃多了会使体内生热，内热大了，孩子反而更容易生病。比如西瓜吃得少能清热，吃多了就会生热。

孩子厌食、食积到底该怎么办呢？这是跟孩子的肠胃功能息息相关的，而良好的肠胃功能的建立则需要家长帮助孩子养成良好的饮食习惯，而不能光靠吃保和丸这些药物。

可以推荐一些中成药吗？

侯大夫：

一旦患儿的症状没缓解或有低热时，要考虑用消食药了。建议出现以下症状时，用中成药：

· 大便干者：适合肥儿丸、烂积丸等，帮助消积、化滞。

· 内热者（表现为嘴唇红、睡觉烦躁、舌苔厚等）：适合健儿清解液、小儿清热宁等，帮助消积、清热。

· 咳嗽者：适用小儿消积止咳口服液等。

· 呕吐者：适合藿香正气水等。

小儿食积可以推荐一些保健方法吗？

侯大夫：

积食小妙招

· 给宝宝做些山药粥：山药有调补脾胃、滋阴养液的作用，对调节宝宝积食十分有益。

· 给宝宝做些白萝卜粥：白萝卜有顺气、健胃的作用，对调节小儿消化不良、腹胀特别有效。宝妈给宝宝准备辅食时，不妨给宝宝准备一些白萝卜粥。

· 给宝宝捏脊：妈妈让宝宝趴在床上，露出背部，沿宝宝脊椎两旁二指处，用两手拇指、食指和中指从尾骶骨开始，将皮肤轻轻捏起，慢慢地向前捏拿，一直推到颈部大椎穴，由下而上连续捏几次即可。

·给宝宝按摩腹部：宝妈可先搓热手掌，然后顺时针给宝宝慢慢按摩腹部数十下，最好早晚各做一次。

·服用益生菌：比如乳酶生、乳酸菌素片等调节肠胃。

2.6.7 问大便

健康小儿每日或隔日大便一次，排便通畅，成形不躁，色黄，内无脓血、黏液及不消化的食物。在为人父母平时的生活中，宝宝各个方面出现的状况都会使父母揪心不已，特别是对于年轻没有经验的父母来说，照顾好孩子便更加是个挑战。

为了能够更好地照顾儿童，父母应该时时刻刻留意儿童平时一些不太一样的表现，从而能够及早发现儿童身上潜伏着的疾病，做到防患于未然。儿童大便的情况也是能够判断儿童身体状况的一个重要信息。

宝宝妈：

如何培养宝宝的排便习惯呢？

侯大夫：

孩子大小便良好习惯形成的早晚，与培养的认识和行为的早晚有关，而与智力并无直接的关联。

一般孩子做到大小便自理在 2 岁左右，这时宝宝可以识别需要排泄的感觉，并通过语言、动作或其他方式表现出来。一般在宝宝 15 个月后再进行把尿，并分阶段进行指导：

1 ~ 1.5 岁：随其性。

1.5 ~ 3 岁：行为指导，孩子的肌肉已有一定的发育，开始可以控制尿液的排放，可以有意识地开始对宝宝进行如厕训练；3 岁前孩子尿床很正常，但应尽量避免，可是不要刻意要求，睡觉前不让宝宝喝大量水，或吃过多水果，夜里固定把尿 1 ~ 2 次等。

3～5岁：要慢慢克服尿床，每次把尿的时间可以慢慢往后延，先半小时，再1小时，再2小时等，这样可以慢慢训练宝宝的膀胱储尿能力，逐步改变，直到天亮下床排尿为止。

大于5岁还是尿床的孩子，应去医院仔细检查。

当宝宝不肯配合，或者大于5分钟不肯排便时，就不要勉强。有时宝宝已学会控制大小便，但又突然尿床，这可能与宝宝情绪有关，父母应找出原因，宽容对待。养成宝宝良好的坐便习惯，大小便时，不玩玩具，注意别让宝宝长时间坐在便器上，以免形成习惯性便秘。

宝宝妈：

宝宝会什么容易出现大便异常？

侯大夫：

婴儿期孩子生长特别迅速，脏腑功能也在不断发育完善，机体发育快，营养需求高，正好处于乳类喂养并逐步添加辅食的阶段，但婴儿脾胃运化力弱，而自身的免疫力尚未健全，均易发生大便异常。

所以对于小婴儿，提倡母乳喂养，逐步添加辅食，循序渐进，切不可操之过急，日常饮食不要吃过于寒凉的食物，多喝热粥，以调养小儿脾胃，做好科学育儿，在此过程中，加强婴儿腹部保暖显得尤为重要。

宝宝妈：

什么是食物过敏腹泻？

侯大夫：

在小儿的发育过程中，常常遇到小儿对食物过敏的问题，尤其是过敏体质的宝宝，食用某些食物而导致腹泻。

宝宝出生后第一年的饮食要以低敏食物为主，同时，辅食添加不宜过早，并逐步单项给宝宝添加固体食物。开始时量要少，观察无过敏反应时再多添或加入新的辅食，切忌多种食物同时添加，这样不易分辨出过敏原。若发现对某些食物有过敏反应，对于引起过敏的食物，尤其过敏反应会随着年龄的增长而消失的食物，一般建议量由少到多，看看症状是否减轻或消失。

宝宝妈：

什么是母乳泻？

侯大夫：

在生活中并不多见，一般出现在少数 6 个月内的宝宝。母乳泻有明显的特点：一般每天大便 3 ~ 7 次，大便呈泡沫稀水样、微绿、有泡沫和奶瓣，有时，甚至还带有条状的透明黏胶，夹杂特殊的酸臭味，但婴儿精神佳，食欲好，生长发育各项指标正常，多无发热、呕吐等症状，添加辅食后，大便即逐渐转为正常。

宝宝妈：

为什么我家孩子吃得多拉得多，但是不长肉？

侯大夫：

一般宝宝吃得多，大便量也会相应增加，若孩子精神好，形体适中，一般属于正常现象，主要的是要观察一下大便中是否有未消化的食物，若有，并且孩子形体偏于消瘦，这是吸收不好的表现，除平时科学喂养外，可以调理孩子脾胃，健脾运脾，帮助孩子吸收。

宝宝妈：

我家孩子的大便粘马桶，冲不掉是怎么回事呢？

侯大夫：

孩子大便黏腻、不爽快，可能是积滞、湿蕴造成的，还有可能与食物种类（食物油腻、不消化、高蛋白、高脂肪）有很大关系，可以让孩子多吃些水果、蔬菜、粗粮等。

如果孩子长期出现这种情况，多是脾胃虚弱、脾虚生湿的表现，需要做到饮食定时定量，睡眠充足，多做户外运动，生活规律，也可以配合中医调理脾胃。

宝宝妈：

宝宝大便一天 3 次，正常吗？

侯大夫：

大便多，母乳喂养的婴儿每天大便 2 ~ 4 次属于正常，人工喂养的婴儿每天大便 1 ~ 2 次属于正常，大便次数偶有增加并不一定说明有问题，与饮食、消化功能有关，若只是简单的消化不良，要在饮食方面加以注意，多吃易消化的食物，同时注意双脚和腹部的保暖。如果大便带有鼻涕一样的黏液，则应做大便常规检查，看看是否有炎症。

宝宝妈：

小儿为什么会出现大便干结呢？

侯大夫：

·饮食不足，其中的碳水化合物少，结肠吸收水分多。

·饮食搭配不合理（肉食多，粗粮少，蔬菜、水果少）。

·肠道功能失常，没有形成定时大便的习惯，人体正常的生活规律被打破。

·与小儿身体虚弱有关（小儿脏腑柔弱，气血未充）。

·精神因素引起。

宝宝妈：

孩子经常大便干结怎么办？

侯大夫：

大便干结是许多孩子的常见症状，大便干结的孩子往往容易感冒、发热，这类孩子还常常有多汗、急躁易怒、肛裂现象。

家长最常用的方法是让孩子吃大量的香蕉，其实这是一种误区，因为，孩子大便干结有多种原因，如内热过重、饮食结构的不合理等，大便干结本身就是一种胃肠功能的异常，大量的香蕉虽然使大便一时畅通，但过量食入又会影响胃肠功能。通常可以通过调整孩子的饮食结构来解决，如多食蔬菜水果，尤其是胡萝卜、萝卜、海带、粗粮等。若内热大的孩子可以进行中医调理，通过清热而通便。另外，要避免让孩子过多吃高蛋白食物，尤其是流质的高蛋白食物，如牛奶、酸奶等。

宝宝妈：

如何通过儿童大便情况判断疾病？

侯大夫：

下面我们简单来谈几种儿童大便常见症状所反映的疾病信号。

大便干结——热盛：儿童大便干结是体内热盛的表现，常见症状是排便次数明显减少，每2～3天或更长时间一次，无规律，粪质干硬等。

大便秽臭——积食：儿童大便秽臭是积食的表现，是指儿童饮食过量，损伤脾胃，使食物停滞于中焦造成肠胃功能失调。

大便清谷——阳虚：如果儿童大便清谷，吃进去的食物没有被吸收便被排出体外，是因为脾肾阳虚，火不暖土，不能腐熟水谷所导致，应进行温补脾肾。

大便泡沫——风寒：泡沫状大便多出现在年龄较小的婴幼儿身上，一般是由于风寒外感引起，多是父母在给婴幼儿换衣服、换尿布、洗澡或者出门等情况下风寒侵袭了人体。

大便黏冻/脓血便——痢疾：当儿童大便黏冻或者为脓血便时，有时会伴有腹痛，一般多为痢疾，是由于食入之物不洁等原因导致，应当及时就诊，避免病情加重。

果酱样大便——肠套叠：若儿童出现果酱样大便，即大便状如果酱，家长应注意肠套叠的发生，及时到医院就诊，防止病情恶化造成不良影响。

大便量多——脾阳不足：儿童并未进食较多食物，却出现大便量多且不稀的情况，多为脾阳不足、脾气虚造成的。

大便黏腻——食滞/湿蕴：若儿童大便黏腻，纸擦不净，或黏滞于马桶壁不易冲下，往往是食滞中焦的表现，多因为湿邪蕴于肠道。

母乳喂养宝宝的大便

·颜色：未添加辅食的纯母乳喂养宝宝，大便呈黄色或有点发绿。

·性状：新生儿的大便可能很稀，慢慢变成稠度均匀如糊状或凝乳状，或有小米样的颗粒。小米样颗粒也是大家经常在宝宝大便里见到的奶瓣。

·气味：宝宝大便有股酸甜味，一点也不难闻。

·次数：新生儿每天排便 6 ~ 7 次，甚至更多。

配方奶粉喂养宝宝的大便

·颜色：配方奶粉喂养的宝宝的大便的颜色呈深黄色，如果吃的奶粉含铁量高可能呈绿色。

·性状：相对母乳喂养的宝宝干燥，质地较硬，基本成形，为条状。

·气味：无明显气味或略臭味。

·次数：一般每天 1 ~ 4 次，大便次数也会随月龄增加而渐渐减少。

混合喂养的宝宝的大便

颜色、性状、次数都介于喝母乳和配方奶粉的宝宝的之间。

添加辅食后的宝宝的大便

·颜色：大便一般呈绿色或黄色，但有时也会因为吃的食物的颜色不同而出现别的颜色。比如吃了绿叶菜后很可能是绿色，吃了胡萝卜后就呈红色等。

·性状：大便开始转变成固体状，多为条状，已有一定的软硬度。

·气味：因为宝宝摄入了含糖分、蛋白质、脂肪的食物，味道也相对加重了。

·次数：一般 1 ~ 2 天一次。

2.6.8 问小便

小便由膀胱排出，但与脾的运化、肾的气化、肺的肃降及三焦的通调等有着密切的关系。询问小便的情况，不仅可以直接了解消化功能和水液的盈亏与代谢情况，而且是判断疾病寒热虚实的重要依据。小便是小儿的排泄物，含有许多健康疾病信息，排尿状况也是健康疾病的信息。

如何从尿液看宝宝的健康？如果有异常情况应及时就医，做到心里有数，避免病急乱投医。

宝宝妈：

孩子最近尿特别黄，是不是上火了？

侯大夫：

正常的小便呈淡黄色，跟小儿平日的饮水量有关，喝的水多，小便就会多，相应的尿色也就会淡一些；喝的水少，小便就会少，颜色也会深一些。当孩子尿色较深时，家长不必过于担心，首先看看是不是孩子的饮水量少了，如果是，小便的颜色就会深一些。有时候，一些食物也会让小便的颜色变深，比如甜菜、辣椒、红生菜等，凡绿色和橙黄色蔬菜及菜叶均含有较多的胡萝卜素和少量橙黄素，会使尿呈黄色。

宝宝妈：

孩子尿的颜色，像淘米水一样发白，怎么回事呢？

侯大夫：

有时候孩子的小便颜色像淘米水一样，称为乳白尿，如果偶然出现一次，不要过于紧张而担心是泌尿系统方面的问题，这可能与饮食有关，家长们可以回忆一下孩子最近是不是吃多了，或是不消化，胃肠功能障碍等，以致水谷混杂而下，给予一些助消化的药物，适当控制饮食，多吃一些易于消化的食物，这种情况就会好转。

宝宝妈：

孩子每天上厕所特别勤，要是专心玩游戏的时候，次数就少了，怎么回事呢？

侯大夫：

孩子尿很多，白天几乎不到 10 分钟就要小便一次，但每次的量很少，这叫神经性尿频。除了要对症治疗外，家长也要学会一些技巧，少惩罚，多鼓励，帮助孩子养成好的习惯，可以分散孩子的注意力，做一些孩子感兴趣的游戏或运动，慢慢延长每次小便的时间间隔。

宝宝妈：

平时不太注意孩子的小便，正常的小便是怎样的？

侯大夫：

正常的小便呈淡黄色，跟小孩平日的饮水量有关，喝的水多了，小便就会多，相应的尿色也就会淡一些；喝的水少了，小便也会少，颜色也会深一些。小孩出生后头 2～3 天尿色深，稍浑浊，放置后有红褐色沉淀，这是尿酸盐结晶。几天后尿色变淡。正常婴幼儿尿液淡黄透明，但在寒冷的季节放置后可有盐类结晶析出而变浑浊，尿酸盐加热后，磷酸盐加酸后可溶解，尿色变清，可与脓尿或乳糜尿鉴别。

排尿次数：93％ 的新生儿在出生后 24 小时内排尿，99％ 在 48 小时内排尿。出生后头几天因摄入量少，每日排尿仅 4～5 次；一周后因新陈代谢旺盛，进水量较多，而膀胱容量小，排尿突增至每日 20～25 次，1 岁时每日排尿 15～16 次，至学龄前和学龄期每日 6～7 次。

宝宝妈：

小孩夜里尿床，这是不是遗尿？正常不正常呢？

侯大夫：

遗尿，是指大于 3 岁的孩子睡眠中小便频繁自遗，醒后方觉的一种病症，3～5 岁的孩子每周至少 5 次，大于 5 岁的孩子每周至少 2 次，持续 6 周以上。孩子遗尿与体质有关，当一段时间孩子体质下降时，不光容易生病，相应也会出现遗尿或遗尿加重。首先排除是不是继发性遗尿，比如下尿路梗阻、膀胱炎、神经元性膀胱等。对于原发性遗尿主要养成良好的作息制度和卫生习惯，避免过劳，掌握尿床的时间和规律，夜间用闹钟唤醒小儿，起床排尿 1～2 次，白天避免过度兴奋和剧烈运动，以防夜间睡眠过深。由于小儿智识未开，不能自己控制排尿，这就要求家长帮助小儿养成良好的排尿习惯。

家长要多鼓励，少惩罚，减轻孩子的心理负担。

孩子尿床怎么办？是不是平时说的肾虚？

侯大夫：

小孩有这种情况很少是肾方面的问题，家长可以不要让孩子白天玩耍过度，睡前饮水过多。每晚按时叫醒排尿，逐渐养成自控的排尿习惯。每天晨起后排尿，不要憋尿，在学校内也要按时排尿，避免发生尿急及憋尿。夜间尿湿后及时更换内裤褥子，保持干燥及外阴清洁。白天可饮水，晚上少进稀饭、汤水、晚餐后尽量不喝水、饮料、汤药。临睡前将小便排净。夜间定时唤醒孩子排尿时，要确保小儿清醒。不体罚，不责骂，消除紧张心理，积极配合治疗。

宝宝妈：

孩子从小就用尿不湿，尿床会不会跟这个有关系？

侯大夫：

尿不湿的出现，确实方便了广大家长们。特别是年轻的宝爸宝妈，从没有带过孩子，用尿不湿会更方便。但是也有一个问题随之而来，就是不利于小儿建立自己的排尿习惯，一旦不用尿不湿，可能会出现夜间尿床的问题。

宝宝妈：

小孩也会得糖尿病吗？有什么特点？

侯大夫：

是的，近几年来由于环境、遗传、饮食、作息等几方面的原因，小儿糖尿病日益常见。由于尿中含有较多糖分，会发现小孩的尿液很黏，有时候脚踩到会感觉粘脚，而且会招蚂蚁。

宝宝妈：

孩子有时候小便味道会特别难闻，会不会是要生病了？

侯大夫：

这也不一定就是病，孩子的尿液有骚味，看看最近是不是积食了，舌苔厚不厚，肚子胀不胀，食欲好不好，有时候孩子积食了或者内热大，小便味道就会重一些。

有的小便还有别的特殊气味，家长要仔细辨别。尿夜放置过久被细菌污染后，呈氨味。

特殊的水果味：常见于糖尿病酮症。

特殊臭味：见于苯丙酮尿症。

新鲜尿即呈腐败性臭味：常见于泌尿系统尿路感染。

宝宝妈：

孩子感觉尿很多，白天几乎不到10分钟就要小便一次，但是每次的量很少。

侯大夫：

这叫神经性尿频，除了要对症治疗，家长也要学会一些技巧，不要打骂孩子，给孩子造成心理压力。而是帮助孩子养成好的习惯，分散注意力，做一些孩子感兴趣的游戏或运动，慢慢延长每次小便的时间间隔。

孩子夜间老是肛门痒是怎么回事？

侯大夫：

可能跟蛲虫有关，晚上睡觉时观察孩子肛周有没有虫卵。因蛲虫有夜间爬出肛门外产卵的特性，故在儿童入睡后 1 ~ 3 小时内观察肛周皮肤皱襞、会阴或女阴等处可发现虫体。

蛲虫于夜间爬出肛门，在周围皮肤上产卵，引起奇痒，小儿用手指瘙痒而沾染虫卵，易在进食或吮吸时吞入虫卵。

2.7　问五官皮肤

2.7.1　问目

五脏六腑之精气皆上注于目而为之精。瞳子属肾，白睛属肺，两睑属脾，小眦属心，黑睛属肝。这说明眼睛的疾病常与全身的脏器有关。而目神及瞳仁状态的改变则是危重病症重要指征之一。

侯大夫，我们家宝宝有时候眼睛看着可红，眼屎还可多，这是怎么回事？

侯大夫：

眼睛红赤多与体内有热有关，分内热和外热。内部产生的热多为肝热引起，如脾气暴躁易怒，怒则目赤。季节性眼睛红，考虑过敏因素。

中医认为，眼屎太多是肝经有热，肝气郁滞，火气上炎，所以用适当的中药调理身体，平时注意饮食，不吃辛辣燥热的食物，都有助于减少眼屎的产生。

宝宝妈：

　　我们孩子有时候那白眼珠上看着有蓝色的斑点，是因为体内有虫吗？

侯大夫：

　　体内有虫会引起蓝斑，但并不是所有的蓝斑都是由虫引起的。2 岁以上的孩子，一年一次肠道清理是很有必要的。蓝斑偶尔一两块，可不做处理。如果是经常性的，就要考虑孩子胃肠功能的问题了。小孩长期胃肠蠕动差，营养不能及时吸收，从而使形体官窍失养。所以要注意孩子的饮食，多吃些好消化食物如米粥、面条之类，营养要均衡。

宝宝妈：

　　孩子在家偶尔会眨眼，人家都说是抽动症。

侯大夫：

　　抽动症确实会出现眨眼现象，但是抽动症不仅仅眨眼一个症状。在肌肉抽动的同时常伴有暴发性的、不自主的发声和秽语。如果只出现单单偶尔眨几下眼时，家长不要责骂孩子，以免使孩子精神紧张，加重症状，暂不出处理，密切观察即可。若还伴发其他类似抽动症表现，则需及时就诊及确诊。此外，倒睫、近视、积食等都会引起眨眼，不一定都是抽动症。

宝宝妈：

　　倒睫是怎么回事？

侯大夫：

　　倒睫是指睫毛向后方生长，触及眼球，引起眼睛涩磨不适、流泪等症状。

倒睫是小儿比较常见的外眼病，主要是睫毛的生长方向发生异常，尤其是倒向角膜表面生长的睫毛，不但经常摩擦角膜上皮，引起异物感、怕光、流泪等症状，还会引起眼球充血、结膜炎等，进而影响视力。其原因为眼皮松缓，中医认为属于脾湿肝缓。应拔取倒毛，健脾祛湿，以救肝之缓。

宝宝妈：

我感觉宝宝这几个月眼袋好像加重了，怎么回事呢？

侯大夫：

眼袋重，面色差，不是肾的问题，主要属于脾胃不好的表现。长期脾胃消化不好，营养再高，吸收不了都是白搭，所以首先要恢复脾胃功能，平时要注意规律饮食，不可暴饮暴食。另外，晚上能早点睡就早点睡，别玩到十一二点才睡，按时休息，不要熬夜。

宝宝妈：

宝宝有时候早上起来看着眼睑还有点浮肿，这是怎么回事？

侯大夫：

偶尔的眼睑水肿与睡眠、饮水都有关，建议睡前不要喝太多的水。睡觉时间也不易过长，结膜炎也会引起眼睑浮肿。如果症状较重，持续浮肿不缓解，则应去医院就医，排除肾系疾病。

宝宝妈：

孩子巩膜黄染是怎么回事啊？

侯大夫：

巩膜黄染多为黄疸。黄疸分为生理性和病理性，新生儿生理性黄疸可自行消退，动态观察即可，可不予治疗。黄疸患儿需注意饮食有节，勿进食不洁之品及恣食辛热肥甘之物。注意休息，保持心情舒畅，饮食宜清淡。

宝宝妈：

霰粒肿和麦粒肿怎么区别啊？

侯大夫：

霰粒肿和麦粒肿较为相似，都是眼睑处的硬块，两者很容易混淆。麦粒肿又称针眼、睑腺炎，是睫毛毛囊附近的皮脂腺或睑板腺的急性化脓性炎症，硬块触之有疼痛感。

霰粒肿是因睑板腺排出管道阻塞和分泌物潴留的基础上而形成的睑板腺慢性炎性肉芽肿，又称睑板腺囊肿。该病进展缓慢，可反复发生，在眼睑上可触及坚硬肿块，但无疼痛，表面皮肤隆起。

宝宝妈：

孩子有时候感觉怕光线，这是怎么回事？

侯大夫：

他可能一直在一个比较暗的地方待久了，突然强光照射，眼睛需要时间调节。倒睫也会引起怕光。如果孩子伴有发热、出疹等症状则要考虑麻疹早期。

宝宝妈：

小孩比较常见的视力问题有哪些？怎么预防？

侯大夫：

一般常见的宝宝视力问题包括斜视、弱视、屈光不正等。

所谓的斜视，是指孩子在看东西时双眼的视线不一致，眼球无法向同一个方向转动，常见的斜视为眼位偏内或偏外（内斜视或外斜视）。

弱视是指单眼或双眼的视力不良，矫正后（配戴正确度数的眼镜）的最佳视力，仍达不到该年龄可达到的视力。

所谓的"屈光不正"，是指裸眼视力达不到正常标准，而又不是其他疾病引起的，需借助光学镜片矫正。

视力发育不良与小儿体质差有一定的关系。针对视力问题，家长们需要保证孩子做到几点：

首先，要养成良好的生活习惯，保证充足的睡眠以及丰富均衡的营养，新生儿要注意看移动物体，不要盯着一样物品太久。

其次，不要让孩子太早学习认字、写字，当孩子视力尚未完全发育完成的时候，过度用眼可能会造成视力的损伤。

建议最好多利用假日与孩子从事户外活动，走向大自然，除了帮助孩子放松眼肌之外，还可以增进亲子关系。充足、舒适的室内采光必不可少，光线不足容易使眼睛疲劳，还应避免光线直接刺激眼睛。

宝宝妈：

我就是近视，会遗传给我的孩子吗？

侯大夫：

虽然曾有报道指出先天性近视的可能性，但是根据流行病学的探讨，近视患者的遗传率极低，换句话说，大部分的近视患者，都是因为后天的外在环境而造成的，所以一定要做到刚刚我要求的那几点。

经常看电视会影响宝宝的视力不会？

侯大夫：

肯定会有影响，建议幼儿每天看电视的时间不要超过 1 小时，并且每半小时休息 5 ~ 10 分钟，向 5 米之外的距离远眺。另外，使用电脑容易使眼睛疲劳，最好不要让孩子太早学习使用电脑。

宝宝妈：

孩子弱视饮食上需要注意什么吗？

侯大夫：

劝导孩子养成良好的饮食习惯，不偏食、不挑食。弱视儿童必须给其充分的营养，食品应多样化，荤素搭配，尤其是在三餐饭前应少吃糖果和零食，以免厌食引起营养不良。

引导孩子多吃些粗面杂粮，如玉米粥、小米等，少吃精粮细粮，要吃些新鲜水果和蔬菜，适当增加蛋白质的摄入，以促进视网膜和视神经的发育。家长平时不能让孩子吃过多的甜食，甜食过多会影响孩子的视力。

可以经常给孩子吃一些有硬度的食物，增加咀嚼频率与力度，可促进儿童视力的发育。

宝宝妈：

眼保健操可以缓解视力问题吗？中医有没有其他的保健方法？

侯大夫：

眼保健操对缓解视疲劳有非常显著的作用。

做之前一定要记得洗干净手，否则容易带入细菌。先揉天应穴（攒竹穴下三分）。以左右拇指腹面按左右眉头下面的上眶角处。其他四指散开弯曲如弓状，支在前额上，按揉面不要大。挤按睛明穴，以左手或右手拇指按鼻根部，先向下按，然后向上挤。按揉四白穴，先以左右食指与中指并拢，放在靠近鼻翼两侧，拇指支撑在下颌骨凹陷处，然后放下中指，在面颊中央按揉。

关于眼部保健，视力有问题的人一定要多去室外活动，让眼睛接触绿色植被、移动物体等。

平时除了眼保健操，还可以运目：瞪大双眼，尽量使眼球不停转动（头不动），先从右向左转10次，再从左向右转10次。然后停，放松肌肉，再重复上述运动，如此3遍。熨目：黎明起床，先将双手互相摩擦，待手搓热后一手掌熨贴双眼，反复3次以后，再以食指、中指轻轻按压眼球，或按压眼球四周。

宝宝妈：

新生儿视力有多远？怎么判断视力是否正常？有没有比较简便的方法？

侯大夫：

新生儿出生后对光感既有反应，强光可引起闭目，能看见15～20厘米以内的物体，2～3个月出现头眼协调运动，4～5个月时开始认识母亲的面容，初步分辨颜色。

如果孩子平常看东西经常有歪头、眯眼、往前凑的举动，看书、看电视时总是凑得很近；对色彩鲜艳、变化多端的电视不感兴趣；动作相比同龄孩子明显笨拙，不敢走或走路经常跌跌撞撞，躲不开眼前的障碍物；对于小宝宝，如果遮盖他的一只眼睛，他会表现出明显的拒绝或哭闹，而遮住另一只眼睛，他却没有反应，诸如以上问题说明孩子的视力异常。

有的孩子眼窝凹陷是怎么回事啊?

侯大夫：

近期出现的睡眠不佳、脱水、极度消瘦等原因都可造成，经过排除诱因后能够恢复正常。长时间的眼窝凹陷跟脾胃功能不好有关，精微物质不能濡养导致，可以调理脾胃，促进健运，适当多吃些蔬菜水果和含蛋白质丰富的食物，配合生活护理，平时尽量保持充足的睡眠，多喝水，避免熬夜和劳累。

宝宝妈：

怎样预防眼部的意外伤害?

侯大夫：

预防眼外伤需要做到以下几点：

·加强安全教育，使人人都认识到眼外伤的危害性及保护眼睛的重要性，让儿童增强自我保护意识。

·远离危险，避免儿童玩耍尖锐的物品，家长对家中锐利的危险物品要严加保管，家具等的边角要包好或用物品挡住以免儿童撞伤。

·教导儿童正确使用剪刀、刀片等易致伤的物品或铅笔等易造成危险的物品。

·教育孩子在追逐、嬉戏时，不能拿着剪刀、筷子或铅笔跑来跑去。

·不买劣质玩具，根据儿童的年龄大小和安全因素选购玩具，并教会其正确的使用方法。

·购买和宝宝年龄相适应的玩具，不要给孩子购买冲击力太强、太猛的仿真枪。

·不要让儿童接触酒精、石灰、水泥等化学物品，将清洁用品、油漆、杀虫剂以及黏胶等一切化学药剂放在儿童碰不到的地方。

·不要让孩子燃放烟花爆竹，观看燃放烟花爆竹时，要保持安全距离，必要时让孩子佩戴护目镜。

·家长和亲友送玩具的同时应对儿童进行必要的安全教育，特别要嘱咐孩子玩发射枪或激光玩具枪时枪口不能对准人，更不能对准人的眼睛。

·宝宝虽小，也要有自己的专用脸盆和毛巾，并定期清洗、消毒。

·不可以用成人的手帕或直接用手去擦宝宝的眼睛。

2.7.2 问鼻

鼻炎是指鼻腔黏膜和黏膜下组织的炎症。表现为充血或者水肿，患者经常会表现鼻塞、流清涕、鼻塞、喉部不适、咳嗽等症状。中医称为鼻渊，多因外感化热，或湿热循经上蒸，犯及鼻窍等引起。鼻为生命之气与自然之气相通的关口，内和五脏六腑，外应自然，故易发病。鼻炎虽然是鼻子局部出了毛病，却最容易反复，影响家人心情以及小朋友的健康。鼻子虽病位在鼻，却是宝宝整体抵抗力减弱的表现。那么，如何做可以改变鼻子的问题呢？

宝宝妈：

孩子流鼻涕被诊断为鼻炎，什么是鼻炎呢？

侯大夫：

鼻炎即鼻腔炎性疾病，是病毒、细菌、变应原、各种理化因子以及某些全身性疾病引起的鼻腔黏膜的炎症。主要有以下临床表现：

鼻塞：鼻塞特点为间歇性。在白天、天热、运动时鼻塞减轻，而夜间、静坐或寒冷时鼻塞加重。

多涕：常为黏液性或黏脓性，偶成脓性。脓性多于季发性感染后出现。

嗅觉下降：一为鼻黏膜肿胀、鼻塞，气流不能进入嗅觉区域；二为嗅区黏膜受慢性炎症长期刺激，嗅觉功能减退或消失。

头痛、头昏：慢性鼻窦炎多表现为头沉重感。或出现头痛、食欲不振、易疲倦、记忆力减退及失眠等。

宝宝妈：

孩子为什么容易得鼻炎、鼻窦炎？

侯大夫：

小孩子脏腑娇嫩，形气未充，属于"稚阴未长，稚阳未充"之体，整个小人儿就像是正在茁壮成长的小树苗，虽然生命力旺盛，但小身板柔弱，不抗风吹、不耐雨淋，容易受到外界环境的干扰。

所以，每逢气温骤变的时候家长们就开始紧张了，因为这个时候小孩子的鼻子最容易出问题呀，出现鼻塞、鼻炎、打喷嚏、流鼻涕等。

人的鼻子是气体进出的门户，就像是房子的大门。客人拜访主人，入门前是不是要拍拍衣服，拂去身上的尘土，而这些脏东西很自然地就掉在了屋门的周围。这些有害物质，如果刺激到鼻腔黏膜就会导致小儿鼻炎。

宝宝妈：

鼻窦炎是怎么回事？

侯大夫：

鼻窦炎顾名思义就是鼻窦的位置出现了炎症，那鼻窦在哪个位置呢？人的鼻腔周围有多个含气的骨质腔，它们隐蔽在鼻腔旁边，就像是蜂窝一样，这些空腔就是窦腔。而鼻窦的黏膜与鼻腔黏膜是相互延续的，没有楚河汉界之分。因而鼻腔黏膜发炎，若处理不及时，常常会波及窦腔黏膜，发生炎症。

孩子鼻子流血了，怎么处理？如何判断严重不严重？

侯大夫：

鼻出血中医称为"鼻衄"，鼻出血的治疗原则是"先治标，后治本"，即首先尽快把血止住，然后施以病因治疗。如果是经常鼻出血的问题，宝妈有时候想着是不是血液系统方面的疾病，就会特别担心，宝妈们不要恐慌，可以检查一下血常规，进行简单鉴别。

由于小儿的生理特点，生长旺盛，就是说阳气比较旺盛，加上有时候不注意饮食，或者是生活习惯的原因，使孩子的内热非常大，就会出现经常流鼻血的情况。

宝宝妈：

孩子鼻子出血了，怎样紧急处理呢？

侯大夫：

首先，让孩子安静坐下，采取直立坐姿，稍微前倾，头微微朝下，然后用干净的脱脂棉充填鼻腔止血，如没有脱脂棉也可用手指压迫鼻翼向面骨方向按压5分钟。5分钟后轻轻松开手，一般血会自然止住。如果还在出血，则需要送孩子去医院。血止住半小时内，孩子尽量不要跑、跳，或做激烈的运动，或搓揉鼻子，甚至把鼻子里凝结的血块挖掉，这样做很容易让鼻血继续流出来。用冷毛巾敷鼻部或额头也很有效。

宝宝妈：

鼻涕是如何产生的呢？什么情况下会流鼻涕？

侯大夫：

正常情况下，鼻腔黏膜时时都在分泌黏液，以湿润鼻腔膜，湿润吸进的空气，并粘住由空气中吸入的粉尘、微尘和微生物，这就是鼻涕。常见的流鼻涕的原因包括：

·感冒，初期为清水样或者黏液性，感冒后期可以出现脓涕。

·慢性鼻炎：鼻涕多为黏液性鼻涕，量可多可少。

·过敏性鼻炎：为流清水样涕，量较多，伴有打喷嚏、鼻痒，可常年性发作，也可以季节性发作。

·慢性鼻窦炎，多为黏液脓性分泌物，双侧或者单侧，伴有鼻塞、头昏、记忆力下降等。

·鼻息肉也可以出现流清水涕，感染时可以伴有流脓涕，也可出现鼻塞、头昏、记忆力下降等。

·小儿的分泌比较旺盛，如果没有其他不适，可能为冷空气刺激鼻腔引起，不需要特别处理。

宝宝妈：

伤风感冒引起流鼻涕这是众所周知的了。但为什么有的人感冒好了还经常流鼻涕？

侯大夫：

感冒时流涕称急性鼻炎，此时鼻腔黏膜充血肿胀，腺体分泌增多即形成鼻涕。起初为清水样的，3～5日后渐为脓涕，1～2周后可痊愈。如果急性鼻炎反复发作，鼻黏膜长期充血肿胀甚至肥厚，即为慢性鼻炎，就会经常流鼻涕了。但治疗的关键在于预防感冒，防止病邪对鼻子的刺激，增强机体抵抗力。

宝宝妈：

孩子老是揉鼻子是不是鼻子痒？

侯大夫：

是的，原因是孩子鼻子不舒服了。这类孩子往往内热比较大，津液不能润养鼻窍。可以清热润窍，选用银耳、百合、莲子、莲菜等食物熬粥。或者可能是对花粉或者是尘螨过敏，这样的人需要注意到户外活动时，注意戴口罩，特别是到鲜花聚集的地方活动。另外为了避免尘螨一定要注意家庭环境卫生，还要注意自己的清洁卫生，要勤洗澡、勤洗头。

宝宝妈：

女孩，5岁4个月，孩子经常鼻子不通气，稍受风凉就流涕，看了很多次都是以鼻炎治疗，效果不好，怎么办？

侯大夫：

鼻子虽然是局部的问题，但仅治疗鼻子则不容易痊愈，应从整体论治。只有改善免疫功能才能解决问题。我个人不建议经常洗鼻子、喷药等，对鼻子长时间刺激。可以凉水洗脸并揉搓迎香穴，从夏天坚持到冬天。可以采用冬病夏治、艾灸、足浴、运动等，俗话说：每天泡泡脚，疾病全赶跑。鼻子问题治疗的关键在于提高机体的免疫力。

宝宝妈：

局部给孩子用药或者洗鼻子好不好呢？

侯大夫：

对于那些被确诊为"鼻炎"的孩子，经常做一些内服外用的药物，比如抗生素和血管收缩药等，会使机体产生对药物的依赖，这些药物的摄入会破坏机体自身的免疫力，不利于免疫力的建设，就好像肥沃的土地因为不断地施用化肥、开采而变得贫瘠，没有生命力，所以不要轻易对鼻子局部进行药物或者有创的治疗。

宝宝妈：

中医如何治疗鼻炎呢？

侯大夫：

大家千万不要因为鼻子爱生病而怨恨它，因为"外感内侵，鼻先受之"，它是在代肺受病。鼻子是身体的门户，试想下如果鼻擅自缴枪投降，敞开大门让病邪直入肺部，那处理起来不就更麻烦了？所以，对于疾病家长要学会正确看待，不用过分紧张，也不要过分松懈，要弛张有度，做到重视预防，提高免疫力，但是思想上要放松。

宝宝妈：

但是如何提高孩子的免疫力，预防疾病的发生呢？

侯大夫：

首先要顺应天气。通俗地讲，就是夏天多晒晒，冬天多冻冻，当然要适度。尽量减少孩子在空调、暖气下待的时间，多与自然环境接触。

另外，小孩子为"纯阳之体"，热多冷少，不能只以大人的冷暖感觉一味地增加小儿衣物。

比如在外出玩耍时，要在小孩开始活动前就减少衣物，在活动之后再加衣物，不可在有汗的状态下直接吹冷风，正如《黄帝内经》上所说的"虚邪贼风，避之有时"。

小孩子脾胃薄弱，消化系统尚不完善，一旦饮食不当，就会造成腹胀、腹泻等不适，这是因为小孩子自身免疫状态已被打乱，更可能引起外感等疾病。

最后就是运动。适当的运动不仅可以舒筋活络，使气血通畅，增加机体的代谢，使小孩子气机通畅，心情愉悦，更加有利于孩子的身体健康。总之，身体在养，重在平时。

小儿推拿治鼻炎

·开天门——沿双眉中点印堂处向上至发际处上下按推 24 下。

·揉鼻梁——每次 5 ~ 10 遍，以手之拇指掌面自鼻尖起向上沿鼻梁至眉间印堂处。

·揉鼻旁沟——每次 5 ~ 10 次，点按迎香穴 5 次。

2.7.3 问耳朵

中耳炎就是中耳发炎，也就是中耳鼓室黏膜的炎症，好发于小儿。中医称为"耳脓""耳疳"，认为与肝胆湿热火邪有关。西医将其分为非化脓性及化脓性两大类。

小儿是各型中耳炎的好发人群，由于小儿难以描述耳痛、耳闷或听力下降等表现，临床上常易漏诊和误诊，家属也容易忽视，所以发生中耳炎往往很晚才被家长发现，造成痛苦，因此应重视对小儿中耳炎的认识。

宝宝妈：

什么是急性中耳炎？

侯大夫：

急性中耳炎是小儿的常见病，常常是上呼吸道感染的并发症之一，中耳炎黏膜由于炎症的侵袭，出现耳朵红、肿、热、痛一系列炎症的改变，最常见症状有间断的一侧或双侧耳痛。

由于多数宝宝对疼痛的耐受较差，对于耳痛的反应是比较剧烈的，加之由于疼痛的袭扰，常常导致宝宝难以入睡、情绪烦躁、激动。剧烈的哭闹给家长造成的心理冲击是很大的，导致多数家长会以宝宝哭闹的剧烈程度去判断病情，这样的判断其实并不客观。年龄大些的宝宝能够描述更多的不适感，比如耳朵堵闷，听声音很奇怪（有些觉得声音很遥远，有些干脆是觉得听不清），严重者耳道内会流脓等。

宝宝妈：

宝宝为什么会得中耳炎？

侯大夫：

首先，我们说说中耳是什么，我们常说的耳朵，指的是外耳郭，耳朵眼说的是外耳道，耳膜就是医学中说的鼓膜，这个鼓膜是分隔外耳和中耳的一道"门"，既然有外耳和中耳，自然还有内耳，内耳比较深、功能复杂，我们不多讲。

因此所谓中耳就是外耳和内耳之间的一个含气的空腔，位于颅骨内。这个空腔不是完全密封的，通过一根很细小的管道（咽鼓管）与鼻腔后端相连通，正常情况下这是中耳腔与外界联系的唯一通道。当呼吸道感染时，呼吸道黏膜广泛发炎，鼻腔和咽部的炎症直接导致咽鼓管周围的环境变"脏"，病菌有机会通过咽鼓管进入到中耳腔，引发中耳炎。

宝宝妈：

为什么小宝宝更容易患中耳炎？

侯大夫：

小宝宝的耳咽管不仅无法有效开关，而且又短又宽，其位置几乎与鼻腔平行，这使得鼻子分泌的黏液能更容易地滑向耳朵，所以当宝宝感冒流涕时，病毒和细菌很容易从喉咙、鼻腔顺耳咽管直上，进入耳朵，引发中耳炎。随着宝宝年龄增长，耳咽管会逐渐发育完善，宝宝患中耳炎的概率就会大大降低。

宝宝妈：

我家宝宝为什么会出现中耳炎呢？

侯大夫：

中耳炎最常见的病因就是呼吸道及鼻咽部疾病，比如：

·感冒、鼻炎、咽炎等：因为中耳与鼻、咽管相通，当鼻咽部存在大量细菌的时候，这些病原体就很容易进入耳部。

·婴儿喂奶不当：如婴儿平躺着喝水、喝奶，水或奶会向鼻咽方向流入，有导致中耳炎的危险。所以，宝宝喝奶或其他饮料时，要将他的头抬高一些，并随时给他擦掉流出来的水或奶。

·外耳蔓延：给小儿掏挖耳朵，不小心损伤了外耳道黏膜或鼓膜导致了感染，也有可能蔓延到中耳发生炎症。

·疲劳：睡眠不足或体力消耗过大，是免疫力下降的主要原因。生活有规律、饮食营养均衡再加上适量运动对于保持健康是非常重要的。

·治疗中断：通常急性中耳炎在吃了几天药后症状就会得到缓解甚至消失，这时不要根据自己的判断就认为宝宝已经好了，停止吃药和治疗。中途停止治疗是急性中耳炎长期不愈甚至转为慢性的原因之一。

宝宝妈：

洗澡、游泳会得中耳炎吗？

侯大夫：

很多人担心，洗澡、游泳进水会不会引起中耳炎呢？当然不会，除非患者的"耳膜"不完整，有穿孔，外界的脏水顺着穿孔直接进入中耳，才会因为进水引发中耳炎，这种情况在小儿是十分少见的。

宝宝妈：

宝宝不太会描述自己的不适，中耳炎有哪些症状呢？

侯大夫：

疼痛是主要表现，有发热、耳朵痛、流浓鼻涕、呕吐等。常常伴有哭闹不安、发热、拒乳，伴鼓膜穿孔会有脓性分泌物自外耳流出。不会说话的宝宝可能会有这些表现：发热时不停啼哭，还用手抓耳朵；来回摇头，在枕头或妈妈怀里摩擦耳朵；烦躁、不肯吃奶；半夜突然哭闹不休。

宝宝妈：

如何判断宝宝是不是中耳炎呢？

侯大夫：

可以将宝宝的耳朵轻轻往上提，如果宝宝表现出很痛苦、尖叫，多半是中耳炎，需去医院诊断。如果宝宝没有特别反应，通常就是一般耳朵不舒服，可继续观察。

宝宝妈：

中耳炎需不需要全身使用抗生素？

侯大夫：

要根据整体和局部病变的严重程度和是否存在细菌感染去判断，没有绝对的要求。尤其对于反复中耳炎的宝宝应该从整体出发，调节宝宝机体抵抗力，预防感冒，而不是盲目地使用抗生素。

宝宝妈：

中耳炎需不需要往耳朵里滴药？

侯大夫：

具体要看鼓膜有没有穿孔，有穿孔、有流脓，滴耳药物进入中耳腔的孔洞。但是如果鼓膜是完整的，滴耳药仅能停留在耳道内，不能进入中耳腔发挥抗炎作用，因此鼓膜完整的中耳炎并不是一定要使用滴耳剂的，有很多家长还常常因为医生没有开滴耳液而心生不快，殊不知这是有道理的。

宝宝妈：

我们如何预防宝宝得中耳炎呢？

侯大夫：

增强身体的抵抗力：注意休息，保证睡眠时间和睡眠质量，坚持锻炼身体。

防治呼吸道感染：预防感冒是预防中耳炎的基础，若不慎感冒，应及时治疗。在感冒期间鼻腔内的分泌物会增多，此时不可用手捏紧鼻孔擤鼻涕，因为这样可增加鼻和咽部的压力，使鼻涕和细菌通过耳咽管进入中耳，感染中耳炎。

注意耳部卫生和保持耳部干燥：游泳时选择干净的游泳池，不要在肮脏的水域游泳。若不慎将水流进耳朵里，应及时吹干耳朵，将外耳向上及向外拉，使耳道伸直。

鼻腔、鼻咽部疾病要及时、适当地处理：小儿肥大的腺样体，要及早医治。要多注意口腔、鼻腔的清洁卫生，以防止中耳炎。

合理饮食：饮食要清淡、容易消化、营养丰富，要多吃新鲜蔬菜和水果，不要吃辛辣刺激的食物，比如酒、葱、蒜等，以防热毒内攻。

避免婴幼儿呛咳：给孩子喂奶时避免过急或奶嘴上的孔较大，宝宝来不及吞咽而引起呛咳，使乳汁通过咽鼓管上行引起中耳感染。

避免耳外伤：给孩子挖耳朵时，动作要轻柔，避免损伤耳内的皮肤黏膜而引起感染。

宝宝妈：

感冒后患了中耳炎，该怎么护理呢？

侯大夫：

积极治疗感冒鼻涕症状，学会正确的擤鼻涕方法，不要两个鼻孔同时用力擤鼻涕，预防耳朵的感染。鼻子通了，咽鼓管才通；咽鼓管通了，中耳腔才能正常引流，才能把发炎导致的中耳腔里产生的"脏东西"通过咽鼓管排出去。

宝宝妈：

中耳炎的预后怎么样呢？

侯大夫：

一般急性中耳炎多能自行好转，不留后遗症；慢性中耳炎根据不同类型需手术治疗以提高听力，清除病变；分泌性中耳炎经保守治疗好转后有复发可能，反复发作或长期不愈者需手术鼓膜置管，置管半年以上去管，遗留穿孔多能自行愈合，在极少部分儿童中需要反复置管或穿孔不愈需行鼓膜修补。

2.7.4 问舌

舌是口腔内最灵活的器官，很多疾病也可以通过舌头表现出来，舌苔是人体内脏器官的一面镜子，舌为心之苗，脾胃之外候，气血与五脏六腑的变化，都可从舌象反映出来，它就像身体健康状况的晴雨表。

如果仔细留意宝宝的舌苔，常会发现一些不同之处，而这些特殊的表现提示宝宝的身体健康，比如有的时候舌苔特别厚腻，有的发黄，有的甚至剥落。事实上，舌苔变化暗示机体状态，能够反映疾病。

孩子的身体变化，都会反应在舌头的细节变化之中，了解基本的舌诊知识，就可以随时了解孩子的身体状况，进行饮食调理，帮助孩子将疾病小火苗扼杀在初期。

宝宝妈：

脾胃功能和舌苔有什么关系呢？

侯大夫：

中医讲，脾主运化，胃主受纳。运化相当于西医上说的消化，所以盛食物靠胃，消化吸收靠脾。脾脏把消化后的营养物质输送到全身各处，保证各个脏腑的功能正常运转。脾主升清，胃主降浊。脾把水谷精微上升输送到心肺头目，然后滋养全身。胃气下降，把初步消化的食物继续推进下行。脾胃的升降纳运，胃气熏蒸于上，则表现为舌苔，脾胃功能正常，故舌苔正常。

宝宝妈：

宝宝舌头有裂纹，是怎么回事呢？

侯大夫：

还有的人舌面上出现许多"裂纹"，多数无舌苔，称"裂纹舌"。如无不适感，亦属生理性的，不需治疗。如在重病后出现裂纹舌，舌红无苔，且有不适感，亦属阴虚，需配合药物调理。

宝宝妈：

宝宝有点胖，会不会导致舌头也胖呢？舌边还有齿印，这提示什么意义呢？

侯大夫：

有的宝宝比较肥，舌体也胖大，舌边有齿印，舌苔薄白，则属湿气盛。中医理论认为"胖人多痰湿"，胖人的脾胃运化功能相对不足，食物的消化吸收易出现障碍。这类体质的宝宝要少吃肉，少吃水果，少吃生冷之品，加大运动量。

宝宝妈：

宝宝几天没有大便，出现了舌红、苔厚腻，怎么回事呢？

侯大夫：

孩子几天不解大便，口臭、舌苔厚、舌边尖红、小便赤黄，这属于胃火盛。胃中火热内盛，浊气上逆、熏蒸口舌，故出现口臭、舌苔发黄、热伤津液、肠道失润，故出现大便干结。此时可清热消积，积极预防病前状态。在饮食上需忌食辛辣热性食物。

宝宝妈：

舌苔黄腻又预示着什么呢？

侯大夫：

要知道，舌苔不会无缘无故地出现黄腻之态，这意味着宝宝的身体健康已经亮起了"红灯"。稍不注意就容易出现疾病了，应该及时干预。提示脾胃湿热或肠胃积滞，伴有口渴、烦躁、大便干结、小便黄少等症状。俗话说"鱼生火，肉生痰，青菜豆腐保平安"，所以当宝宝出现黄苔时，家长一定要注意给宝宝清淡饮食，以防助热化火。

饮食注意：首先应该选择清淡饮食，其次可以选择清热利湿的食物，比如萝卜、冬瓜、藕、薏苡仁等。如果与喂养过多、饮食积滞有关，还要注意饮食节制，尤其是晚餐不要吃得太多，并吃一些保和丸、化积口服液等帮助消化的药物；萝卜煮水也有很好的效果。

宝宝妈：

宝宝有一段时间会出现一片舌苔脱落，这是为什么呢？

侯大夫：

有的宝宝舌面上的舌苔有不规则的一块块地图样改变，有的地方有薄苔，有的地方光滑无苔，这叫地图舌。此类舌象者如无任何不适感觉，多属生理性改变，不需治疗。

如果宝宝最近经常生病，以前从未见过这样的舌象，出现地图舌则多属脾胃失常的表现。宜选用银耳、山药、百合等有养阴生津之品，同时少吃羊肉、蒜、洋葱等辛温之物。

此外，舌苔剥脱，时轻时重，又常见于过敏体质的孩子。此类宝宝常有食物或药物的过敏史，婴幼儿时期皮肤湿疹较重，平时易出现喷嚏、眼或鼻发痒不适等症状。

宝宝妈：

那么，脾胃气虚的时候孩子会出现什么症状呢？

侯大夫：

由于脾气虚导致脾脏运化较差，脾不能把营养物质输送到全身，所以吃饭容易积滞，这时候孩子就会不爱吃饭、饭量小，大便干或稀。脾胃气虚的时候，脾的升清功能和胃的降浊功能都变差了，这时候就容易清浊相干，孩子就会肚子胀。清和浊一起往下走，孩子就会大便不成形。脾胃气虚以后，身体各个脏器不能得到充足的营养，这时候孩子就会浑身没劲，脸色发黄、不红润、没光泽。很多毛病就找上门了，最容易感染呼吸道疾病。

宝宝妈：

舌质淡白提示什么意义呢？

侯大夫：

提示身体偏寒或者血虚。如果舌质颜色偏淡，说明患有寒证，或者偏于血虚，也见于感冒早期等。这样的孩子一般脾胃功能较差，消化吸收能力不足，要避免暴饮暴食，选择容易消化的食物。

饮食注意：多吃小米、山药、绿叶蔬菜等，不要逼迫孩子勉强进食，要少吃性质寒凉的食物，特别要禁食冷饮，防止对脾胃的损伤。

宝宝妈：

舌质偏红提示什么意义呢？

侯大夫：

舌质偏红说明孩子体质偏热或者将要发生热证。细心的家长知道，孩子在暴饮暴食或者大量吃肉类食物之后，容易出现舌质、口唇偏红，情绪急躁、睡眠不安稳等现象，如果不及时加以处理，几天之后会出现感冒发热、上呼吸道感染、扁桃体发炎等疾病。

饮食注意：日常饮食要避免高营养、高热量的食物，特别是肉类、煎炸烧烤类食物，大多是热性的，很容易助热，尽量不吃。可以适当吃一些萝卜、冬瓜、芹菜、绿豆芽、梨等。

宝宝妈：

舌苔白厚腻提示什么呢？

侯大夫：

舌苔变厚是脾胃有湿，一般与消化功能失调有关。若孩子出现白厚黏腻的舌苔，多是平时吃了过多的寒凉甜腻的食物，身体内寒湿积聚引起的。还有一部分孩子舌苔并不厚，但是舌头上面水汪汪，口水很多，或者舌面上有白色的黏涎，都是体内湿气偏重的表现。这种孩子如果再感受风寒，最容易成为胃肠型感冒，出现食欲减退、恶心呕吐、腹胀腹泻等。

饮食注意：平时可以吃一些温胃健脾、散寒化湿的食物，比如山药、白扁豆、马铃薯、藿香、香菜、牛肚等。

宝宝妈：

宝宝口腔里一块白片、一块白片的，是不是鹅口疮呢？

侯大夫：

鹅口疮又称雪口病，是白色念珠菌感染引起的，多见于小宝宝，尤其是新生儿，营养不良、腹泻、长期使用广谱抗生素或激素的宝宝也容易发生。妈妈带菌的产道、消毒不彻底的奶瓶或奶嘴、被污染的日常用品（如衣服、尿布、玩具等）都可能让宝宝感染白色念珠菌。出牙阶段的宝宝因为牙龈不适会经常吃手、咬东西，这也是感染的常见原因。

宝宝妈：

怎样区分奶渍残留和鹅口疮？

侯大夫：

鹅口疮会长在舌头、牙龈、软腭等各处，基本是除了牙齿之外的一切地方，形状很像一块块补丁。如果用棉签擦拭，很容易就能擦下去的就是奶块；相反怎么蹭都很难蹭掉，若强行擦去白色斑膜，缺失的地方呈现红色创面，甚至轻微出血的，就是鹅口疮。

宝宝妈：

鹅口疮需要如何治疗？

侯大夫：

一般情况下，鹅口疮不会对宝宝造成什么伤害，大多数宝宝吃奶进食都比较正常，是无须治疗的。随着宝宝消化系统菌群的逐渐成熟，鹅口疮会自行消失。如果鹅口疮面积较大，制霉菌素是治疗鹅口疮的良药，将 1 片制霉菌素片溶于 10 毫升白开水中，或将药片研成粉末与适量鱼肝油调匀，涂擦宝宝的鹅口疮，每 4 小时涂 1 次，2 ~ 3 天后就可痊愈。

除了治疗，还要做好宝宝的个人卫生，各种用具要保持清洁，特别是奶瓶、奶嘴要清洗和煮沸消毒。喂奶前妈妈要洗净双手、清洁乳头。

宝宝妈：

怎么防止鹅口疮反复呢？

侯大夫：

鹅口疮最闹心的地方就是反反复复，难以根除！超级顽固！

·对于患过鹅口疮的宝宝：每次进食完毕再喂点水，可以冲去大部分的食物残留。对宝宝使用的玩具、餐具进行彻底消毒并定期消毒，建议高温蒸煮而非使用消毒剂。

·对于被传染过的宝妈：把穿过的所有文胸都用沸水消毒。哺乳前后都要做好乳头的清洁工作，平时注意个人清洁。

宝宝妈：

什么是口疮呢？

侯大夫：

口疮也就是口腔溃疡，好发于舌、唇、颊黏膜，可以只发生一个，也可以同时出现多个。溃疡表面为圆形小凹陷，有一层淡黄色的伪膜，周边充血发红。

宝宝妈：

宝宝得口疮有什么表现？得了口疮该怎么治疗呢？

侯大夫：

溃疡面有比较剧烈的烧灼痛，在进食碰触或刺激时更明显，让宝宝不敢进食，虽然看起来饿，但一吃东西就哭闹。一般 1 ~ 2 周可以自行愈合，溃疡局部可使用冰硼散、锡类散等缓解疼痛，促进口腔黏膜修复。生活调理也很重要，做到膳食均衡、清淡饮食，保持良好作息习惯，放松心情，注意口腔卫生等，也是防止病情反复的有效方法。

宝宝妈：

为什么咬烂嘴了，就会出现溃疡呢？

侯大夫：

这属于创伤性溃疡，与复发性口腔溃疡差不多，最常发生在颊黏膜或舌头上。由于吃饭时不小心被牙齿咬伤形成的居多，也可因为某些尖利的物体刺伤口腔黏膜所致，比如被鱼刺扎伤，通常是单个的溃疡。宝宝进食会疼痛，所以宝宝不愿吃东西。

宝宝妈：

什么是舌系带过短？

侯大夫：

舌系带过短，也称为"大舌头"。此类患儿舌不能外伸出口，或不能上卷，舌前伸时，前部呈"W"形。

宝宝妈：

舌系带矫治术是否越早越好？

侯大夫：

并非如此！大部分婴儿在刚出生时，舌系带附着位置会偏近舌腹前部。随着乳牙的萌出，附着部位还会逐渐向口底下移。所以，只要不影响吮吸功能，不必急于手术。

宝宝妈:

舌系带过短是否一定需要手术呢？手术后是否就不会有发音不清的问题？

侯大夫:

答案也是未必！语言学习受许多因素影响。比如听力、语言环境、智力、神经系统发育等。

舌系带只是其中一小部分。且每个人的适应能力不同，有人虽然舌系带很短，讲话并没有影响，也就不需要手术。

应注意的是，即便舌系带过短，对幼儿学习讲话的时间早晚是没有影响的。

目前我们比较统一的意见是，一般幼儿在1岁至1岁半左右开始讲话。观察至2岁左右，如果发现卷舌音发音的确困难，就可能要来医院检查一下是否需要手术。

2.7.5 问头面

从小儿头颅外形，可分析疾病发生发展及预后。根据小儿面部不同部位出现的各种色泽变化，可结合所属脏腑来推断病变的部位与性质。五色在面部不同部位出现，可结合五脏为诊查不同病症提供参考。凡精神振作，二目有神，表情活泼，面色红润，可知小儿气血调和、神气充沛，是健康或病情轻浅之象；若出现精神委顿，二目无神，面目晦暗，表情呆滞，则为体弱有病或病情较重之象。

宝宝妈:

侯大夫，我家宝宝脸色一直看着可黄，上面还有白色一坨一坨的，这是怎么回事啊？

侯大夫：

主要是脾胃消化功能不好，并不是皮肤病，长时间脾胃不和，气血差，就会导致小孩面黄肌瘦，包括出现面部白斑，经常吃垃圾食品，我称为"工厂化食品"，包括酸奶、饼干、冰淇淋等。体内储存垃圾过多不仅会出现白斑还会出现两腮的粟粒样皮疹，我经常会遇到有的家长说自家宝宝脸上摸着涩涩的。

宝宝妈：

宝宝感冒时候，脸上看着苍白，没一点血色，是贫血吗？

侯大夫：

感冒本身就会引起脸苍白，但很多家长都认为孩子脸白是贫血，频繁查血常规，如果是贫血，不光脸会白，他的牙龈、嘴唇也会。其实，有的小孩可能就是因为经常在屋里，不外出晒太阳，尤其是冬天会特别明显。

宝宝妈：

侯大夫，我们家孩子脸上会出那种小红疙瘩，他还老挠，一直是反反复复不会好。

侯大夫：

这个可能是面部湿疹，脸上起小红疙瘩，很快变成小水疱，疱破后会烂，有黄色的液体渗出。老是反反复复说明他的免疫系统功能不好，可能有一段时间，免疫力好了，湿疹就下去了；一生病，免疫力下降了，立马湿疹就起来了。最主要的还是要恢复他的免疫功能，平时要多锻炼身体，比如去报个游泳班，去参加室外活动，这些都对提高免疫力有帮助。

　　侯大夫，他本来咳嗽吃着药呢，第二天发现他脸上有出血点，也不知道怎么回事？

侯大夫：

　　剧烈咳嗽、剧烈呕吐，腹压增高就会导致面部出血点，或巩膜下出血点。轻微的出血点不要太在意，关键是治疗好咳嗽，减轻突然的压力升高。

宝宝妈：

　　侯大夫，小孩有时候嘴唇红是因为上火了吗？

侯大夫：

　　嘴唇红可能是因为外感热证或者是脾胃有积热，要警惕可能会生病，平时应少吃鱼、肉、蛋等易生热的食物，可用山药熬粥，煮粥时，可少量加小苏打以助消化，必要时可口服化积口服液、保和丸、健儿清解液等帮助消食清热。

宝宝妈：

　　他前几天嘴唇干裂，老是舔嘴唇，舌头上一排排米粒状的红色突起，这是什么呢？

侯大夫：

　　这是唇炎，如果出现症状不建议用药，注意多喝水，吃点水果，饮食应注意忌煎炸、辛辣、海鲜类以及刺激性食物。另外，如果还有杨梅舌，也就是舌头起粗大红刺，常见于猩红热、川崎病。

我们家小孩出生那时候头发可黄，看着可稀，现在长长你看这头发看着毛毛糙糙的，头发好多穗，这是怎么回事啊？

侯大夫：

小孩子刚出生时的头发可好可坏，大部分后来都会慢慢好转，你家孩子的头发这样跟他长期胃肠消化不好有关，包括一些长白头发的小孩，排除遗传因素后，平时都要注意合理饮食，不能挑食，要做到均衡营养，调理好胃肠功能，促进营养物质吸收、利用等。

宝宝妈：

侯大夫，小孩生下来的时候头上胎脂厚怎么办？

侯大夫：

胎脂可以起到保护小孩皮肤的作用，同时，可以维持体温恒定。胎脂比较薄的可以不用管；如果特别厚的话，可以用植物油浸润之后，用棉签轻轻擦去。切勿用力过大，以免引起头皮破损继发感染。胎脂过厚，对小孩的湿疹恢复也是一个不利因素。另外，即使有胎脂，也可以正常洗头、洗澡。

宝宝妈：

侯大夫，宝宝的囟门一般什么时候闭合呢？

侯大夫：

小孩囟门有前囟后囟之分，一般前囟在小孩出生后 12 ～ 18 个月闭合。后囟有部分小孩出生时候就已经闭合，未闭合的正常情况下出生后 2 ～ 4 个月内就会闭合。咱们临床上常见的，囟门早闭并且头围比正常小的我们称为头小畸形；囟门迟闭及头围大于正常者，比较常见于解颅，也就是我们常说的脑积水，以及佝偻病。如果小孩出现囟门凹陷则说明阴伤耗竭太过，囟门突出常见于脑炎、脑膜炎等。

> **宝宝妈：**
>
> 那刚出生的小孩子应该怎么保持头型？

侯大夫：

新生儿睡眠时间较长，如果睡眠时经常保持同一个睡卧姿势，小儿头型极易变得不漂亮。1岁以内的婴儿如果长时间采取仰卧睡姿，会使枕骨平塌，变成扁头。俯卧式睡姿有发生窒息的危险。当婴儿吃完奶后，总习惯于往右侧睡，这样即使小儿有溢奶发生，一般也不会引起窒息，这是一种较好的睡姿。但是，1岁以内的婴儿，由于头颅骨缝还没有完全吻合，长时间将头偏向一边，容易发生脸部两侧不对称，也有造成斜视的可能。所以，新生儿睡觉时，父母要注意让其仰卧、俯卧、侧卧三种姿势经常更换，这种办法才是正确的。还有就是枕头问题，可以用荞麦皮的枕头，不要放得太多，要宽松些。这种枕头可以随着孩子的头型变化而改变形状，不会把小孩没有成型的脑袋睡扁。睡的时候把枕头的中间扒个和孩子脑袋大小的坑，使枕头的高矮得到调整。

> **宝宝妈：**
>
> 侯大夫，小孩洗头、理发老哭怎么办？

侯大夫：

小孩子从小就要养成一个勤洗头的习惯，他习惯了，就不会那么排斥了。尤其夏天天热，头上一出汗，不及时清洗，容易发展为湿疹、疖肿等。刚出生没多久的孩子理发的时候，可以抱着孩子，父母一定要逗孩子分散注意力，不要任由他哭。没事的时候，带着他多去理发店转转，让他适应理发器的声音，摆脱对理发的恐惧。头发长得快的男孩也要注意勤理发，不要把头发留得太长。

宝宝妈：

那小女孩想留长头发，需要注意什么？

侯大夫：

女孩头发过长，乘坐电动车、摩托车、户外游乐设施时要将头发挽起来，当心头发绞进齿轮里。记者曾采访过一个案例，一名女孩长发披肩，坐男朋友的摩托车，想体验摩托风驰电掣、长发随风飘逸的感觉，结果长发没飘起来便绞进车轮，女孩整个头皮被扯下。所以，骑电动车带孩子，如果孩子小，最好让孩子坐在前面，家长能有一个防护。

宝宝妈：

那染发、烫发对孩子有危害吗？

侯大夫：

肯定是有危害的，染发剂里含有的化学成分对人体是有伤害的，所以我坚决反对家长给孩子染发。小孩头皮娇嫩，烫发易弄破头皮，引起细菌感染。有的家长给孩子染一头黄头发，还烫可多卷，这样不仅看起来不健康，也对孩子的身体不好。

宝宝妈：

小孩头上长湿疹怎么办？

侯大夫：

湿疹的根源是胃肠道系统的不完善，治疗的根本是完善孩子的胃肠道系统。因此，平时可以吃一些乳酶生、复合维生素 B 等改善宝宝的胃肠道系统，等孩子胃肠道系统趋于完善，湿疹当会有所好转。头部经常出汗，易致湿疹反复难愈。注意保持头部皮肤清洁干爽。

宝宝妈：

小孩前几天从床上摔下来了，头部着地，额头上也肿了一块，现在还是乌青，需要拍 CT 吗？

侯大夫：

外力不强的情况下，即使他出现肿胀也不会引起颅内出血，不放心可以去医院看看。摔伤后需要观察精神状态，一旦出现精神差、呕吐等症状，要及时就医，必要时要拍 CT。

宝宝妈：

他有时候会喊着头痛，还觉得晕，也不知道真假？

侯大夫：

现在有的小孩，不想去学校了，可能会装病。你给他找点他感兴趣的事做，比如看个动画片，讲个小故事给他听，玩个他喜欢的玩具等，如果他立马症状缓解了，那说明他就是装的。如果真的头痛，对再有意思的事，他也不会有兴趣。头晕的话，你要注意他的肢体协调性，比如站不稳、走路时候会不会摇晃等。如果出现不协调，应该及时就医。

宝宝妈：

小孩头上头皮屑可多，这是怎么回事啊？

侯大夫：

头屑多，可能是头部湿疹引起的，也有可能是真菌感染引起的，我觉得小孩子还是油腻、煎炸食物吃得太多了，内热大。

宝宝妈：

孩子还会抓他自己的头发，怎么回事？

侯大夫：

抓头发可能是因为头痒，或者有的小孩有嗜异症，我见过一个小孩把他脑门的头发拽拽往嘴里塞。出现这种情况注意不要打骂孩子，给他勤洗洗头，抓头发时候，多运动转移注意力。

2.7.6 问皮肤

正常的小儿皮肤是光滑柔软有弹性的，但有些孩子的皮肤确实粗糙干燥，动不动就让大人抚摸皮肤、挠痒痒，孩子出现这种情况，就是出现皮肤疾病了。当然，这是最容易被忽略的皮肤疾病。有一些皮肤疾病被人熟知，比如小儿湿疹、荨麻疹、丘疹样荨麻疹等。还有一种是孩子皮肤的高敏反应，这种情况的孩子，蚊虫叮咬一下皮肤就肿个大包，好多天下不去，或是回趟老家，皮肤就反复出疹子。孩子的这些皮肤疾病容易反复，让我们一起认识并学习应对这些问题。

宝宝妈：

什么是小儿湿疹呢？

侯大夫：

湿疹是小儿常见的一种过敏性皮肤疾病，好发于 2 个月至 3 岁的婴幼儿，大多在 2～6 个月开始发病，主要表现为皮肤散在或群集的红色斑丘疹、丘疱疹，部分湿疹会出现糜烂、渗出等症状，瘙痒明显，可在面部、发际、耳后、眉毛、下颌颈部、手背，甚至全身出现，而且还容易反复发作。现代医学认为湿疹属于过敏性疾病，与免疫功能紊乱有关。

宝宝妈：

湿疹宝宝能不能洗澡？

侯大夫：

得了湿疹，还要按时给宝宝洗澡，有些老人会说，有湿疹别给宝宝洗澡。其实湿疹除表面溃破者外，一般不影响洗澡，还是要保持孩子皮肤的清洁。长期不洗澡，细菌、汗渍、污物等反而刺激皮肤，加重湿疹，要用温水和不含碱性的沐浴剂来洗澡，沐浴剂必须冲洗干净。

宝宝妈：

湿疹的宝宝怎么穿衣？

侯大夫：

衣被一定不能过厚，这点真是太重要了！可能有的孩子，穿厚了没事，不是每个孩子穿厚了都有湿疹，而是有湿疹的孩子，穿厚了肯定会更严重。尤其是晚上睡觉时，孩子再一哭闹，身上一热更难受。湿疹可是奇痒难忍啊，宝宝小不会表达，基本就只会哭。

很多家长可能都会发现，只要不穿那么多，湿疹就会轻很多。所以，衣服应宽松，棉织品最合适，家长不要让孩子穿易刺激皮肤的衣服，比如羊毛、丝、尼龙、化纤类的衣服，要穿柔软的棉制品。衣被不宜过厚，要给孩子修短指甲，避免孩子抓伤皮肤。较重的湿疹患儿患病期间不宜预防接种，以免加重病情。宝宝的衣服和尿布、枕巾要勤洗、勤换，洗涤剂必须彻底冲洗干净。

宝宝妈：
饮食需要注意什么呢？

侯大夫：

不要过多限制孩子的饮食。很多人认为，湿疹和过敏有关，那么是不是有些容易过敏的东西，不给宝宝吃就行了？除非是明确的某种食物过敏，与湿疹的相关性特别明显，否则不建议规避该食物，一般不宜限制孩子的饮食。

即使是一些有轻微过敏反应的食物也要间断地让孩子食用，这是有意识地刺激孩子的免疫系统，也是一种简单的脱敏方法。不要矫枉过正，过多限制孩子的饮食，造成孩子营养的不均衡。（参考"问过敏"）

如果孩子对某种奶粉过敏，可试着改用其他配方奶粉，喝牛奶的话，可以多煮一会儿。少加糖，或奶中加1/3量的米汤，也可喝点薏苡仁粥。

宝宝妈：
湿疹的宝宝怎么治疗呢？

侯大夫：

不要乱用药，婴儿皮肤薄嫩，用药不当往往加重病情，切不可滥用抗生素，不要随便使用单方、偏方。对于是否用激素类药物，在湿疹很严重的时候，也要用激素药，但是不能形成依赖。

湿疹反复出现，和孩子的体质有关，中医认为小儿湿疹虽形现于外而多责之于内，孩子内热过大往往是导致湿疹反复发作的重要原因，也就是说体内"垃坂"太多，使孩子免疫功能紊乱，内服"消食、清热、利尿"的药物有利于减少湿疹的发作。

治疗期间消化不良、肠胃功能紊乱、大便干结，也是湿疹反复发作的重要原因，所以不要让孩子吃零食，应多吃蔬菜、水果及粗纤维食物。不要让孩子吃过多的膨化食品，避免煎炸食物，让孩子多吃天然食物，两餐之间不要吃零食，使肠胃功能保持"有工作、有休息"，减少体内"垃圾"蓄积。

宝宝妈：

如何使用湿疹的外用药？

侯大夫：

不是严重的湿疹，不鼓励用激素类药物。宝宝患湿疹时可能会奇痒难忍、夜不成眠、烦躁不安，必要时可在指导下使用消炎、止痛、脱敏药物，切勿乱用激素类药物。渗出性湿疹不宜外涂油膏制剂，也不宜用非治疗性干粉物，如痱子粉等。对于严重湿疹，如表皮渗出、溃烂者，可用些具有清热燥湿作用的中药外涂有较好的效果，比如苍术 20 克、黄连 15 克、百部 20 克，加少许清水煎熬 10 分钟后外涂，每天 3～5 次，先用生理盐水清洗局部皮肤再涂，不要包扎，要局部透气。中药需一直泡在药液内不要取出，每天将上述药物煎熬一次，以免药液变质，这样一剂药可用 5～7 天。如果患处特别痒，可用浓盐水局部清洗，可起到杀菌止痒的作用。

宝宝妈：

湿疹的宝宝怎么护理呢？

侯大夫：

湿疹已经结痂的宝宝，可以用植物油（橄榄油）擦拭，使痂皮逐渐软化。另外，记得避免暴晒，猛烈的阳光会加重宝宝的湿疹。

孩子所处环境要保持清洁、干燥，室温也不要太高。减少环境中的过敏原，比如屋尘、螨、毛、人造纤维、真菌（地毯、宠物）。还有，剪短宝宝指甲，防止抓破伤口。湿疹奇痒，孩子有时会把脸放在枕头或盖被上摩擦，或者用小手摩擦，所以宝宝的指甲要剪短，以防抓伤，引起皮肤破溃发炎。

宝宝妈：

小儿痱子与湿疹有何区别？

侯大夫：

二者常见于小儿皮肤病，经常难以区分。痱子一般多在较热环境下迅速起疹，在凉爽环境下自行消退，多见于夏季。可发于颈部、胸背、肘窝、腘窝等部位，症状多为发白、小尖、密集成片，多由于汗出，汗液排除不畅，潴留于皮肤内引起的汗腺周围发炎。中医认为其病机在于湿与热，夏季暑热湿邪当令，小儿腠理娇嫩，汗出不畅，玄府不通，毛孔闭郁，湿与热相搏，营卫不调，遂致此病。

而小儿湿疹是由于小儿对某些物质，比如奶类、鸡蛋、鱼虾等敏感性比正常高，有时吸入粉尘、花粉也会引起，母乳喂养的孩子如果母亲进食这些容易过敏的食物，通过乳汁诱发患儿湿疹，其在一年四季均可发生，一般刚出生后几周的孩子容易引起，多发于面颊部、前额、眉弓、耳后，开始时皮肤发红，上面针头大小的红色丘疹，剧烈瘙痒，反复发作，易演变成慢性。

宝宝妈：

什么是荨麻疹？宝宝为什么会患荨麻疹？

侯大夫：

荨麻疹中医名为"风团"。

普通型荨麻疹：为皮肤出现瘙痒症状和鲜红色、苍白色、皮肤色风团。

丘疹样荨麻疹：皮肤出现圆形或椭圆形高出皮肤的斑疹。与普通荨麻疹相比，丘疹样荨麻疹更加奇痒难耐，斑疹出现成对分布，斑疹消失处出现色素沉淀，持续很长一段时间。

小儿荨麻疹发病原因：小儿脏腑娇嫩，形气未充，五脏六腑和外周免疫系统发育不成熟、不完善，因此不耐病邪和药物克伐，易受外界因素影响，引发疾病。

宝宝妈：

宝宝的荨麻疹应该怎么处理呢？

侯大夫：

防治小儿皮肤病，攘外必先安内。内热导致皮肤病，要解决这个问题就要从小儿体内垃圾谈起了。从西医讲，比如小儿湿疹、荨麻疹等疾病都与人体免疫功能紊乱有关，也就是说这些皮肤疾病是因为过敏所造成的，这就是为什么使用抗过敏药物有效的原因。

对于孩子来说，这种免疫功能紊乱现象属中医的"内热"，也就是说这种内热导致孩子的免疫功能紊乱，从而出现了皮肤的高敏状态，而这种内热对人体来讲是一种不正常状态，是人体所不需要的，我们称为体内"垃圾"，正是这些垃圾造成孩子皮肤粗糙、瘙痒、湿疹、荨麻疹反复发作。小儿的皮肤疾病用过敏类药物均把注意力集中在了皮肤上，而没有考虑到体内发生情况了才一再导致孩子过敏。中医认为，许多疾病是因为内在的原因导致症状显于外表，即所谓的形显于外，而责之于内。

如果想要孩子的皮肤疾病不再反复，就需要清除体内积存的过多的垃圾——内热，否则抗过敏只是治标不治本的方法。

怎样避免孩子体内产生这些垃圾？有了垃圾又怎么清除呢？

侯大夫：

孩子内热有内外两方面的原因。内因是因为孩子在生长发育过程中，代谢旺盛，本身内热就会很大，这就是为什么让孩子多喝水的原因，多喝水就是为了更多地排除体内垃圾；外因是因为孩子过食高蛋白、高脂肪的食物，比如膨化食品、煎炸类食物、饮料、山楂制品、过量的奶制品等，而粗纤维的粮谷类食物和蔬菜水果太少。要清除体内垃圾，首先是避免上述情况。

宝宝妈：

我们怎么识别孩子的内热太大呢？

侯大夫：

除了上述讲的那些皮肤病反复发作外，孩子手足心热、蜕皮、口唇红、尿黄尿少、大便干结、眼屎多等现象，都是孩子内热太大的信号。当孩子出现这种现象，家长除了注意上述饮食方面的问题外，还可以口服些简单的非处方类中成药，必要时请医生依据实际情况处方开药。

宝宝妈：

可以介绍一些调理内热的方法吗？

侯大夫：

· 白茅根 30 克或鲜白茅根 60 克，煎服。

· 上述药加蝉蜕 6 克，每天 1 次或隔日服。

· 大便干时，上述药加番泻叶 0.5 ~ 1 克泡水服。

· 化积口服液、王氏保赤丸、肥儿丸。

治疗原则应是健脾消食清热，不能单清热，比如单纯服用板蓝根颗粒、牛黄解毒片等。

宝宝妈：

孩子屁股红，这也是病吗？

侯大夫：

"红臀"，俗称"红屁股"，亦称尿布疹，是婴幼儿中常见的皮肤病，常发生在宝宝尿布覆盖的部位，如会阴、阴囊、大腿内侧、臀部等处。表现为皮肤发红，红色的斑点状疹子，破皮甚至溃烂流水。红臀开始时，仅在每侧臀部中心处发现两块"胭脂样红晕"；继而出现丘疹，徐徐发生糜烂、破损；严重时皮肤会发生糜烂、溃疡。

宝宝妈：

宝宝为什么会出现红屁股呢？

侯大夫：

其常见的发生原因有以下几个方面：

· 婴幼儿皮肤娇嫩，易过敏，易受刺激，易感染。

· 婴幼儿臀部在尿布包裹下，长期处于潮湿、不透气的状态下，再加上小儿血热之体，湿热之气交蒸，易形成湿疹、红臀。

· 小儿腹泻，大便次数增多，刺激小儿臀部皮肤。

· 在饮食方面，婴幼儿可因自己过食辛辣、油腻而上火，哺乳期的婴幼儿也会因母亲饮食不当而上火，进而导致湿热下注，引起红臀。

·蛲虫病患儿也会出现肛周红肿的表现，其特点是夜间瘙痒感增加，且较剧烈，要注意与红臀相鉴别。

宝宝妈：

如何治疗宝宝红屁股呢？

侯大夫：

红臀患儿因患部常潮湿不舒，故易啼哭吵闹，但一般无须服药，只做局部治疗，加强护理即可，但红臀也特别容易反复，所以家长在带领宝宝的时候要多观察，注意预防，出现红臀时，也不必过于紧张，可以自己给宝宝进行一些早期治疗，如氧化锌软膏、思密达等外涂患处，若没有效果或症状进一步加重，要及早到正规医院就诊。

宝宝妈：

如何预防宝宝发生红屁股呢？

侯大夫：

·尿布选择方面，要选用亲肤、透气、柔软的尿布，如果是自制尿布，要选用浅色的棉布，成品尿布也要尽量避免有颜色的，防止婴幼儿过敏。

·尿布要及时更换，避免大便、尿液对婴幼儿的长期刺激。湿尿布要及时清洗，不能直接晾干使用，清洗剂要选用刺激性小、易漂洗的。清洗后的尿布可定期沸水烫煮、阳光下暴晒。

·婴幼儿便后要用温水擦洗臀部及褶皱部位，并且要完全晾干后，才能包裹干净尿布，条件允许的情况下，可以使用电吹风，使用时注意温度和距离，避免小儿烫伤。晾干后也可以适量涂抹爽身粉、护臀膏等，以保持臀部干爽。

·要保证婴幼儿每天一定时间的臀部暴露，也可在阳光下暴露，不能全天包裹尿布。

·注意婴幼儿饮食，不可过多食用辛辣、油腻、热性的食物，哺乳期的母亲也要注意自己的饮食。

·若婴幼儿出现腹泻、大便次数增多时，家长要提高对其臀部的关注度，警惕红臀的发生。

宝宝妈：

可以推荐一些治疗红屁股的小妙招吗？

侯大夫：

早期治疗：可以选择一些清热解毒、燥湿止痒的药物。

·成药可选用炉甘石洗剂、湿润烧伤膏、鞣酸软膏等。

·复方百部煎：生百部15克、苍术15克、黄连15克，用水煎成浓汁，擦洗患部，可不过滤药渣，每次使用前加热，次数不限。

·艾叶小偏方：艾叶35克（以端午节前晾晒的艾叶效果为佳）放入大约1 500毫升水中，以大火煮开转小火10分钟左右，将艾叶捞出，待稍凉后，为小儿擦洗臀部，每日1～2次。

·中草药洗剂：苦参15克、百部15克、黄柏15克，用水煎汁，待稍凉后，擦洗患部，每日1～2次。

2.7.7 问牙齿

近来，越来越多宝爸宝妈关心孩子的口腔健康、宝宝牙齿保护的问题。刷牙洗脸，是我们每天都做的事。但是婴幼儿需要每天都刷牙吗？很多家长都觉得孩子还小，牙会换不用特意刷牙。其实这种想法是错误的，婴幼儿也需要进行口腔的清洁。

牙齿对我们来说非常重要，看看我们身边，很多小孩一口黑牙，跟小豆豆似的，说话漏风，家长没少担心，为什么宝宝的牙齿会变坏呢？

《慈幼新书》："齿龈，上属足阳明胃，下属手阳明大肠。而其为病也，责胃居多，但所伤有胃血胃气之异。"

宝宝妈：

儿童牙齿错颌畸形，什么时候矫正才好？

侯大夫：

三个矫牙的"黄金时期"：

乳牙期：矫牙可避免恒牙反"牙合"。乳牙期主要是指孩子 3 ～ 5 岁这一阶段。

替牙期：可矫治功能性错牙合畸形。女孩在 8 ～ 10 岁，男孩在 9 ～ 12 岁一般都属于替牙期。

恒牙早期：这一时期一般认为是矫正牙齿的最佳时期。女孩在 11 ～ 14 岁，男孩在 13 ～ 15 岁一般属于恒牙早期阶段。

宝宝妈：

什么情况下宝宝需要看牙医？

侯大夫：

· 龋病牙齿有蛀洞，易嵌塞食物，有时疼痛是龋病的临床表现，必须及早充填治疗。

· 乳牙早失儿童因龋坏或外伤乳牙早失，为了保持牙齿间隙，应该及早到医院做保持器，以免邻牙的位置变化受到影响。

· 牙髓病、根尖病牙有洞，有时疼痛，有时颜面部肿胀是其临床表现，必须及早采用根管治疗。

· 双层牙儿童乳牙尚未脱落，恒牙就已经出来了，这种情况，必须尽早拔出，以免造成恒牙畸形。

·多生牙表现为恒牙正常萌出，但间隙过大，有畸形牙萌出，必须及早拔出。

·个别牙反合常称之为"地包天"，及早矫治，以免颌骨的发育受到影响。

宝宝妈：

现在很多宝宝都有龋齿，怎么预防呢？

侯大夫：

预防龋齿从宝宝出生就要开始。龋齿问题，预防是关键，口腔清洁十分重要，而且在宝宝一出生就要开始了。

宝宝一般6个月长牙，长牙前，家长应该在喂奶后再喂点白开水，清除残留乳汁，并每天用纱布蘸温开水或淡盐水轻轻擦拭宝宝牙龈和口腔；出生6个月以后，家长可以用"手指套牙刷"，帮宝宝清理口腔，包括牙齿、舌头和齿缝等；1岁半后到3岁，宝宝乳牙基本长齐，家长要开始教他们饭后漱口，并教他们使用儿童牙刷，但不能用牙膏，可吞咽牙膏也不行；3岁以后，宝宝除了饭后漱口，可以使用儿童专业牙刷和含氟牙膏，每天早晚坚持刷牙3分钟。

宝宝妈：

小牙齿应该怎么刷呢？

侯大夫：

可以试试圆弧法。圆弧刷牙法的具体要领是——刷牙齿外侧面时，牙齿呈前牙上下相对的咬合状态；刷后牙时，将牙刷放到颊部，刷毛轻轻接触上颌最后磨牙的牙龈区，移动牙刷呈弧线转圈式运动。从上颌牙龈拖拉至下颌牙龈时，不要加压过大，防止损伤牙龈。

刷前牙时，做连续的圆弧形颤动；在刷牙齿内侧面时，上下牙齿需要分别清洁，张嘴后，从后向前进行转圈式移动牙刷头清洁牙齿内侧面。

宝宝妈：
如何区分乳牙和恒牙？

侯大夫：

首先，我们要分清楚乳牙和恒牙。人的一生中就只有两幅牙齿，乳牙和恒牙。小孩子 6 岁之前只有乳牙，没有恒牙的。乳牙一般半岁开始萌出，2 ~ 3 岁开始萌完，总共 20 颗乳牙。

简单来说，乳牙是第一批长出来的牙齿，最后都要脱落的。

恒牙是人的第二幅牙齿，掉了就很麻烦了，只能装"假的"了。有些家长认为：乳牙不保护好没关系啊，乳牙总是要脱落的，反正第二幅牙齿（恒牙）迟早要长出来的啊！这种想法是错误的。乳牙不保护好问题是相当的大，首先，乳牙全部换完要到 12 岁，12 岁之前是孩子生长发育非常关键的时期，牙齿不好对吃东西影响很大，会影响到孩子的生长发育。所以乳牙有问题了一定要尽早治疗。

宝宝妈：
什么叫乳牙早失？

侯大夫：

乳恒牙的替换遵循一定的时间和规律，有些乳牙由于各种原因（疾病、外伤），未到正常替换时间而过早脱落。打个比方，正常的情况是 6 岁开始换牙，有些小朋友的乳牙提前一年掉了，就称为乳牙早失。

宝宝妈：

乳牙早失有什么危害？

侯大夫：

缺的那颗牙齿两边的邻牙因为"依靠"，很容易发生移位、倾斜，后面萌出来的牙齿没位置了，就导致了牙歪、牙齿拥挤等。牙齿疯长，由于上面没有阻力了，还没到长的时候就长出来了，导致疯长，同时还会导致牙根发育不好。就像早熟一样，还没到长的时候长出来了，牙根没发育好。

宝宝妈：

吃糖会不会导致龋齿呢？

侯大夫：

现在一提到龋齿，很多家长都觉得是吃糖导致的，其实不尽然。事实上吃糖并不是导致牙齿龋坏的真正原因，脾胃功能紊乱同样会导致龋齿。引起龋齿的主要原因由以下几种：

· 脾胃功能不和；

· 牙齿发育尚未完全；

· 表层钙化不足；

· 耐酸性差。

宝宝妈：

牙齿如何护理？

侯大夫：

在婴幼儿出生时，第一套牙齿（乳牙）几乎已经完全在颌骨内和牙龈下形成，孩子的乳牙很重要，因为乳牙可以：

· 嘴嚼食物帮助颌骨和嘴嚼肌发育。

· 赋予你的孩子一个良好的面容和微笑。

· 帮助你的孩子学习说话。

· 为恒牙生长保留空间。

孩子的饮食：一旦乳牙萌出，细菌就会出现，来自食物中的糖被细菌分解而产生酸。

奶瓶喂养：饮料和牛奶含有对萌出牙齿有害的糖。重要的是避免让婴儿形成夜间和睡眠时间含奶瓶睡眠的习惯。奶瓶仅被用作喂养工具，不应该被用作安抚物。

母乳喂养：在喂养时，重要的是维持好的平衡饮食。乳牙龋坏的严重形式是喂养龋齿，它由不适当的奶瓶喂养引起，同样能够发生在不适当的母乳喂养。一旦乳牙萌出，重要的是遵从一个合理的喂养计划，避免过长时间的喂养。

固体食物和零食：在孩子 3 ~ 6 个月期间，将会逐渐给孩子添加固体食物。仔细选择食物，避免含有过多的糖食品。零食：对于蹒跚学步和大一点的孩子应该喂低糖食物，食物不应该是黏性的，这会在口腔内存留很长时间。

宝宝妈：

哪些口腔不良的习惯会影响宝宝牙齿呢？

侯大夫：

吮指：对于婴幼儿，吮指是一种自然的和正常的需要。在婴幼儿前几年的生活中，相当大的满足感来自吮指，如果婴幼儿已经有吮指习惯，不应该遭到喝斥。

安抚物：安抚物并不是对每个孩子都是必需的。争议在于手指头或安抚物是否是最好的。在许多情况下不适合于孩子。

宝宝妈：

> 我的宝宝怎么到 9 个月大还不长牙？我的宝宝长牙的次序怎么与别人不一样？我的宝宝怎么长了 2 颗牙就不长了？

侯大夫：

也有人开始长牙的时间较晚，到了 1 岁左右才开始长牙，但是可能一次就长出来 4 颗或 6 颗。更有些小宝宝长了 2 颗门牙之后就停止很长一段时间不再长了。牙齿的发育责之于孩子的整体状态，当孩子脾胃功能比较弱的时候，会导致长牙也晚。

宝宝妈：

> 长牙慢需要吃钙片吗？

侯大夫：

如果牙齿长得慢，不需要吃钙片。牙齿长得慢的小宝宝若骨骼发育得很好，没有任何钙质缺乏的证候，补充了钙对促进牙齿的生长，毫无助益，反而会加重身体的负担。牙齿长得慢，调理宝宝肠胃功能是关键，脾胃为后天之本，气血生化之源。

宝宝妈：

> 长牙齿会发热吗？

侯大夫：

大家常说：长牙会引起发热及腹泻。的确，有的小宝宝在长牙的时候，发热的机会比较多，但这不是绝对的。

长牙本身并不会造成任何发热现象，长牙时候出现的发热现象主要是因为小宝宝在长牙的阶段牙龈会痒，比较喜欢咬东西，如果咬到不清洁的东西，就可能会造成喉咙或胃肠道的感染，而导致发热或腹泻，并非长牙齿本身会造成小宝宝发热或腹泻。

宝宝妈：

换牙时期应该注意哪些事项呢？

侯大夫：

·换牙期应注意口腔卫生。

·换牙期应注意乳牙的滞留或早失。

·换牙期应矫正儿童的各种不良习惯。处于换牙期的儿童，牙齿的可塑性较强，某些不良习惯很可能引起牙齿的发育不良。

·换牙期应注意恒牙是否萌出迟。恒牙在超过替牙期仍没有萌出。

·换牙期应注重合理饮食。在换牙期应让孩子适当吃一些耐嚼的食物，咀嚼食物能促进乳牙牙根的生长发育以及自然吸收、脱落。

·孩子换牙期应防治外伤。在换牙期很多孩子因为嬉戏玩耍时不太注意，而折断了牙齿或是将牙齿撞松动，导致牙髓坏死，牙根发育不良，恒牙脱落。

·不要随意地做牙齿矫正。有些家长在发现孩子牙齿不齐或有空隙，就会立即带孩子到医院进行矫正，但是有些矫正是不必要的。

·在换牙期应关注孩子的心理。在换牙期，孩子的自尊心已经建立起来，对于门牙的不好看，心里非常在意。

2.7.8　问手足

小儿手足心热是指学龄前期（幼童期）手心、足心部位发热，常为抚触所察觉，以其发热程度不同，轻者称"手足微温"，进而称为"手足发热"，重者称为"手足烦热"。那么，小儿手足心热是什么原因引起的呢？

宝宝妈：

孩子出现手足心发热代表或预示什么？

侯大夫：

手心或足心自觉发热，甚至手足心汗出，称为"手足心发热"。由于小儿属于"稚阴稚阳"之体，机体无论是生理结构还是生理功能方面的发育都不甚完善，脾胃功能较薄弱。脾胃内伤可出现手足心热，即食积生热。食积也称"停食"，是指小儿由于脾胃虚弱，饮食不节，引起小儿脾胃功能失常，造成小儿消化功能紊乱，多表现为食欲不振、腹胀嗳气、手足心热。

宝宝妈：

有哪些容易被忽略的表现提示孩子手足心发热？

侯大夫：

中医称"胃不和则卧不安"，由于食积引起的小儿手足心发热，往往伴随睡眠质量不佳的状况。小儿睡眠总以安静为主，如果孩子在睡眠的过程中，出现多辗转或者手脚喜着地、扶床头、不贴床的现象则暗示手足心发热的症状，此类现象往往容易被忽视。一般，如果孩子手脚出现了明显的喜冷避暖（前面提到的手脚喜着地、扶床头、不贴床就是因为地面和床头温度比床低）现象就提示手足心发热。

孩子为什么会出现手足心发热的现象？所有的手足心发热都属于病态吗？有没有属于正常现象的？

侯大夫：

小儿生机益然，发育迅速，属"纯阳"之体。孩子的生长发育迅速，新陈代谢旺盛，身体产热增多，需要通过体表散热，此时可感觉体温偏高及手心温度偏高。

如果孩子在不活动的情况下也是这个样子，应该看看孩子穿的衣服是不是太多。如果穿的衣服也没有问题，应该给孩子测体温是不是正常。如果体温正常且无伴随症状一般就没有问题，要注意给孩子补水。病理状况下的手足心发热有以下几种原因：

·上火：此时出现手足心热往往伴随小便黄、早起眼屎多，火性炎上，有些孩子还会出现口腔溃疡。

·积食：孩子脾胃发育不够完善，有些父母为了给孩子补充营养，总是给孩子吃一些高脂肪、高蛋白、高热量等不易消化的食物，进一步加重了脾胃负担，造成饮食停滞、积久化热，从而出现手足心热、腹部发热、腹胀的现象，这样的孩子还常伴有食欲不振、大便干结、舌红、口味异常等症状。

·平素体质虚弱，或大病、热病后，失于调理，阴血耗伤，正气尚未恢复而致。这部分小儿常表现为手足心发热，形体消瘦，口干舌燥，午后潮热。

宝宝妈：

宝宝手足心发热应当怎样积极治疗呢？

侯大夫：

孩子手足心热有很多方面的原因，最常见的就是上火和积食这两种，父母要在孩子日常护理方面多注意，不要穿太多，饮食方面保持清淡，多喝水。平时爱上火的孩子应当多喝水，通过尿液来加快身体代谢产物的排泄，少吃一些容易上火的食物。

还应该保持屋内的湿度和温度，不要让屋内太热，宝宝好动爱出汗，补水不及时就容易上火。另外父母一定要注意让孩子合理饮食，少吃膨化食品，多吃甘凉或甘平之品，可补阴去内热。

如果孩子出现口臭、夜间磨牙、流口水、睡眠不安等情况，应根据情况给予消食药物，比如四磨汤、健胃消食片等；一旦孩子出现发热、腹泻、厌食等情况，应及时去医院就诊。

小儿手足心热的调理，当以健脾消积为治法，或以按摩疗法缓解。首先就是中医健脾消食，萝卜可助消化。其次就是按摩疗法来治疗小儿积食，让小儿仰卧、两腿屈膝，再将一手掌放在患儿腹部，然后从脐窝处开揉，手法由轻、慢到重、快，边揉边移动，直至腹部，再揉回上腹部，反复转圈。一般8分钟左右，腹部便有松软感，伤食症状即能减轻。

2.7.9 问小儿打鼾

> **宝宝妈：**
>
> 打鼾在生活中很常见啊，那么小儿打鼾是一种病吗？

侯大夫：

生活中，打鼾确实很常见，小儿打鼾在很多家长看来是孩子睡得香的表现，很少有人会注意到小儿打鼾对孩子的影响。

如果孩子只是偶尔因为睡姿不当打鼾，也没什么要紧，但若是经常出现打鼾，呼吸不畅，则家长就需要注意，打鼾其实是一种病。小儿打鼾和大人打呼噜一样，都是一种呼吸暂停综合征。

我们家长没有打鼾的毛病啊，孩子之前也没有打鼾的毛病，为什么最近感冒了几次就打鼾了呢？

侯大夫：

人之所以会打鼾主要是因为某些因素阻塞了咽喉处的呼吸通道，气流进出鼻腔、口咽和喉咙时，附近黏膜或肌肉产生振动而发出鼾声。

如果孩子在年幼时经常感冒，长期炎症刺激，导致鼻咽扁桃体发生炎症充血变大，堵塞了呼吸道，孩子的呼吸就困难，为了补充氧气的供应，孩子就会张开嘴呼吸，结果气流就会振动咽腔中的软腭和悬雍垂，引发小儿打鼾。

小儿经常打鼾有哪些危害呢？

侯大夫：

·经常打鼾的孩子往往身高低于同龄儿童，这与睡眠质量差导致生长激素分泌不足有密切关系。

·小儿的全身各器官处于生长发育时期，睡眠时呼吸道阻力的增加可使胸部的负压增大，久而久之则造成胸廓异常。

·孩子睡眠质量受到严重影响，所以白天会犯困，学习受到影响，还易有噩梦、遗尿等症状。

·患儿往往张口呼吸，颅面骨发育会受到影响，门牙前凸，而产生一种特殊的开颌面容。

听着很吓人，家长往往不明所以，从而选择手术。小儿打鼾虽然由于呼吸受阻引起，可引起一定程度缺氧，但临床很少见到以上严重的后果，家长不必太过担心，只要注意孩子平时调护，提高免疫力，基本都会明显好转，待其发育完善，腺样体萎缩，就很少发病了。

宝宝妈：

　　那孩子打鼾有什么好的治疗方法吗？医院多按鼻炎治，西药用完有时候会所好转，但是一感冒就老反复，好多医生建议我们手术治疗，说是可以除根，手术是最佳选择吗？

侯大夫：

　　小儿打鼾如果因睡姿不当造成，家长可在平时生活中注意纠正睡姿，不让孩子用过高的枕头即可。西医按鼻咽炎来药物治疗虽然短期内可能会改善症状，但不能从根本上解决小儿腺体增生的刺激因素问题，手术治疗切除腺体，治疗小儿打鼾的同时破坏了孩子的免疫器官及功能，容易引发孩子抵抗力下降，损伤孩子的元气。

　　中医认为小儿打鼾与经常感冒、腺样体过度增生有关。小儿打鼾既然与腺样体过度炎症刺激增生有关，它从根本上反映了孩子整体免疫功能的失调，就应治病求本。整体调护，提高孩子的免疫力，解决孩子经常生病的问题，减少炎症刺激，才是根本。

宝宝妈：

　　对于小儿打鼾，中医有好的办法吗？我们家长应该从哪些方面入手提高孩子的抵抗力？

侯大夫：

　　中医一般从脾胃入手，发挥其枢纽作用，调节小儿整体免疫力。

通过健脾和胃，培土生金，以养五脏，肺气充盛，宣发肃降正常，喉为肺之门户，故可充养。俗话说病从口入，很多问题都是家长平时护理不当造成的，比如恣意纵容孩子，乳食不当，质量上过好过细（如过多食用流质类食物，肠胃得不到锻炼），数量上过多过频（如过量饮用牛奶），品种上单一或过杂（如偏食），结构不合理，不注意食品的清洁卫生等。生活中，可以从饮食起居入手，家长要有意识培养孩子养成良好的饮食习惯，什么都吃一点儿，杜绝工厂化食品，减少垃圾食品摄入过多造成的身体负担，脾胃好了，自然吃嘛嘛香，身体倍儿棒；平时要适度活动，尤其是春天，要带孩子接触自然，融入自然，保持身心愉悦，有利于其成长，不可因其体弱多病而过分保护。

专业的调理加上家长正确的护理，使孩子的免疫系统像城墙般建立起来，那么疾病外敌可控可防，所谓"正气存内，邪不可干"，感冒等上呼吸道疾病减少，刺激腺样体增生的因素没有了，自然不会过度增生，打鼾情况必会从根本上得到解决。

第四章

问行为习惯

1 问饮食

············

如今社会，孩子都是家里的宝，给孩子吃得太多、太细、太丰盛，几乎是家长的通病。而想要孩子身体好，调理脾胃很重要，想要脾胃好，良好的饮食习惯很重要。

宝宝妈：

家里孩子今年 *2岁半*了，吃饭有点挑食，不爱吃青菜，大便经常干，该怎么办？

侯大夫：

世上无任何一种食物可提供人体所需的全部营养，因此必须吃多样化食物，任何挑食、偏食都会妨碍我们获得全面营养。

有些孩子仅仅对个别食物有所挑剔，家长可从同一食品组选择其他食物代替。如果孩子不吃青菜或荤菜，则必须给予纠正，但是用激烈的手段来硬让宝宝"吃下去"，往往会有相反效果，造成宝宝更强烈的抗拒。

最好的方法应是"循序渐进，循循善诱"，对于宝宝不喜欢的食物，不妨从少量开始慢慢鼓励他尝试。当宝宝完成一种新食物的尝试时，也要多多表扬。

宝宝妈：

孩子今年*4岁*了，不爱吃饭，喜欢吃零食，看起来又瘦又小，该怎么办？

侯大夫：

一日三餐是我们摄入营养的主渠道，若餐间多吃零食就会影响正餐时摄入食物的量。对于经常吃零食的孩子，可以通过给他立规矩，慢慢戒掉吃零食的坏习惯，对于不吃饭的宝宝可以适当选择"饥饿疗法"。

宝宝妈：

今年3岁半了，也上幼儿园了，有个问题困扰家里人很久了，就是孩子不爱吃早餐怎么办？

侯大夫：

不吃或少吃早餐会影响身体健康，降低体力和影响大脑的正常活动。所以早餐非常重要，但有些孩子直到醒来几小时之后才会开始感到饥饿。所以要提前叫宝宝起床，给宝宝足够的早饭时间。我们先让宝宝穿好衣服，收拾好书包，过一段时间以后，他可能就会对吃东西有些兴趣了。

宝宝妈：

我家孩子是个小胖子，就爱吃肉还有糖果、冰淇淋之类的，这对他成长有什么危害吗？该怎么办？

侯大夫：

儿童一天总热能有一半以上应来自粮食，若过多摄入重油食物或糖，会使热能摄入过高，使儿童发生高血压、高血脂、肥胖等现代病的危险性大大增加。食物可以养人也可伤人，譬如脾胃虚寒儿童贪吃生冷食品引起肠胃不适或腹泻，建议家长慢慢纠正，循循诱导。

温馨提示：儿童是祖国未来的花朵，儿童的苗壮成长，良好的饮食习惯必不可缺。儿童的饮食习惯，是家长对孩子潜移默化、相互影响的结果。良好的饮食习惯的养成有利于孩子一生的健康。

2 问睡眠

· · · · · · · · · · ·

睡眠对于人的生存是十分重要的，人的一生睡眠将占去 1/3 的时间，所以，睡眠的好坏直接影响人的健康，尤其对于婴幼儿更有重要意义。

良好的睡眠才能使儿童精神饱满，朝气蓬勃，提高免疫力。

同时，睡眠对儿童智力发育也有着非常大的促进作用。

宝宝妈：

我家孩子刚 6 个月，他特别喜欢睡觉，每天除了吃奶就剩下睡觉了，也不怎么哭闹，每次喂过奶不一会儿就开始睡，孩子每天正常的睡眠时间是多长啊？

侯大夫：

有关睡眠时间的长短问题，随年龄的增长而有所不同。未满月的新生儿除了吃奶，全部时间都处于睡眠或半睡眠状态；4 个月的婴儿每天需要 16 ~ 18 小时的睡眠；8 个月至 1 岁的婴儿每天需要 15 ~ 16 小时的睡眠；学龄期儿童每天则需要 10 小时的睡眠；青少年每天需要 9 小时的睡眠。当然因为个体的差异，每个人对睡眠的要求也有所不同，只要处于健康状态就可以。

宝宝妈：

我们家宝宝今年 1 岁了，总是在白天睡觉，晚上各种闹腾，我白天还要上班，孩子晚上这样闹腾，我根本没法工作了，这可怎么办？

侯大夫：

孩子需要有良好的睡眠习惯，才能茁壮成长。反之，如果孩子睡眠时间紊乱，大人也饱受痛苦，对于孩子晚上闹腾，睡得晚的问题，建议在白天不要让孩子睡太长时间，在睡前不要过分逗引孩子，不要让孩子玩太兴奋的游戏，不要吓唬孩子，也不要让孩子看剧情刺激的动画片。

另外可以改善孩子睡眠环境，选用透气性、柔软性、吸气性好的布料做衣服，给孩子的被子不要盖得太厚，睡觉时衣服不要穿得太多，卧室环境要安静，光线要昏暗。

从小养成良好的睡眠习惯，需要妈妈辛苦一点，夜里时不时留意睡姿并及时纠正。另外提醒不要让孩子睡前吃得过饱。

3 问卫生

良好的卫生习惯包括饮食、睡眠、洗浴、大小便等生活自理与互助，它是儿童独立生活能力和智力水平的具体表现。良好的卫生习惯可以避免很多疾病，尤其是小宝宝，天生好奇心让他们小手到处乱抓、穿着衣服随地打滚等，生活中大部分疾病，都与个人卫生习惯密切关联。孩子勤换衣服、勤洗头、勤洗澡、勤整理房间，饭前便后洗手，早晚刷牙，这些事情看似小事，却直接影响着孩子的生活质量。讲卫生的好习惯一旦养成，将会使孩子的终身受益。

宝宝妈：

培养儿童良好的卫生习惯有哪些适用原则？

侯大夫：

·超早性：根据儿童各年龄阶段神经、精神发育的特点，适当提前进行。

·一致性：托幼机构的保教人员和家庭成员对儿童的要求和教育方法必须一致。

·对儿童的尝试成功与失败要正确对待。尝试成功了，要给予肯定、表扬与鼓励，并提出新的希望和更高的要求；尝试失败了，应帮助找出失败的原因，帮助克服困难，鼓励再次尝试。

·对儿童的抵抗性心理，应正确引导，不要强迫命令。可采取分散注意力或者不予理睬的方式暂时缓解。

·培养良好的卫生习惯应从小开始，需要经过成人长时间的培养与教育才能养成，不能急于求成。

·渐进性：幼儿行为习惯的形成有一个循序渐进的过程，内容由少到多，要求由低到高，逐渐积累，逐渐定型。

·反复性：幼儿行为习惯在形成过程中常出现反复，表现不稳定。

宝宝妈：

培养儿童良好卫生习惯有什么方法吗？

侯大夫：

对年幼儿童来说，培养方法应具体形象，反复训练，达到养成习惯的目的。儿童的许多行为并非通过直接实践或受到强化形成的，而是通过观察、学习，从而增加良好行为，或减少、削弱不良行为。儿童喜好模仿成人的习惯，成人良好行为是培养儿童良好卫生习惯具体、形象而又直观的示范。比如准备睡觉时的铺被、拉窗帘、洗脸、洗脚，吃饭前碗筷、桌凳的摆放等，都是给孩子的一种示范和暗示。孩子会以家长、教师等成人为榜样，模仿其言行。因此其前提是，家长、教师自身必须以身作则，为孩子树立一个正面榜样。

宝宝妈：

应该培养孩子哪些方面的卫生习惯呢？

侯大夫：

·勤洗手：宝宝的小手特别容易弄得脏兮兮，天真顽皮的宝宝什么都会抓，玩困了会用脏手揉眼睛，很容易引起眼睛感染；玩饿了直接拿东西吃。鼓励孩子洗手，可以与孩子一起做游戏，一起愉快地洗手，要有意识地让孩子知道饭前、便后需要洗手，可以采用奖励与鼓励的方式培养孩子主动洗手，并教给孩子正确的洗手方法。

·勤洗澡：夏天容易出汗，要天天给宝宝洗澡换衣，其他季节，可以根据天气情况，定期洗头、洗澡，勤换内裤。不洗澡的日子要给宝宝养成睡前洗脸、洗屁屁的习惯。洗澡时可以逐渐培养孩子自理能力，拿一块小毛巾给他，让宝宝学习自己擦手臂、前胸、腿。

·每天刷牙：锻炼孩子与大人一样的习惯，早晚刷牙洗脸。一般来说，孩子到了2岁半，20颗乳牙都萌出后，就可以开始教孩子学刷牙；3岁左右就应该让孩子养成早晚刷牙、饭后漱口的习惯。

·勤剪指甲：指甲长了，更容易藏脏东西，所以要经常给宝宝剪指甲。在宝宝安静的时候给他剪指甲，比如宝宝熟睡后或者喝奶时。给宝宝剪指甲时，不要剪得太深了，最好以彻底清理出指甲里的脏东西为宜，不要再往里剪了。剪指甲难免会出现指甲刺，宝宝指甲碰到自己时会很难受，因此要用磨指甲刀轻轻地蹭蹭宝宝的指甲，尽量把指甲刺都磨平了。

·仪表整洁：鼓励宝宝保持自己仪表整洁，让孩子感到穿衣服很愉快。良好的个人卫生形象，能够引起他人的尊重，也是对别人尊重的表现。孩子清洁身体、保持卫生，能够防止细菌入侵身体，也能给人留下良好的印象。

父母要以身作则，和孩子一起保持良好习惯。多给孩子表扬，少批评他们。抓住适当时机培养幼儿良好习惯。

4　问吃药

· · · · · · · · · · · ·

孩子生病已经让很多宝爸宝妈心疼了，喂孩子吃药更是家长头大的事情。捏鼻子、趁其不备、逗孩子笑……使出浑身解数给孩子灌药，眼看孩子抗拒无比，小脸憋得通红，最后不但没咽下去还吐个精光，真是受罪！

宝宝妈：

如何培养宝宝乖乖吃药呢？

侯大夫：

· 采取合理的喂药姿势，平躺着吃药，很容易被呛着，因此宝妈可以采取坐姿，将孩子抱在怀里或采取半卧位，上半身稍高，适当固定手脚。孩子的药物以药水类为主，可以利用器具将药液慢慢地送进宝宝口内，紧贴着嘴角喂药。然后轻抬宝宝下颌，帮助他吞咽。喂完后，再喂几勺白开水，帮助宝宝将口腔内的余药咽下。

· 有些孩子真的是很抗拒吃药，除了哭闹就是紧咬牙齿，怎么都喂不进去，心急的父母心一狠，强灌得了！孩子鼻子一捏，硬灌，坚持灌下去孩子知道无路可退，下次有助于喂药。善用道具和奖励让孩子主动吃药。

· 平时可以给孩子看一些绘本，关于生病吃药治疗这些，让孩子对此不抵触，至少明白吃了药是可以帮助他恢复健康的身体。在家和孩子角色扮演医生和患者，通过游戏互动方式，降低孩子吃药压力。偶尔也可以用糖果、饼干做奖励，激发好胜心，诱导宝宝自然地把药吃下去。

宝宝妈：

药物掺果汁或牛奶怎么样？

侯大夫：

药是苦的，为何不用果汁和牛奶送服呢？果汁甜甜的，牛奶也是孩子大爱的，这样吃药不那么痛苦了。一定有很多家长这样想过吧！大错特错！果汁里的维生素、矿物质本身会影响药物吸收，比如柚子汁、橙汁和苹果汁会抑制部分抗过敏药、抗感染药的功效。此外，果汁还会导致红霉素、氯霉素等药物分解，影响药效的同时，还会产生有害物质。

宝宝妈：
对于药物，有什么需要注意的吗？

侯大夫：

适当的药物储存：应放在阴凉高处及小孩无法自己拿取的地方，避免小孩以为是糖果或饮料吃掉。若需要冷藏药物，也应尽量放在冰箱高处或小孩拿不到的地方。

确认服药信息：喂孩子吃药前先确认药物与剂量，以及服用方法、注意事项。

事前准备充分：吃药过程中可能需要的用具先备齐，比如：水、喂药器、饼干、小礼物、卫生纸或布巾等。

喂完药物后若马上呕吐：可请教医师、药师是否需要补服药品；服药后30分钟后才呕吐，则不需补服药品。

儿童专用制剂：现在有"儿童专用制剂"可供选择。所谓儿童专用制剂是针对儿童需求所研发，具有不苦涩、好喂食、剂量易掌握、标示清楚完整，以及原包装给药等特点。

5　问二便

. . . .

俗话说"一把屎一把尿把孩子拉扯大"，这话说得朴实且真实。自己做了父母，才知其中甘苦。排便是小孩最基本的生活问题，也是个让人头疼的大问题。如何掌握孩子的大小便规律，培养宝宝养成良好的排便习惯，也是一门学问！

怎样对宝宝进行排便训练?

侯大夫：

家长训练宝宝排便可以固定时间，比如说早上一起床或者中饭或晚饭前帮宝宝把屎或让宝宝坐在便盆上。不过，家长要有心理准备，刚开始几次，成功的概率很小。但家长也不要气馁，要坚持，并记住以下四个步骤以达到训练排便习惯的目的。

第一步：帮宝宝放松

你可以先给宝宝洗洗小屁屁，这样有助于宝宝放松，愿意被把。

第二步：把屎姿势

妈妈接收到宝宝要排泄的信号后，就可以开始把了。

最常用的姿势——大人双脚分开端坐，双手兜住宝宝屁屁，将其两腿分开抱坐到大人的腿上；家长让宝宝的头背自然依靠到自己的腹部，口中可做一些引导"嗯——嗯……"或"嘘——嘘……"。

第三步：擦洗屁股

排便完毕后，家长要给宝宝擦屁股，但注意一定要从前往后，不要让大便污染尿道，最好是能给宝宝洗屁股。

第四步：观察大便

很多小儿疾病都会通过大便异常而表现出来，所以宝妈最好在把屎后观察一下大便形态是否正常，比如大便的颜色、气味、形状等。正常宝宝的大便，每日 1 ~ 2 次，黄而干湿适中。母乳喂养的宝宝大便呈金黄色，略酸臭；人工喂养的宝宝大便呈淡白色，较坚硬。如果宝宝大便的形态和次数有明显改变，都可能提示生理状况有异。

宝宝妈：

如何分阶段训练指导宝宝排便排尿呢？

侯大夫：

·1～1岁半以前：随天性，想尿就尿。此阶段宝宝身心发育有限，尿床和尿裤子无法避免。随孩子天性，想尿就尿，不必着急排尿训练，过早训练可能造成宝宝心理负担，使亲子间关系变紧张。

温馨提示：没有理解排便前，看到他们尿湿或弄脏裤子，应有意识地告诉他"宝宝尿了"，以培养其理解能力。

·1岁半～3岁：进行行为指导。此阶段肌肉神经已有一定的发育，开始能够控制尿液的"存"与"放"，也能听懂大人的指示。此时应该有意识地开始对宝宝进行如厕训练。

温馨提示：3岁前的孩子尿床很正常，可以采取措施尽量避免弄湿床铺，但不能刻意要求他们不尿床。如睡觉前不让宝宝喝大量水或吃过多水果；夜里固定把1～2次尿。

·3岁后：慢慢克服尿床。每次把尿的时间从原来固定的时间点逐步往后延，先半小时，再1小时、2小时。这样能够慢慢锻炼宝宝膀胱的储尿能力，逐步改变，直到天亮才会下床排尿为止。

温馨提示：如果过了五六岁还是尿床，就应去医院检查一下。

宝宝妈：

如何进行把尿训练？

侯大夫：

·尿尿信号要留意。辨认宝宝何时将要排小便，需要不断地观察和总结，以找到宝宝小便前发出的特有信号。比如打尿战、睡梦中突然扭动身体、玩时突然发呆等。

·帮宝宝建立条件反射。在对排便功能的学习敏感期，对宝宝的排便要求及时做出反应，可帮助宝宝建立条件反射。

·适时训练。宝宝每天排尿次数、间隔因人而异，一般在刚睡醒、吃完奶或饮水之后 15 分钟左右时，最有尿意。连续 2 次后，间隔会长一些，了解规律后就可以有意识地把尿。如此连续执行 15 ~ 30 天，即可养成习惯，注意不要随意更改训练时间。

温馨提示：固定便盆位置有利于形成条件反射；把尿时间不宜过长，3 ~ 5 分钟即可，宝宝没有便意，就过会儿再试。长时间处于把尿姿势，会使宝宝产生排斥情绪，适得其反；把尿训练赶早不如赶巧，掌握宝宝排便的规律和时间，是宝宝排便训练成功的关键。

6　问穿衣

············

每个阶段都会遇到不同的问题，1 岁半时，孩子明白了衣服是什么，裤子是什么，鞋子是什么，2 岁时他们可以自己选择今天我要穿什么，我要买什么，爸爸妈妈找的还不喜欢，可是他们不会自己穿！2 ~ 3 岁时他们明白了手往哪里放，头从哪里出来。可惜他们不知道正面和反面，扣子如何系。

这是一个学习的过程、成长的过程。那今天我们来学习下教孩子自己穿衣服！2 ~ 3 岁孩子的特点就是好奇心重，模仿能力和依赖心理都重，对自己会的反而依赖于家长帮忙完成，对自己不会的却由于好奇心而去模仿、接触、探索。

所以在培养孩子方面，不要总是想着孩子会了就好，关键是如何让孩子自己独立去完成力所能及的事。

如何培养宝宝独立穿衣的习惯？

侯大夫：

其一，要让孩子穿衣服感觉非常愉悦，比如，孩子早上醒来时意识也是非常清醒的。

其二，要教会孩子认识各种各样的衣服款式，比如内衣、外套、毛衣、裤子等，特别是毛衣、外套，时装款式特别变幻无穷。可以把不同的衣服放在床上让孩子自己选择款式和搭配。

其三，选择合适的衣服，宝妈要在孩子选择衣服时根据天气情况选择相对适合的衣服做出建议，孩子学习穿衣服期间应需要宽松、舒适的衣服作为备选。最后还是要孩子自己选择。

其四，孩子穿衣服时家长给提示，比如，左手、右手往哪里放，扣子先从哪颗开始系。孩子最终会听懂家长的意思和明白穿衣服的顺序。

其五，让孩子学习、模仿，孩子凡事都喜欢照父母的样子做。如果妈妈自己在穿衣服时，不回避孩子，一边做示范，一边让孩子照样学着穿，那么就可使孩子有正确的穿法，而且也可使他习惯快速穿衣。

宝宝妈：

面对不同的衣服，孩子应该怎么穿呢？

侯大夫：

孩子自己穿上衣

外套有的前面系扣，有的套头，套头的衣服穿起来相对比较麻烦，家长可从教孩子穿前面系扣的衣服开始，再教他穿套头 T 恤。比如，让孩子学习把胳膊伸进袖子里,可以这么说"小宝的小手要钻山洞了",慢慢地,孩子就会自觉地把胳膊伸进去;教宝宝学扣扣子,则需要家长比较细致的指导。告诉孩子系扣子的步骤:先把扣子的一半塞到扣眼里,再把另一半扣子拉过来,同时配以很慢的示范动作,反复多做几次,然后让孩子自己操作,及时纠正孩子不正确的动作。也可以让孩子在玩具娃娃身上练习。

孩子自己穿裤子

学习穿裤子和学习穿上衣一样,都要先从认识裤子的前后里外开始,裤腰上有标签的在后面,有漂亮图案的在前面。教宝宝把裤子前面朝上放在床上,然后把一条腿伸到一条裤管里,把小脚露出来,再把另一条腿伸到另一条裤管里,把脚露出来,然后站起来,把裤子拉上去就可以了。

开始时,宝宝难免会犯一些小错误,比如,把裤子的前后里外穿反了,或是将两条腿同时伸到一个裤管里了等。此时,家长不要急着纠正,可以问孩子是否感觉到不舒服,或是把孩子带到镜子前请他"欣赏"自己的样子,通过这样的方式,让孩子找到出现错误的原因,然后让他重新穿一遍。

儿歌:

穿衣服
套　衫

①

一件衣服三个洞,先把脑袋伸进大洞,

再把手臂伸进两边小洞洞,拉直衣服就完工。

②

爬爬爬,爬爬爬,抓住衣边往下滑,

最先露出脑袋瓜。捏住袖口伸进去,

左手右手伸出来,最后把衣边往下拉。

③

一件套衫四个洞，宝宝钻进大洞洞，

脑袋钻出中洞洞，小手伸出小洞洞。

④

衣服前面贴肚皮，抓住大口头上套，

脑袋钻出大山洞，胳膊钻出小山洞。

开　衫

①

抓住领口翻衣往背披，抓住衣袖伸手臂，

整好衣领扣好扣，穿着整齐多神气。

②

抓领子，盖房子。小老鼠，钻洞子。

左钻钻，右钻钻，吱吱吱上房子。

③

抓住小领子，商标在外面，向后甩一甩，

捏紧袖口钻山洞，衣服穿好啦！

④

大门向外抓领子，轻轻向后盖肩膀。

一左一右伸袖子，咔嚓咔嚓系扣子。

裤　子

①

穿裤子，要注意，两腿叉开伸进去。

穿上裤腿先别急，穿上鞋子再起来。

两手抓住裤子腰，一直拉好盖上小肚皮。

②

左边一列火车钻山洞，右边一列火车钻山洞。

呜——两列火车顺利过山洞，裤子穿好了！

③

前面朝上，拉紧裤腰；喊着口号，两脚赛跑；

两条跑道，别找错了，伸出裤腿，露出小脚；

终点到了，提裤站好；养成习惯，做乖宝宝。

④

宝宝自己穿裤子，好像火车钻山洞。

呜呜呜，呜呜呜，两列火车出山洞。

⑤

找好前面小标记，一左一右穿进去，

抓紧裤腰前后提，裤缝对着小肚脐。

脱衣服

套　衫

①

先把衣服上提，抓住袖口缩胳膊。

左胳膊、右胳膊，左右胳膊缩回来。

提住领子露出头，宝宝的衣服脱好了。

②

拉住前面小领子，遮住小脸蛋，

再拉后面小领子，用力往前拽，

露出小脑袋，拉下两个小袖口，

衣服脱好了！

③

抓紧袖口向下伸，藏起自己的小胳膊，

抓紧领口往外钻，藏起自己的小脑袋。

开　衫

①

拉链扣子解一解，我把小手藏起来，

一手拉着袖袖拽，再拽一下脱下来。

②

拉下小拉链，两手开小门。

左手帮右手，拉拉小衣袖。

后面拉一只，前面拉一只。

宝宝本领大，衣服脱好了！

裤 子

双手抓紧小裤腰，一下脱到膝盖下。

再用小手拉裤脚，最后还要摆摆好。

叠裤子

叠裤子，很简单，展平裤子在前面。

裤腿兄弟心贴心，裤腰裤脚面对面，

叠平裤子摆整齐。

7 问运动
· · · · · · · · · · · · · ·

　　体育活动实际上锻炼的是孩子的人格和品质，以及在团队活动中的合作能力、领导能力，同时也通过体育活动为孩子创造吃苦和领会失败的机会。

宝宝妈：

培养孩子的运动习惯到底有多重要？

侯大夫：

　　身体强壮健康，头脑才会更聪明。体育锻炼不单是最好的保持健康的方法，也是最积极的休息方法。喜欢运动的人，精力更加充沛，不犯困，血液循环顺畅，更有利于智力的发挥。

　　运动中可以学到各种优秀的品质。体育运动是最好的人生课堂，在追求更高更快更强的过程中，宝宝不知不觉地学会坚毅勇敢、互助协作、控制情绪等。

运动爱好可以强化孩子的自我认同。孩子如果把全部的精力都投入到自己热爱的事情上，就不会无聊，不会缺乏自我认同。

爱运动的孩子更聪明。并没有什么"头脑简单，四肢发达"，其实是四肢发达，头脑才会更发达，尤其是对于小孩子来说，他们是靠肢体的探索来学习，所以运动能力和智力水平是有相关性的。

少年富则国富，少年强则国强。体育之于少年的健康成长及优秀品质的养成至关重要，体育不仅锻炼人的意志力，也能改善学生心理健康问题。不要把时间都花在补习学科知识上去争做学霸，每天花1小时好好运动吧！

宝宝妈：
如何培养宝宝的运动习惯？

侯大夫：

父母以身作则多运动。父母是孩子最重要的学习榜样，因此在培养孩子运动习惯的时候，父母担任着重要的带领角色。父母不需要是运动健将，只要每天尝试着改变一些固有的生活习惯，比如：每天出门的时候放弃电梯选择走楼梯，每天回家时提前一个公交站下车多走路等。如果父母习惯了每天都运动，孩子也会喜欢上运动的。

父母一般会给孩子买一些玩具，最好买一些和运动有关的玩具。比如球、绳、风筝、溜冰鞋和单车等，其实都是训练孩子身体协调性的工具。

带着孩子一起玩。为了培养孩子良好的运动习惯，就让运动成为家庭的习惯。每周家人至少一起做一项运动，比如散步、远足、打网球或者羽毛球等。

将运动的时间当作休息的机会，和做功课比较起来，孩子们一般更喜欢运动。学习一段时间后，就要让孩子休息一下，最好和孩子到外面走走，回来后孩子往往更能集中精力完成功课。

制订一个合理的运动计划对于改善孩子的运动习惯是非常有帮助的。因此，要和孩子一起制订一个合理的运动计划。比如：在每天生活内加入一些运动时间，即使是晚饭后半小时散步，或周六走路到游乐场玩耍，甚至周日一家人进行远足等，都能给家人带来乐趣。

8　问节约

· · · · · · · · · · · · ·

"一粥一饭，当思来之不易；半丝半缕，恒念物力维艰。"节约既是一种良好的习惯，也是一种美德。从小培养孩子的节约美德，养成勤俭节约的好习惯，必将使孩子终身受益。要培养孩子勤俭节约的好习惯，既要强化孩子的节约意识，也要帮助孩子积累一定的节约经验、手段和方法，最后是让节约成为孩子们的自觉行为。

宝宝妈：

如何帮助孩子培养节约意识、节约行为呢？

侯大夫：

将孩子的节约体验、节约意识和节约经验变为幼儿的自觉行为，是一个较长的过程。

· 孩子年龄小，他们的自我评价往往依赖成人的评价。因此，当孩子出现节约行为时，家长一定要及时地做出肯定和鼓励，看到孩子的节约行为就要及时表扬，支持孩子的节约行为。

· 孩子这个年龄阶段的特点就是模仿能力强。因此，家长一定要以身作则，时刻注意自己的一言一行，在节约方面为孩子做出好的榜样。希望孩子做到，我们大人一定要做到，保证我们的行为可供孩子模仿和学习。

· 坚持、坚持再坚持。前面也谈到了习惯的养成，是要经历较长的一个过程的，它是一个量变到质变的过程，孩子是否能够养成良好的节约习惯，很大程度在于成人的坚持和培养。

生活上什么事情可以帮助我们教育宝宝节约呢？

侯大夫：

教育孩子吃饭时不乱讲话，抿紧嘴巴不要让饭从口中掉出来；馒头吃多少拿多少，不要剩下；东西不能随便乱扔：一些废旧材料可以用于区角活动的开设、玩教具的制作和课程的学习，做体操时的器械就可以利用一些废旧品自制。

让孩子从小懂得好多看似没有用的东西其实是可以利用的，形成节俭的意识。开展"争做节约好宝宝"活动，从节约一张纸、节约一支笔做起，使孩子从小认定节约是一件很光荣的事情。我们可以通过和孩子上网搜索、观看录像、给他们读一些有关缺水的新闻报道等，让孩子了解没有水，人们的生活将是什么样子——船就无法行驶，大地就会干裂，无法种庄稼等。

让孩子们进一步体会到地球上的资源是有限的，浪费资源就会使资源枯竭，人就会丧失生存的家园。这样才能激起孩子强烈的节约愿望，促使孩子的节约意识变为自觉的节约行为。

宝宝妈：

如何培养孩子节约粮食的好习惯？

侯大夫：

节约粮食，做一个有"粮"心的人，从小做起，让每一粒米都能找到它的归宿。

观念培养：从观念上让孩子知道粮食来之不易，从而学会去珍惜。建议父母有机会带孩子去农村看一下农民是怎样播种、锄草、施肥、浇水的，让孩子体验"粒粒皆辛苦"。

细节培养：在生活细节中不给孩子浪费粮食的机会。当桌子上剩的菜孩子不爱吃的时候父母就会倒掉，建议父母给孩子定量的食物，吃不完不可轻易倒掉。

订立原则：从原则上规定不许倒掉剩饭，并且自己的剩饭自己吃，父母不要吃孩子剩下的饭菜。有的父母见到孩子吃不完的饭菜，要么倒掉，要么自己拿起来吃掉。这样做会使孩子产生依赖心理，认为剩饭也很正常。如果孩子剩了饭菜，父母可视情况或督促他们尽量吃掉，或让他们把剩饭留下来下顿再吃。

树立榜样：带孩子外出就餐，父母要树立良好的榜样，少点餐，剩饭菜要打包；带孩子去吃自助餐的时候，要给孩子讲明礼仪，要求孩子吃多少取多少，或者每次少取，不够再去取，而不要让孩子养成不是自己的东西就可以随便浪费的习惯。

9　问餐桌礼仪

· · · · · · · · · · · · · · · · · ·

宝宝妈：

我们家是第一胎，男宝宝，2岁了，还没开始培养餐桌礼仪，想问侯大夫什么是儿童餐桌礼仪。

侯大夫：

餐桌礼仪，就是指在吃饭用餐时在餐桌上的礼仪常识。餐桌礼仪问题可谓源远流长。据文献记载可知，在周代，饮食礼仪已形成一套相当完善的制度，是孔子的称赞推崇而成为历朝历代表现大国之貌、礼仪之邦、文明之所在。儿童餐桌礼仪是餐桌礼仪的一部分，其实是吃饭时的行为习惯。大人有大人的餐桌礼仪，孩子也应该有孩子相应的餐桌礼仪，而小宝宝也应该遵守一些关于吃饭的规则。

> **宝宝妈：**
>
> 我们现在也认识到培养孩子餐桌礼仪的重要性了，但是具体该怎样去培养孩子良好的餐桌礼仪？有什么好办法吗？

侯大夫：

学龄前儿童最大的特点就是模仿，从周围环境中模仿观察到的现象或人，所以还是那句话，想要什么样的儿童，就提供什么样的环境，你想让你家孩子懂餐桌礼仪，首先你得懂，并且亲自去做，久而久之，你的孩子跟着你慢慢也会懂餐桌礼仪，这是不教而教的教育，是周围环境影响的结果。

> **宝宝妈：**
>
> 我家孩子今年 3 岁了，也开始上幼儿园了，之前没注意过餐桌礼仪这方面，现在我们也注意去培养，可孩子有抵触情绪，我们该怎么跟他交流？

侯大夫：

孩子虽然小，但也有自己的思想意识，我们应该把孩子当成独立的"人"。跟你们说个生动的例子，最近亲子类综艺节目特别火，我平常也会看，其中《爸爸去哪儿》林志颖分享育子心得时直言不讳："自从有了小小志，我发现教育不简单，当爸爸更不简单，当跟 Kimi 交流的时候，我总是蹲下来与他平视，让他知道我在跟他平等交流，我是理解他的。"平等地跟孩子交流，会让孩子体会到被尊重，在孩子遇到情绪问题时，拥抱他，会让孩子体会到安全感；他的情感诉求被接纳、被关心，他的抵触情绪也会得到很大改善，变得更听话，懂事。

就餐时，有哪些礼仪？

侯大夫：

·让孩子怀着一颗感恩的心来享受每一顿饭。这种感恩包括对大自然各个季节给我们带来各种当季的美味，包括对培育这些食品的人，也包括给我们补充营养和能量的这些食物。

·培养孩子让长辈先入座，并先给长辈盛饭。在长辈还未动筷之前，晚辈不应自顾自地先吃起来。

·培养孩子正确地拿筷子。其实只要1小时就可以教会孩子用筷子。单单是一个用筷子，一种道具，可以用于各种食物，蕴含着深厚的以不变应万变、以简单应对复杂的传统文化精髓。

·避免让孩子在盘中翻来翻去。不要为了挑自己喜欢吃的菜而用勺子或筷子在盘中翻来翻去，有的人甚至将自己喜欢的菜从盘中全部挑走，把不好吃的留给别人，这是一种很失礼的行为，并且显得自私。

·要求孩子不要一边吃饭一边干别的事情。吃饭的时间是一家人聚在一起的时间，也是加强亲子沟通的最佳时间，孩子也会有很多事情想与爸爸妈妈分享，请珍惜这段时间。提醒孩子，吃饭时不可以玩玩具。同时也要提醒父母，尽量也不要在吃饭时长时间接听手机，一家人和和美美地、不受任何打扰地在一起吃一顿饭，其实是多么幸福的一件事。

·培养孩子饭后帮助清理餐桌、收拾碗筷或者帮助洗碗。对大部分家长来说，春节期间，跟家人、客人一起进餐的机会比平时多很多，而这也是对孩子进行餐桌礼仪教育的极好机会。家长的功课要做在前面，要从平时就开始关注孩子的餐桌礼仪，这样到了一定的场合，才不会出现一些不应有的尴尬场面。

还需要培养孩子哪些餐桌习惯？

侯大夫：

一进餐（好习惯）

进餐前，洗净手；打喷嚏，遮住口；轻轻嚼，慢慢咽；不挑食，不剩饭。知道进餐时的礼仪要求，并能按要求去做，培养良好的进餐礼仪要求。

二进餐（爱惜粮食）

自己吃，不用喂；吃干净，不浪费；爱粮食，惜食物，粒粒米，皆辛苦。知道粮食的来历和爱惜粮食的道理。

三进餐（不挑食）

小朋友，在成长，若挑食，缺营养。瓜果菜，都品尝，食五谷，身体棒。知道各种食物对我们的好处，激发孩子爱吃各种食物的愿望。

温馨提示：良好的就餐习惯既保护着孩子的健康，又体现着孩子优秀的教养。小小的餐桌可以变成课堂，而父母每天都可以潜移默化地让孩子在这个课堂上一点点积累知识，孩子也会茁壮成长，并且彬彬有礼。

10 问学习

良好习惯，终身受益。小学阶段是儿童正式接受学习的最初阶段，是良好学习习惯形成的关键时期，培养良好的学习习惯是形成学习能力的重要方面，也是发展个性的重要方面，因此掌握良好的学习习惯是获得成功的关键。

宝宝妈：

如何让宝宝养成学习的好习惯呢？

侯大夫：

自觉预习

· 了解所要学习的新知识；

· 准备好上课所需的书、本、文具及资料；

· 运用工具书帮助预习；

· 把遇到的不懂之处和难点标记下来。

仔细观察

· 有意识地运用视、听、味、嗅、触等感觉器官来观察事物；

· 观察全面，清楚地找出特点及特征。

认真听讲

· 集中注意力，专心听讲；

· 听清楚所讲内容；

· 边听边想、理解内容；

· 能记下有关要点。

乐于交流

· 敢于发表自己的见解；

· 耐心地听完别人的话再发言；

· 说话清楚、完整、简洁明了；

· 吸取他人发言的长处，补充和纠正自己的观点。

勤于阅读

· 集中注意力认真阅读；

· 边读边思考，理解阅读内容；

· 反复阅读，并使用圈画等方法理解题意，正确解题。

独立作业

· 先复习后作业；

· 做作业时一心一意，不兼做其他的事情；

· 独立作业不抄袭；

· 作业字迹工整、格式规范；

· 做完作业及时检查，发现错误及时纠正。

乐于动手

· 经常使用学具帮助学习；

· 通过作图、演示等来帮助自己学习；

· 敢于动手进行小发明、小创造的尝试。

及时记笔记

· 听课时把听到的内容及时记下来；

· 经常归纳、比较运算方法。

及时积累

· 有意识地积累；

· 对获取的信息进行分类和整理。

宝宝妈：

孩子有哪些习惯不利于学习呢？

侯大夫：

· 杂乱无序，没有条理：孩子的房间物品摆放无一定位置，书桌上乱七八糟。

· 心猿意马，漫不经心：注意力很难集中，几乎每节课都会"开小差"。看电视时写作业，吃着东西复习。很难安静下来专心地复习或学习。

· 三天打鱼两天晒网：做事有头无尾，拉开架式要读书，摊开一桌子书本、作业等，写了几页后想起了别的事，放下这一摊子就走；买了好几本书，看了一半觉得没意思，一大堆的书买来了却没有读。

·朝三暮四，犹豫不决，目标难以确定。

·得过且过，不求进取，做事喜欢拖拉。这份作业明天不交，可以先不做；今天的日记还没有记，没关系，明天补上……明日复明日，明日何其多？

·遇难就退，没有毅力：缺乏克服困难的勇气和毅力，精心准备了讲演稿，因为紧张、害羞而放弃了上场的机会；因为有点儿疲劳，该复习的一章就放在一边不看了，于是，稍一纵身就可以摘到的胜利果实却失去了。

11　问家务

很多家长都不太让孩子做家务，觉得孩子做家务会影响学习，做家务的时间不如用来学习；二来孩子帮忙做家务反而会越帮越忙。让孩子从小练习做家务，其目的不仅是为父母分忧解劳，而是对孩子未来的期许和培养，是家长对孩子负责的表现。让孩子做家务，是我们对孩子从身体到心灵的培养，对孩子未来的发展有相当大的帮助。

宝宝妈：
如何培养孩子的家务习惯呢？

侯大夫：

告知孩子干家务的重要性，分享劳动。告知孩子做家务对他成长的好处，而且告诉他做家务对于家庭的重要性，让孩子觉得做家务既对他自己有好处，也能为家庭做贡献，从心理上乐意做家务。

提供奖励。表扬和奖励能给孩子极大的热情和动力，根据具体家务安排制定合理的奖励机制，每天做某项家务能得一个小红花，多少个小红花可以实现一个愿望。

提供条件。要为孩子创造做家务的条件，选择适合孩子年龄阶段的简单家务，让孩子能够轻松完成，比如，4～5岁的孩子，可以让他从铺床、叠衣服、扫地、浇花、取牛奶中选择自己喜欢的事情坚持做。

父母指导，培养孩子学习解决问题的能力。孩子刚开始做家务，一定有做不好的时候，这时妈妈不要着急。在练习过程中，妈妈可以一步一步地进行示范讲解，让孩子通过模仿妈妈的动作来完成家务，这样能让孩子思考"怎么做才能做得好"进而学习到解决问题的方法。

合理安排任务。经常做一项工作会令人感到乏味，要在孩子能承受的范围内，经常变化任务，根据孩子的性格特点进行任务安排，给孩子以新鲜感。

提供工具。让孩子做家务得给孩子提供适合他的工具，比如让孩子浇花就给他提供一个小喷壶，那样孩子干起来顺手，也就有积极性去继续干。

鼓励成长。给孩子安排家务也要循序渐进，逐级发展，让孩子始终有探索、学习的动力，当孩子掌握了比较简单的家务之后就要给孩子安排更难的家务来做，比如教会孩子收衣服、叠衣服之后，教孩子怎么用洗衣机。

宝宝妈：

通过培养做家务可以培养孩子哪些意识和习惯呢？

侯大夫：

可以增强孩子的自信心：在做家务的过程中，孩子还能获得自信心和成就感。虽然年纪还小，不能做得很完美，但在练习的过程中，孩子会发现自己有能力完成很多事，并从中获得自信。

培养孩子的责任感：让孩子先从和自己相关的事情做起，再扩展到其他家人，从小学着为家中尽一份心，便可培养出家庭责任感。这样，孩子会更爱家，珍惜家人的劳动成果，懂得承担。

不同年龄段可以培养宝宝做哪些家务呢？

侯大夫：

可以参考儿童做家务年龄对照表：

年龄	适合做的家务
9~24个月	可以给孩子一些简单易行的指示，比如可以让宝宝自己拿汤匙吃饭，把脏的尿布扔到垃圾箱里等。
2~3岁	可以在家长的指导下把垃圾扔进垃圾箱，或当家长请求帮助时帮忙拿取东西，比如帮妈妈把衣服挂上衣架，使用马桶，浇花，晚上睡前整理自己的玩具。
3~4岁	除了以上技能外，到大门口取回地上的报纸，睡前帮妈妈铺床，饭后自己把碗盘放到厨房水池里，并帮助妈妈把叠好的干净衣服放回衣柜，把自己的脏衣服放到装脏衣服的篮子里。
4~5岁	要学会准备餐桌，饭后把脏的餐具放回厨房，准备自己第二天要穿的衣服，将自己用好的毛巾、牙刷挂好、放整齐。这个时候如何发号指令很重要。
5~6岁	自己准备第二天去幼儿园要用的书包和要穿的鞋，并且学会收拾房间的技能。
7~12岁	需要学会做简单的饭，帮忙洗车擦地，清理洗手间，扫树叶，扫雪，会用洗衣机。
13岁以上	换灯泡，换吸尘器里的垃圾袋，清理冰箱、灶台等繁杂的家务也被列入清单。

12　问交流

······

父母是孩子的第一任老师，对孩子的发展十分重要，如何培养好自己的孩子，如何能与孩子畅通无阻地沟通交流，是每个家庭，每位爸爸妈妈十分关注的问题。

怎样理解沟通？

侯大夫：

沟通是指通过谈话或其他方式进行相互的了解。人与人之间在生活中难免有碰撞的时候，(包括父母与子女)需要理解与谅解，只有通过沟通才能达到相互原谅，形成共识。

家庭教育是人类一切教育的起点和基础，"教先从家开始"。

沟通是人的本能，没有人喜欢把自己封闭起来。孩子幼小的时候由于比较幼稚、简单，对爸爸妈妈的依赖性强，许多事情都会对爸爸妈妈讲，亲子间的沟通是顺畅的。

当孩子进入青春期，生理、心理需求都发生了变化，如果爸爸妈妈还固守着原来的观念，孩子在爸爸妈妈面前找不到沟通的快乐，不仅会关闭耳朵，而且，亲子沟通的大门也会关闭。

宝宝妈：

哪些原因会导致沟通障碍呢？

侯大夫：

爸爸妈妈们把学习成绩看成孩子的唯一。关注孩子的学习没有错，但要求只要学习好，其他的一切都是次要的，这种做法大错。

对孩子缺乏正确的评价。我们经常听到爸爸妈妈问这样的问题："孩子不爱学习怎么办？孩子不听话怎么办？"答案很简单，是爸爸妈妈拿了沟通的绊脚石当方法，指责、埋怨、负面的评价充斥着孩子的耳朵。每个人都希望获得他人的认可和肯定，当他感到从爸爸妈妈那里得到的只是负面评价时，就会关闭沟通的大门。

爸爸妈妈有时喜欢揭孩子的短。孩子在成长过程中经常会出现一些问题，这是正常的，并且有时孩子对自己的毛病也有愿意改正的想法，作为家长应当及时鼓励，给予诚恳的提醒，给孩子改正缺点的勇气和力量，这是因为孩子愈是犯了错误，心里愈是脆弱，愈是需要爸爸妈妈的谅解与安慰。

爸爸妈妈过多地唠叨，引起了孩子的反感。

爸爸妈妈不能以身作则，起表率作用，自己身上存在许多不良的嗜好，如打麻将、赌博、酗酒，工作中不敬业爱岗等，使一些不良的毛病感染了孩子。所以，各位爸爸妈妈在教育孩子的同时，也要为孩子们做好表率！

宝宝妈：

那么爸爸妈妈应该如何与孩子沟通呢？

侯大夫：

爸爸妈妈与孩子要坦诚交心。这样才能了解孩子的心境，才知道孩子在想什么，需要什么，出现了问题才能对症下药，给予适当的引导和帮助。

要达到良好的沟通，爸爸妈妈温和的态度很关键。如果爸爸妈妈在孩子面前总是处于居高临下的地位，以一副威严的面孔对孩子，以严厉的语气与孩子讲话，无形中会使孩子产生畏惧的心理，从而不敢和爸爸妈妈交流，有的孩子甚至还会产生反抗的心理。

平等相处，把孩子视为自己的朋友。真正的朋友是无年龄、无性别、无职位、无地位之分的。与孩子交朋友，用咱们的话说就是要看得起孩子，对他有一种认可的态度，而不是高出孩子实际年龄的尺度来要求孩子。

和孩子交流时要多倾听、少说话。许多爸爸妈妈在与孩子沟通过程中，总是自己说让孩子听，特别是当孩子在某一个问题上申诉时，爸爸妈妈就以翅膀长硬了为理由，堵住了孩子说话的机会。

与孩子一起探讨教育的方法。不少爸爸妈妈为教育孩子彻夜难眠，到处打听教育孩子的方法，却忽略了一个简单的道理，孩子最喜欢的方法才是最好的方法。爸爸妈妈不妨和孩子一起探讨，什么教育方法才是受孩子欢迎的。

爸爸妈妈要给孩子充分的个人空间。孩子不希望爸爸妈妈完全控制他们的生活，希望爸爸妈妈充当顾问或支持的角色，过多地干涉，他们会有一种被监督的感觉，认为失去了自由，会产生隔阂。

爸爸妈妈要尊重孩子、信任孩子。尊重孩子首先要把孩子看作是自由、独立、完整及有独特个性、人格和尊严的人。要尊重孩子的兴趣和爱好，尊重孩子的情绪和情感，尊重孩子的个性差异，尊重孩子的报负和志向，尊重孩子的选择和判断及个人的意愿。爸爸妈妈尊重孩子才会激起孩子的自尊。

亲爱的宝爸宝妈们，一个好的沟通习惯，会让孩子受益一生，让我们在教育孩子的同时成为孩子的朋友吧！

13　问避险

孩子在成长的过程中，无时无刻不牵动着父母的心。毕竟他们实在太小了，无法预知身边的危险，然而作为父母，却可以给孩子上一堂安全教育课，传授给他们保护秘籍，教他们如何躲开危险。

宝宝妈：

我们可以教给孩子哪些躲避危险的常识呢？

侯大夫：

警惕汽车：汽车成为杀害未成年人的第一杀手。

告诉孩子：

·不要在停放的汽车前后玩耍。

·从右侧门用左手开车门下车。（以免重心不平衡跌出）

枕边放个小哨子： 在孩子的枕头旁边常年放一个哨，有备无患。

告诉孩子：遇到紧急状况可吹哨。

·如地震时被压在瓦砾下时用于呼救；

·如孩子一人在家时有坏人撬门，孩子在门内突然吹哨，坏人没准就吓跑了。

背心裤衩覆盖的地方不让别人碰： 现在侵害孩子的案例并非个别。

反复告诉孩子：

·背心裤衩覆盖的敏感部位不能让人碰触，一旦碰触要及时跟父母说。

·孩子一旦遭遇伤害，请直接打110报警。

出门不踩井盖：

告诉孩子：

·不踩井盖，遇到井盖绕过去。因为有的井盖不牢固，有跌落的危险。对孩子进行全方位的安全自我保护教育很重要。

三人行相对安全：

告诉孩子：

·不要单独去同学家，三人行相对安全。

·不要在房间里和他人单独相处半小时以上。

·告诉孩子要主动将朋友信息（姓名、性别、电话、住址）告诉家长。

不进狭小空间：

告诉孩子：

·不要将身体的一部分放进狭小空间。如不要将手指往瓶子口里插，将头伸进院墙铁栏杆的缝隙，以免被卡住。

别把笔变成武器： 孩子在学校手里拿得最多的物件是笔。

告诉孩子：

·不要将笔当成武器玩耍，以免误伤同学或者自己。

尿能帮你在火中逃生： 火灾时很多遇难的人是被烟熏死的。

告诉孩子：

·遇到火灾，如果身边没有水源，可往脱下的衣物上撒尿，再将被尿液淋湿的衣物捂住口鼻逃生。

别把指甲和趾甲剪太短：

告诉孩子：

·别把指甲和趾甲剪得太短，指甲和趾甲剪得太短易导致甲沟炎。

不要憋尿：

告诉孩子：

·不要憋尿，即便老师拖堂，也要大胆地举手提出自己的需求。因为憋尿会增加肾脏负担，还能导致肾盂肾炎、膀胱炎。

睡眠要足： 童年保证充足的睡眠是为人生养精蓄锐。

告诉孩子：

·作业再多，也要保证充足的睡眠。

不要暴晒： 在阳光下长时间暴晒，特别是中午，会灼伤皮肤甚至诱发皮肤癌。

告诉孩子：

·不要长时间在烈日下玩耍。

记住父母的信息：

一定告诉孩子：

·记住父母的名字、手机号码、家庭地址等信息。如此一来，无论发生任何事，孩子都能在别人的帮助下找到父母。

冷落冷饮：

告诉孩子：

少吃或不吃冷饮。冷饮在制作过程中会添加糖或甜味剂、香精、防腐剂等。多吃易对身体不利。

孩子的安全最重要： 生命无价。

告诉孩子：

· 遇到危险时，保全生命是最重要的，任何物品都不能和生命相提并论。比如学校发生火灾，第一时间跑，不要拿书包。

不跟陌生人说话：孩子有权不和陌生人说话。当陌生人与孩子说话时，孩子可以假装没听见，马上跑开。陌生人敲门可以不回答，不开门。告诉孩子，什么情况下对陌生人不理睬是对的。

小秘密要告诉妈妈：向孩子保证，无论发生什么事情，只要孩子向父母讲明真情，父母都不会怪罪的，而且会尽力帮助孩子。当孩子向大人说实话时，他们应被充分信任。大人应当马上信任孩子并及时帮助他们。

不保守坏人的秘密，坏人可以骗：告诉孩子，即使他曾发誓不告诉别人，但遇到坏人欺负一定要告诉家长，这些秘密千万不要埋藏在心里。

14　问电子产品

· · · · · · · · · · · · · · · · ·

动画、游戏让孩子面对各种屏幕的时间越来越长，由此产生的视力等多种问题接踵而来。对于电子产品，父母首先要起带头作用，不玩电子产品；其次就是如果孩子已经开始玩电子产品，并没有学会自我管理的情况下，孩子越小，父母越早介入越好，要有节制地玩。

宝宝妈：

如何控制孩子玩手机、看电视、玩电脑的时间？

侯大夫：

不同年龄阶段的孩子采用不同的处置方式。

· 比较小的孩子，父母要帮忙订立规则，不要让他们有太多的选择，否则容易造成混乱。比如每天不超过半小时，或每周 2～3 次的频率，给予孩子一定的自由时间和空间。

· 年龄较大的孩子可以使用商讨的方式，尤其是处于青春期的孩子，容易敏感和拒绝，父母可以通过交谈，直接提出自己对于孩子过度玩游戏的感受和对孩子自我管理的希望，让孩子通过倾听和沟通，慢慢理解和接受，还是要给孩子一定的自由度。

宝宝妈：

在宝宝使用电子产品的时候，需要注意哪些呢？

侯大夫：

限制看屏幕的时间： 2 岁以内的婴儿尽量不看电子屏幕；2 岁的孩子看电视 20 ~ 30 分钟之后就休息一段时间；3 岁的孩子看电视也不能超过 1 小时，看完一个节目后应到外面玩玩。婴幼儿居住的房间不摆放电视。

事先和孩子有个约定，并且家长一定要执行这个约定，督促孩子成为"言而有信"的人，家长可以和孩子"拉钩钩"。如果孩子看完了还要看，耍赖皮，家长就可以取消一项他特别想做的事情，作为惩罚，让孩子懂得"游戏规则"。

用餐时间远离电视： 很多的家庭都喜欢边吃饭边看电视，其实这样的习惯是不好的，会分散孩子的注意力，应该让孩子仔细地品味食物，养成良好的饮食习惯。

亲子活动替代电子产品： 在家里和孩子一起玩玩具做游戏，一起看有趣的图书，或走出去呼吸下新鲜空气。这些游戏活动不仅会让孩子远离"屏幕"，还将为父母和孩子带来健康的身体和快乐的亲子关系。

鼓励孩子和小伙伴玩： 爸爸妈妈可为孩子准备一些可用于集体游戏的玩具，比如积木、百科图书等，邀请其他小朋友一起玩或鼓励孩子加入其他小朋友，可以培养孩子的分享合作意识。

父母减少使用电子产品时间： 父母是孩子的榜样，应该以身作则减少使用电子产品的时间。父母如果在孩子面前长时间使用电子产品，不仅给孩子提供了接触电子产品的机会，也促使孩子效仿父母的不良行为。游戏是孩子成长过程中必备的一课！对电子游戏说不，让孩子回归传统游戏，与家人共度美好时光，这少不了爸爸妈妈的耐心帮助与悉心引导。

宝宝妈：

电子产品有哪些危害呢？

侯大夫：

电子产品三大危害：

危害 1：影响孩子视力，儿童眼球发展有其自然规律。

要特别注意这些电子产品给孩子带来的影响，不要让孩子小小年纪就戴上眼镜！

危害 2：不利于孩子语言表达、交际能力的培养。

家长也许以为电视节目或 iPad 的益智类游戏，可以帮助培养孩子语言表达能力，事实上正好相反，语言表达有赖于互动环境。热衷于电视节目或电子游戏的孩子，因为沉迷其中而减少社交的机会，导致他们交际能力逐渐减弱。

危害 3：影响孩子运动能力发展，容易变成肥胖儿童。

坐在沙发里一动不动地看电视、玩 iPad 容易让孩子变成小树墩，如果同时再吃些零食，那么孩子很容易"横向发展"，成为肥胖儿童。现在儿童的肥胖症也是危害孩子健康的一个大问题，甚至有些孩子居然也会有"三高"！

15　问环保

环保对现在的宝宝来说，是再正常不过的一件事，这个认知就像是他们知道天空是蓝色的、电视机是彩色的一样。但更系统的、长远的环保计划，还是应该由爸爸妈妈思考、把关，让宝宝将环保作为一生的"事业"。环保需要我们大家一起做，家长要以身作则，从小培养宝宝的环保意识。

宝宝妈：

如何培养宝宝的环保意识呢？

侯大夫：

读书籍，了解与环保相关的各种知识：孩子对富有童趣的影像以及书籍感兴趣，一些含有与环保相关内容的书籍、动画片或电视节目，比如《布奇乐乐园》中的《地球，你好》《神奇的电》《水的旅行》《环保小卫士》等，都是对孩子进行环保教育的好教材。

走出家门，在大自然中得到收获：青山绿水，大自然用无声的语言给人以熏陶和教育。在高山流水、绿树红花的自然世界中，孩子所产生的美感以及对美的亲近是最直接、最生动的。在人与自然的和谐相处中，更容易使孩子萌发环保意识，并根植于心中。

环保小卫士，从我做起：3～6岁正是培养孩子独立性的最佳时期，家长可以利用这一年龄段的特点，教育和指导孩子养成良好的生活习惯。比如做好个人卫生、自觉收拾、不在墙壁上乱涂乱画等。这些看上去不屑一顾的"小事"，却正是对孩子环保意识的最好启蒙。

开动脑筋，为环保献计献策：3岁以上的孩子，好奇好问，对大自然充满了浓厚的兴趣。家长可以利用孩子这一年龄段爱学爱问的特点，设计一些有趣的话题，鼓励孩子多多开动脑筋，为环保献计献策，更可以把自己的想法用画笔画下来。

宝宝妈：

生活中如何培养宝宝的环保观念？

侯大夫：

教会宝宝自己做，并培养宝宝的环保行为。

拧紧水龙头。宝宝知道要节约用水，他们当然知道用水之后要关闭水龙头。告诉宝宝，关闭水龙头的同时，要检查有没有拧紧水龙头。

随手关电源。不用的电器，就请关掉吧！电灯、电脑、音响、小家电等，带着宝宝一一"巡视"，一旦发现闲置的电器，就关掉它的电源。

垃圾分类。将垃圾进行归类，并且分回收、非回收垃圾。如分3个盒子，1个放废纸，1个放各种废弃盒子，1个放废弃瓶子。

带宝宝一起看央视公益广告。央视有一个保护地球的公益广告，还有不剩菜不剩饭的公益广告，孩子都特别喜欢。

带着宝宝一起捡垃圾。孩子经常玩耍的小广场、海边等，到处都会见到垃圾，这种垃圾在景区危害很大，看到垃圾就带着孩子一起把垃圾捡起来扔进垃圾桶，保护我们的地球和海洋。

多和孩子一起用废旧物品做手工。很多垃圾，诸如矿泉水瓶子，还有树叶，还有废旧纸盒等都可以用来做手工，带着孩子一起变废为宝，是既有趣又环保的事情。

16 问批评

· · · · · · · · · · · · ·

都说小儿难养，孩子犯了错，不批评是骄纵，批评过头了效果相反。与其说孩子难管，倒不如说父母欠缺教育孩子的方法。当老师要考教师资格证，开车要考驾驶证，而为人父母却不需要经过任何学习、考量，就匆匆上了岗。在亲子教育中，孩子往往处于弱势的一方，很多父母没有把握好教育的尺度，而是随心所欲地批评孩子，这样的教育方式不仅不能达到教育的效果，还会加深父母与孩子之间的隔阂。

宝宝妈：

哪些时间段最好不要批评孩子？

侯大夫：

一是早上出门时。一月之计在于晨，父母要帮助孩子怀着愉快的心情迎接新的一天的到来，温馨地与孩子道别，而不是先来一顿批评，让孩子从早上开始就带有挫折感。

二是一起吃饭时。有些父母平时不抽时间陪孩子，只有吃饭时专心面对孩子，看到孩子有什么问题，或者突然想到孩子有什么问题，就开始教育孩子。这样会影响孩子的食欲，破坏本来宁静的家庭时光，让孩子觉得和父母吃饭是一件"痛苦"的事情。

三是家长情绪不稳定时。当家长情绪不稳定时，很容易一张嘴就骂人，结果伤了孩子，也损害了自己做父母的慈爱形象。此时，家长一定要息怒，等自己心平气和后再开口。

宝宝妈：

哪些批评方式是错误的、无效的？

侯大夫：

·威胁式批评。很多家长喜欢用威胁的方式教育孩子，但威胁并不能使孩子内心真正信服，也不会使孩子的情绪得到缓解，反而会让孩子变得胆怯、退缩、娇气、依赖。

·不公平的批评。父母的不公平，对于孩子的伤害是巨大的。受宠的孩子会恃宠而骄，不受宠的孩子往往会有性格缺陷，成为讨好型人格。

·给孩子贴标签。孩子虽小，自尊心却很强，家长的评价对孩子来说非常重要。父母的评价会对孩子产生暗示效应，让孩子对自己的个性和言行表现出某种倾向，比如：父母常常说孩子反应慢，孩子会认为，自己本身就思维迟钝，便不想改变。

·讽刺挖苦的批评。讽刺挖苦的批评是对孩子的人身攻击，孩子并不会因家长的谩骂而悔改，语言暴力只会将孩子推入痛苦的深渊。

·命令式的教育。会让孩子感觉到被控制和操纵，这既是不民主的表现，也是对孩子的不尊重，很容易激起孩子的反抗情绪。

·以暴制暴的批评。在孩子3岁以前，讲道理讲不通的时候可以偶尔打一下，以达教育目的。随着年龄增长，更多的是沟通教育。经常打孩子，很容易让孩子产生暴力倾向。

宝宝妈：

孩子不听话，应该如何教呢？

侯大夫：

·家长做示范。对于3岁以内的孩子来说，很多时候并不是孩子不愿意做正确的事，只是他们的能力还不足以应付成长中的烦恼。家长不要一味指责孩子，而是要多给孩子做示范。

·询问孩子是否需要帮助。当孩子有不当的行为，父母首先要询问孩子在生活中遇到了什么样的困难，并告诉孩子，自己愿意和孩子一起克服困难，尽力帮助孩子。

·理解孩子。当孩子诉说了自己的困惑，父母需要和孩子产生共鸣，告诉孩子"这件事的确不容易，妈妈明白你的感受"，让孩子明白爸爸妈妈是自己的依靠。

·表达对孩子的信任和期望。孩子犯了错误，父母要温柔而坚定地告诉孩子哪里做错了，并表达出对孩子的信任和期望。

宝宝妈：

如何让孩子坦然接受批评？

侯大夫：

其实很多孩子之所以受不了批评，是因为觉得"被批评"是个大事情，好像天塌下来了，会夸大为"老师不喜欢我了""是不是说明我不行啊"，这样想，自然承受不了。不要通过批评的方法来提高他的承受能力，而是去改变他看待批评的习惯性思维，逐步改变他对于批评的认知，从被批评中知道原来"被批评"不代表什么，只是这个事情需要改进而已。培养孩子能够淡定地对待批评，并不是让孩子对批评无所谓，而是不要把精力用到沮丧、难过或者反驳上，知道被批评很正常，这样容易接受批评，会更好地去改进。

对于孩子来说，最好的批评就是不批评。当孩子做错事情的时候，能够理解孩子的感受，站在孩子的角度看问题，给孩子提供及时的帮助，才能真正让孩子受益。为人父母只会爱孩子是不够的，我们真的需要一张父母从业证，明白自己的岗位职责，清楚自己的角色定位，成为对孩子的成长负责任的父母。

17 问处理纠纷
· · · · · · · · · · · · · · · · · ·

家长肯定遇到过这种情形，孩子放学回来，情绪非常低落。结果是跟同学因为一些事情闹得很不愉快，产生了纠纷。那么，家长应该怎么教孩子正确处理与同学之间的纠纷呢？

宝宝妈：

怎样对待孩子之间的纠纷？

侯大夫：

一般来说，两个孩子发生争吵、纠纷，必然有一方吃亏。孩子吃了亏，有的家长是"惹不起，躲得起"，把自己的孩子带回家"闭门一统，画地为牢"，限制与同伴交往。这样做的结果会使孩子变得不合群，缺乏人际交往的能力，形成内向、怯懦、孤僻的性格。家长中更有"带儿骂，带儿打"的，自己孩子吃了亏，怒火中烧，"御驾亲征"，拉着孩子去"算账"，这样同样会使孩子变得不合群，养成依赖父母，不敢独立处事的心理，且有失风度，造成邻里关系紧张。可见，上述两种做法都是错误的。

宝宝妈：

遇见孩子之间的纠纷怎么处理呢？

侯大夫：

· 镇定自己的情绪，弄清楚事情的经过。孩子发生纠纷后，家长首先要冷静，镇定自己的情绪，不能皂白不分地说"谁欺负你了，找他算账去"等。应心平气和地告诉孩子："我们只有知道究竟发生了什么事，才能发表意见。"引导孩子应如实地将事情经过讲清楚。

· 与孩子共同分析情况。家长应和孩子一起分析事情发生的根源，为什么会发生这样的事情？是别的孩子无意识的行为，还是自己孩子不对？是自己的孩子还是别的孩子确实以强凌弱，以大欺小？在找到事情根源后，家长不要急于发表意见，而应让孩子想一想自己该怎么办，这样既可以培养孩子处理问题的能力，又可以了解孩子的真实态度，便于有针对性地进行教育。

· 指导孩子自己处理，解决纠纷。孩子间发生纠纷时，家长应指导他们明辨是非，并自己处理和解决。对于别的孩子无意识造成的过失，应教育孩子持原谅对方的态度；孩子自己错了，则应启发，引导孩子向对方道歉。

· 和对方父母交心。孩子间发生了纠纷，家长最好能抽出时间诚恳地和对方父母交交心，彼此谅解，和和睦睦，易使孩子受到感染，化干戈为玉帛，在以后的日子里友好相处。

宝宝妈：

遇见孩子发生纠纷的时候有什么处理原则吗?

侯大夫：

· 要站在孩子的立场，了解孩子的心理，当时会怎么想。

· 要尊重孩子，可以让孩子试着讲出事情原因。

· 要开导孩子，在解决问题的过程中告诉孩子这样做的道理。

· 要告诉孩子坚持原则，和孩子讲道理。

· 在没有道理的情况下，我个人认为不能强迫孩子按照大人意愿来做事，要尊重孩子的权利。

· 建议妈妈要勇敢保护孩子的权利，即使按照谦让的原则，也应该及时和孩子沟通，让孩子明白这样做的原因。

18　问礼仪

教养是一个家庭教育的综合体现，良好的礼仪行为受用一生。在富养孩子的今天，家长对孩子们的各种学科知识、兴趣才艺的培养不遗余力，往往忽视了言行举止的教养，成为小朋友拉开素质距离的重要指标。

宝宝妈：

在公众场合，有哪些礼仪?

侯大夫：

· 咳嗽或打喷嚏时，尽量捂住嘴；千万不要在公众场合挖鼻子。

·开门的时候，先环顾四周，看下是否有人也需要开门，不要立刻松开门把手。

·入座时，在膝盖上放一块纸巾，必要时就能拿它擦嘴。

·正确使用餐具。如果你不知道如何使用，可以询问爸爸妈妈，或者看看周围的大人是怎么使用的。

·即使现场演出或讲座很无聊，也要安静地坐着。因为演员、演讲者在尽力做到最好。

宝宝妈：

与人交谈时，用什么礼貌用语？

侯大夫：

·在请求别人做事的时候，要说"请"字。

·在接受别人帮助时，要说"谢谢"。（这个人往往就会愿意再帮你一次）

·如果你需要立刻获得某人的关注，用"不好意思，打扰了"来开始谈话是最礼貌的方式。

·如果你撞到了人，就立刻说"对不起"。

宝宝妈：

与朋友相处，要注意什么？

侯大夫：

·不要随意叫他人绰号。

·除非是赞美别人的外貌，否则不要去评头论足。

·不要以任何理由对他人开过分的玩笑，这对于别人来说，都会是残忍的。

·当别人问你近况时，回答完问题后，你可以同样地反问他，以示关心。

·当你在朋友家的时候，同样要对他的爸爸妈妈表示感谢。（出去做客，都要感谢主人的招待）

宝宝妈：

和大人交往时，应该注意哪些细节？

侯大夫：

·在长辈面前，不要说脏话，他们听到后会不开心。（在任何场合下，都不能说脏话）

·除非有紧急情况，否则不要打断大人之间的谈话。等他们谈完事情后，自然会注意到你，并且会给你相应的回应。

·大人让你帮忙的时候，不要抱怨，给他们一个灿烂的笑容吧！

·当你遇到家人、老师或邻居的时候，你可以询问他们是否需要帮助。如果他们说"要的"，你也许在帮助他们的同时，还能学到新技能！

宝宝妈：

我们如何培养孩子的礼仪习惯呢？

侯大夫：

言传身教，做父母的要注意自己的言行，特别是"行"，这给孩子的影响是很重要的。孩子的模仿性较强，且又缺乏一定的辨别能力，因此父母应树立起一个礼貌地与人交往的榜样。及时表扬，如果大人在谈话的时候，孩子有一次没有打扰大人，那么待大人谈话结束后，一定要及时地表扬孩子的这种行为，使孩子这种不随意打断别人说话的行为得到好的强化。这样，孩子就会逐步养成不随意打断别人说话的良好习惯。